U0348020

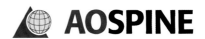

AOSPINE大师丛书

脊髓损伤与再生

丛书主编　[巴西] Luiz Roberto Vialle

主　　编　[加] Michael G. Fehlings

　　　　　[德] Norbert Weidner

主　　译　罗卓荆

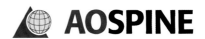山东科学技术出版社

图书在版编目（CIP）数据

脊髓损伤与再生 /（巴西）路易斯·罗伯托·维埃勒（Luiz Roberto Vialle），（加）迈克尔·G.斐林（Michael G. Fehlings），（德）诺伯特·韦德纳（Norbert Weidner）主编；罗卓荆主译 . —济南：山东科学技术出版社，2019.7
ISBN 978-7-5331-9728-5

Ⅰ . ①脊… Ⅱ . ①路… ②迈… ③诺… ④罗… Ⅲ . ①脊髓损伤 Ⅳ . ① R744

中国版本图书馆 CIP 数据核字 (2019) 第 016088 号

Copyright © 2017 of the original English language edition by Thieme Medical Publishers, Inc., New York, USA.

Original title: "AO Spine Masters Series, Volume 7: Spinal Cord Injury and Regeneration", 1st ed., by

Editor: Luiz Roberto Vialle

Guest Editors: Michael G. Fehlings, Norbert Weidner

Simplified Chinese translation edition © 2019 by Shandong Science and Technology Press Co., Ltd.

版权登记号：图字 15-2017-298

脊髓损伤与再生
JISUI SUNSHANG YU ZAISHENG

责任编辑：韩　琳
装帧设计：孙　佳

主管单位：山东出版传媒股份有限公司
出 版 者：山东科学技术出版社
　　　　　地址：济南市市中区英雄山路 189 号
　　　　　邮编：250002　电话：（0531）82098088
　　　　　网址：www.lkj.com.cn
　　　　　电子邮件：sdkj@sdpress.com.cn
发 行 者：山东科学技术出版社
　　　　　地址：济南市市中区英雄山路 189 号
　　　　　邮编：250002　电话：（0531）82098071
印 刷 者：山东临沂新华印刷物流集团有限责任公司
　　　　　地址：山东省临沂市高新技术产业开发区新华路东段
　　　　　邮编：276017　电话：（0539）2925659

规格：16 开（184mm×260mm）
印张：14　字数：26 千　印数：1~2000
版次：2019 年 7 月第 1 版　2019 年 7 月第 1 次印刷
定价：128.00 元

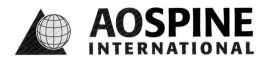

AOSpine 大师丛书

丛书主编　Luiz Roberto Vialle, MD, PhD

丛书主编

Luiz Roberto Vialle, MD, PhD
Professor of Orthopedics, School of Medicine
Catholic University of Parana State
Spine Unit
Curitiba, Brazil

主编

Michael G. Fehlings, MD, PhD, FRCSC, FACS
Head Spinal Program and Senior Scientist
McEwen Centre for Regenerative Medicine
Toronto Western Hospital
University Health Network
Professor of Neurosurgery
Vice Chair Research
Halbert Chair in Neural Repair and Regeneration
Co-Chairman Spinal Program
Division of Neurosurgery
Department of Surgery
University of Toronto
Toronto, Ontario, Canada

Norbert Weidner, MD
Professor and Chair
Spinal Cord Injury Center
Heidelberg University Hospital
Heidelberg, Germany

编者

Christopher S. Ahuja, MD
Neurosurgery Resident
Department of Surgery
University of Toronto
Toronto, Ontario, Canada

Armin Blesch, PhD
Professor of Neurological Surgery
Stark Neurosciences Research Institute
Indiana University School of Medicine
Indianapolis, Indiana
Spinal Cord Injury Center
Heidelberg University Hospital
Heidelberg, Germany

Elizabeth J. Bradbury BA, MSc, PhD
Professor of Regenerative Medicine and Neuroplasticity
Institute of Psychiatry, Psychology, and Neuroscience
King's College London
London, England

Emily R. Burnside, BA Hons. (Cantab.)
PhD Candidate
Institute of Psychiatry, Psychology, and Neuroscience
King's College London
London, England

Sheila Burt, BS
Scientific Writer/Communications Specialist
Center for Bionic Medicine
Rehabilitation Institute of Chicago
Chicago, Illinois

Joshua S. Catapano, MD
Neurosurgery Resident
Barrow Neurological Institute
Phoenix, Arizona

Newton Cho, MD
Resident Physician
Department of Neurosurgery
University of Toronto
Toronto, Ontario, Canada

Julien Cohen–Adad, PhD
Professor
Institute of Biomedical Engineering
Ecole Polytechnique
Functional Neuroimaging Unit
Centre de Recherche de l'Institut
    Universitaire de Gériatrie de Montréal
    (CRIUGM)
University of Montreal
Montreal, Quebec, Canada

Michael G. Fehlings, MD, PhD, FRCSC,
    FACS
Head Spinal Program and Senior Scientist
McEwen Centre for Regenerative Medicine
Toronto Western Hospital
University Health Network
Professor of Neurosurgery
Vice Chair Research
Halbert Chair in Neural Repair and Regeneration
Co-Chairman Spinal Program
Division of Neurosurgery
Department of Surgery
University of Toronto
Toronto, Ontario, Canada

Manuel Ingo Günther, PhD
Graduate Student
Spinal Cord Injury Center
Heidelberg University Hospital
Heidelberg, Germany

Gregory W.J. Hawryluk, MD, PhD, FRCSC
Assistant Professor of Neurosurgery
Adjunct Assistant Professor of Neurology
Director of Neurosurgical Critical Care
Department of Neurosurgery
University of Utah
Salt Lake City, Utah

Arun Jayaraman, PT, PhD
Assistant Professor and Director
Max Nader Lab
Department of Physical Medicine and
    Rehabilitation
Physical Therapy and Human Movement
    Sciences
Northwestern University
Rehabilitation Institute of Chicago
Chicago, Illinois

Brian K. Kwon, MD, PhD, FRCSC
Professor and Canada Research Chair in Spinal
    Cord Injury
Department of Orthopaedics
University of British Colombia
Vancouver, British Colombia, Canada

César Márquez–Chin, PhD
Scientist
Rehabilitation Engineering Laboratory
Toronto Rehabilitation Institute
University Health Network
Lyndhurst Centre
Toronto, Ontario, Canada

Allan R. Martin, MD, BASc (Engineering Science)
Neurosurgery Resident
Department of Surgery
University of Toronto
Toronto, Ontario, Canada

Narihito Nagoshi, MD, PhD
Assistant Professor
Department of Orthopaedic Surgery
Keio University School of Medicine
Tokyo, Japan

Hiroaki Nakashima, MD
Attendant Orthopedist
Nagoya University Graduate School of Medicine
Nagoya City, Japan

Milos R. Popovic, PhD, PEng
Senior Scientist
Rehabilitation Engineering Laboratory
Toronto Rehabilitation Institute–University Health Network
Lyndhurst Centre
Toronto, Ontario, Canada

Rüdiger Rupp, Dr.-Ing.
Heidelberg University Hospital
Spinal Cord Injury Center
Heidelberg, Germany

William Z. Rymer, MD, PhD
Director
Sensory Motor Performance Program
Rehabilitation Institute of Chicago
Northwestern University
Feinberg School of Medicine
Chicago, Illinois

Emilie Sagripanti
Medical Student
Rehabilitation Engineering Laboratory
Toronto Rehabilitation Institute
University Health Network
Toronto, Ontario, Canada

Beatrice Sandner, MD
Postdoctoral Fellow
Spinal Cord Injury Center
Heidelberg University Hospital
Heidelberg, Germany

Thomas Schackel, MSc
Graduate Student
Spinal Cord Injury Center
Heidelberg University Hospital
Heidelberg, Germany

Christian Schuld, Dipl.-Inform. Med.
Research Associate
Spinal Cord Injury Center
Heidelberg University Hospital
Heidelberg, Germany

Ina K. Simeonova, MSc
PhD Candidate
Spinal Cord Injury Center
Heidelberg University Hospital
Heidelberg, Germany

Seth S. Tigchelaar, BSc
PhD Candidate
Department of Neuroscience
University of British Columbia
Vancouver, British Columbia, Canada

Norbert Weidner, MD
Professor and Chair
Spinal Cord Injury Center
Heidelberg University Hospital
Heidelberg, Germany

Christopher D. Witiw, MD
Neurosurgery Resident
Department of Surgery
Division of Neurosurgery
University of Toronto
Toronto, Ontario, Canada

主译

罗卓荆

副主译

陈孛玉

译者（按姓氏笔画排序）

王　刚　王　健　王法琪　关　健　孙嘉锴　苏　珂

李　鲲　邱榆程　张玮玮　张煜坤　陈孛玉　罗卓荆

郝宇鑫　徐　剑　徐　超　梁卓文　董　军

丛书序

脊柱医疗的进展日新月异。在脊柱病变的处理方面，需要尽快整合现有的最佳循证医学证据和专家观点，这对当代脊柱医疗专业人士是一个挑战。"AOSpine 大师丛书"正是做了这种尝试——该系列中每一卷都展示了针对一种疾病的专家观点（入路、诊断、临床要点和难点），并介绍了目前最有价值的研究成果。

为了给更多的读者带来大师级的教程和学术会议的精华，AOSpine 邀请了全球知名的脊柱外科领域领军者来编写这套"大师丛书"，以便分享他们的经验和观点，并提供相关的文献。每本书的内容都关注当今最引人注目的话题，有时也是有争议的话题。

这套"AOSpine 大师丛书"格式独特而高效，使读者快速聚焦于与主题紧密相关的核心信息，同时也鼓励读者进一步查阅推荐的文献。

通过这些方法，AOSpine 正在推动全球的脊柱医学事业的发展。

Luiz Roberto Vialle, MD, PhD

序

　　我很荣幸地向大家介绍"AOSpine 大师丛书"的分册之一《脊髓损伤与再生》。脊髓损伤的患病率在美国是每百万人 906 人，发病率估计为每百万人 40.1 人[1]。在美国，2014年大约有 25 万人生活在脊髓损伤中[2]，约 127.5 万人受到外伤性脊髓损伤[3]。加拿大数字表明，有超过 85 000 人生活在脊髓损伤中[4]。虽然全球数据不同，但身体、情感、医疗保健对个人和社会造成的经济负担是巨大的。据报道，脊髓损伤患者第一年的平均花费为523 089 美元，随后平均每年的费用为 79 759 美元[5]，但医疗费用随损伤程度明显不同，高水平的颈部脊髓损伤后第一年可能高达 1 064 716 美元，随后平均每年为 184 891 美元[3]。创新治疗方法和优化现有的治疗方法是非常重要的。在本分册中，国际脊髓损伤的专家会与读者分享他们的专业知识和建议。

　　本书内容涵盖了广泛的主题：脊髓损伤的病理学、评价和预测脊髓损伤的疗效、回顾现有文献、讨论前沿研究和可能的治疗与康复的未来策略。使用干细胞移植、电刺激和脑机接口等方法来恢复脊髓，正逐渐改善脊髓损伤患者的预后。

　　我们相信，结合手术、药物治疗、细胞治疗和康复的综合策略，将进一步发展脊髓损伤的治疗，研究和探讨有效的方法将确保脊髓损伤患者会有最好的结果。我们预计，对于从事脊髓损伤工作的脊柱外科医师来说，本书将会是一部优秀的临床循证医学的参考书。

Michael G. Fehlings, MD, PhD, FRCSC, FACS
Norbert Weidner, MD

参考文献

1. Singh A, Tetreault L, Kalsi-Ryan S, Nouri A, Fehlings MG. Global prevalence and incidence of traumatic spinal cord injury. Clin Epidemiol 2014;6:309–331

2. National Spinal Cord Injury Statistical Center. Facts and Figures at a Glance. Birmingham, AL: University of Alabama; 2015

3. Christopher and Dana Reeve Foundation. 2015. http://www.christopherreeve.org/site/ c.mtKZKgMWKwG/ b.5193227/k.FC2/The_ Costs_of_Living_ with_Spinal_Cord_Injury.htm

4. Noonan VK, Fingas M, Farry A, et al. Incidence and prevalence of spinal cord injury in Canada: a national perspective. Neuroepidemiology 2012;38(4):219– 226

5. DeVivo M, Chen Y, Mennemeyer S, Deutsch A. Costs of care following spinal cord injury. Top Spinal Cord Inj Rehabil 2011;16(4):1–9.

目　录

1

脊髓损伤的病理学

原著　Hiroaki Nakashima, Narihito Nagoshi, Michael G. Fehlings
翻译　王　刚

■ 概述

脊髓损伤（spinal cord injury, SCI）是一种摧毁性打击，常给患者带来神经系统损伤，造成严重的社会、经济及心理影响。据估计，每年每百万人中有15~40例急性外伤型脊髓损伤。脊髓损伤每年会给社会造成70亿美元的损失[1]，并且给患者带来难以恢复的行动障碍、性功能障碍及排便障碍等。

脊髓损伤后脊髓破坏的病理学表现主要分为两个损伤阶段（表1.1）[1, 2]。第一阶段主要为受伤初期脊髓的机械化损伤。第二阶段为受伤后的慢性长期渐进性损害，主要包括血管功能紊乱、水肿、局部缺血、兴奋性中毒以及自由基生成。第二阶段的损伤过程一般在第一阶段结束后开始并可持续数周甚至数年。二次损伤的细胞学以及分子学改变十分复杂，其改变与治疗的时间点有密切联系。在本章节中，我们通过在鼠类模型中得到的知识，对脊髓损伤的病理学改变做出总结。

■ 脊髓损伤的第一阶段

脊髓损伤的第一阶段发生在患者外伤时，脊髓上机械暴力的严重程度直接决定了脊髓受损的严重程度。脊髓损伤的最常见结局为椎体脱位，包括椎间盘和韧带的脱位，使脊髓受损，导致即刻损伤以及持续的压缩性损伤[1]。脊髓的持续性压缩经常在许多患者初始受伤后发现。最常见的初始损伤机制为剪切和拉伸，也有些特殊机制为挫伤和压缩性损伤[1, 2]。此外，在小部分病例中也可看到脊髓撕裂伤，这主要是由于脊椎骨破碎的切割或暴力性武器造成的破坏。这些外力破坏了轴突、血管、细胞膜等。即使在完全瘫痪的患者中，也很少见到脊髓横面的完全损伤。在完全瘫痪的患者中，常可在受损点周边发现有活力的轴突，占据软膜下边缘。但是，人体功能障碍的原因主要是大量的少突胶质细胞和髓鞘的流失[3]。所以，这些受伤点附近幸免的轴突被看作是治疗脊髓损伤的潜在目标，有望改善患者的神经功能，也代表了能够应用许多新兴方法治疗神经系统的可能。

表 1.1　脊髓损伤阶段的时间线

损伤阶段		主要进程
第一阶段	即刻 （2 小时以内）	物理损伤 轴突断裂 灰质出血及缺血 小胶质细胞激活 细胞坏死 炎性介质的释放：白介素 –1β、白介素 –6、肿瘤坏死因子 –α 及其他
第二阶段	急性损伤 （小于48小时）	持续性失血、缺血及坏死 中性粒细胞侵袭 自由基生成：脂类过氧化反应 血—脊髓屏障渗透性增高 谷氨酸中毒 血管性水肿及细胞毒性水肿 少突胶质细胞死亡和早期脱髓鞘 神经元死亡
	亚急性损伤 （14 天内）	吞噬反应 巨噬细胞浸润 反应性神经胶质细胞增生和神经胶质瘢痕形成 血—脊髓屏障修复和水肿消退
	中期损伤 （小于 6 个月）	持续的胶质瘢痕形成 囊肿形成 稳定性机能障碍
	慢性损伤 （大于 6 个月）	持续沃勒变性 幸存脊髓组织的潜在结构和功能的重塑

在近几十年中，脊髓中央束的损伤越来越普遍，并且发生在各年龄段的患者中。这种情况引起的上肢功能损害要多于下肢。这种损伤发生于不同的机制中，年轻患者多于年长患者。年轻患者的典型情况是受到严重脊柱损伤的影响[4]。与其相反，年长患者由于长期颈椎病影响并无明显骨性损伤，而以伸展过度引起的脊髓损伤为主。在此病理机制下，初次损伤主要由于后侧黄韧带和前侧骨赘盘状区域之间突然"挤压"脊髓。中心型脊髓损伤在年长患者中更为常见，其主要原因是年长患者的骨退变性疾病较多，例如颈椎病和椎管狭窄等。

一般来说，临床医生并不能影响初次损伤的发生率，但是对于该疾病的教育、安全防范与相关技术可以明显影响其受伤的发生率和严重程度。随着技术发展和认识提高，脊髓损伤的发病率和严重程度都在逐渐减少。例如，在送患者至医院时，颈椎保护圈的应用可能减少对患者脊髓的初次损伤。近年来，汽车上气囊技术的应用减少了腰椎损伤的发生。

■ 二次脊髓损伤

脊髓的初次损伤将引起一系列的系统性、细胞性以及分子性等瀑布样反应，损伤从初次受伤部位发展至邻近的白质或灰质部位。这种延迟性的、渐进性的、持续性的组织损伤被称为二次脊髓损伤（图 1.1）。一般来说，初次损伤的暴力程度决定了随后的失血量和出血范围，从而影响了组织缺血的程度以及二次损伤的其他方面。这些二次脊髓损伤的进程包括组织缺血反应、自由基生成、氧化应激作用、离子调节异常、谷氨酸毒性、线粒体功能紊乱、血—脊髓屏障破坏、神经炎症，以及细胞死亡和凋亡[5]。

脊髓的血流量及缺血改变

Tator 和 Fehlings 在研究中指出，脊髓创伤的急性期中，严重的出血主要出现在脊髓灰质，从而引起其出血坏死和损伤部位的中央型脊髓软化[6]。但是他们没有发现任何脊髓大动脉闭塞的证据，反而发现了白质中闭塞的髓内静脉，而且急性损伤后脊髓的血流量监测证明其血流量减少主要发生在软组织中。微管系统的破坏、失去正常的自我调节机制、血管痉挛和血栓形成，以及积液和水肿造成了局部缺血。这种局部缺血状态加剧了二次损伤进程的瀑布样反应，如自由基生成、谷氨酸毒性、离子调节异常、炎性反应和血—脊髓屏障的破坏等。这些进程相互关联，甚至会引起轴突蜕变和细胞死亡。

自由基和氧化应激

自由基是一种高反应性分子，并在其外层支配非成对电子。非成对电子呈现高化学反应性。活性氧簇（ROS）包括许多种类的自由基，比如超氧化物或过氧化氢。自由基和 ROS 产生于线粒体

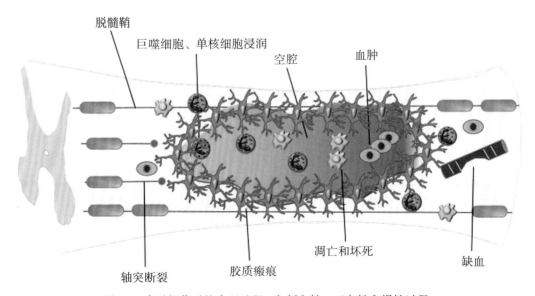

图 1.1 脊髓损伤后的病理过程，包括急性、亚急性和慢性过程

内新陈代谢的氧化过程中，在正常的生理条件下，它们的活性受到内源性抗氧化物的抑制。

然而，这种氧化／抗氧化的平衡在二次损伤的过程中被破坏，导致氧化应激的出现。这些自由基以及 ROS 的过多形成主要是由于线粒体调节的紊乱、细胞内钙离子水平的增加、花生四烯酸的降解、诱生型一氧化氮合酶的激活[7]。中性粒细胞在受伤部位的浸润通过氧化裂解作用同样会成为 ROS 形成的来源。自由基和 ROS 会攻击生物微粒，例如蛋白质、DNA 和氧化形成的脂类。这些进程会加剧神经损伤的不利机制，伴随坏死细胞和凋亡细胞的死亡，进而引起脊髓灌注不足、水肿的进展、轴突传导失败和能量新陈代谢的崩溃[8]。

离子调节异常及谷氨酸兴奋性中毒

离子调节异常及谷氨酸兴奋性中毒在急性脊髓损伤后的脊髓二次损伤的进程中扮演了重要角色[5]。在脊髓损伤后，神经元的离子平衡被破坏，由于创伤引导的电压门控性钠通道的激活，细胞内钠离子浓度增加。神经细胞内钠离子浓度的增加，导致钠质子通道交换入口的增加，促使神经细胞肿胀和细胞内酸中毒以及细胞毒性水肿。而且随着钠离子浓度升高，钙离子同样通过钠钙通道内流，诱导突触前神经元向细胞外释放谷氨酸兴奋性递质。受损的谷氨酸通过功能紊乱的谷氨酸转运蛋白被星形胶质细胞再吸收，同样增加了细胞外的谷氨酸。高浓度的谷氨酸在突出间隙聚集并产生毒性作用。谷氨酸在突出间隙的毒性浓度导致突触后细胞上的氨基酸受体被过

度刺激，从而引起钠离子和钙离子通过 NMDA 受体和非 NMDA 受体。过度涌入的离子使突触后细胞去极化并激活电压门控的钠钙通道，放大去极化作用。这个过程最终导致突触后神经轴突细胞病理性水肿和凋亡。

持续性离子失衡的治疗策略之一是应用药物阻止钠离子通道和防止过多的不同离子聚集。利鲁唑是一种钠离子通道阻断剂，可能有希望阻止神经组织的破坏并减轻二次损伤，这已经在实验室中的大鼠模型上被证实有效[9]。最近，利鲁唑在一项国际化、多中心的 Ⅱ／Ⅲ 期临床试验中应用于急性脊髓损伤患者[10]。

线粒体功能紊乱

总体而言，线粒体在氧化磷酸化和 ATP 的供给中起到重要作用。ATP 的产生受线粒体钙离子的控制。线粒体是钙离子的大容量容器，可储存过多的钙离子来保持细胞基质中的钙离子浓度平衡[11]。然而在脊髓损伤后，上述提及的过多的钙离子聚集在突触后细胞导致线粒体膜通透性转换孔（mPTP）的形成。一旦 mPTP 打开，分子和伴随的水能够进入线粒体，当细胞基质达到平衡时，这些聚集将导致线粒体膨胀。这种膨胀最终将导致线粒体膜破裂。线粒体膜的破裂将释放 ROS，造成钙离子聚集，并促使细胞凋亡。这些因素导致细胞死亡通道的激活，例如凋亡、自我吞噬和坏死。

血—脊髓屏障的破坏

血—脊髓屏障（BSCB）在解剖学上主要包括内皮细胞以及紧密连接的附属结构，包括星形胶质细胞、外膜细胞和

基底膜。此屏障的重要作用是保护脊髓组织不受外源性感染和毒性作用的影响，并且调节微粒向内或向外的转运。血—脊髓屏障通过调节神经毒素和神经营养，为神经元活动提供了一个理想环境。

脊髓损伤的初次损伤导致血—脊髓屏障中的血管破坏和损伤。内皮细胞紧密连接蛋白的变性、星形胶质细胞的消失和死亡，进一步导致了 BSCB 的损伤。BSCB 渗透性改变使细胞和分子炎症性介质侵入脊髓组织，使二次损伤开始并不断进展。BSCB 恢复的时间在不同文献中报道为受伤后 14~56 天[12]。BSCB 渗透性的增加是由于炎症因子白介素 –1β、肿瘤坏死因子 –α 和其他信号分子如ROS、组织胺、一氧化氮等的调节作用。渗透性的改变也导致水肿的形成。许多血管生成因子，例如血管内皮细胞生长因子、肝细胞生长因子有助于新血管的形成和 BSCB 的修复。

神经炎症反应

炎症反应发生在脊髓损伤开始之后，是一种复杂的由系统和局部调节因子诱导的细胞和分子反应[13]。这一进程主要包括吞噬细胞、淋巴细胞、可溶性介质的活化作用。炎症反应的过程根据动物的种类和种族不同各异。脊髓损伤类型的不同和受伤程度的不同也引起不同的炎症反应。在细胞碎屑的消除中，炎症反应既有益又有害，虽然有助于组织修复，但同时也使二次损伤过程扩大。

在脊髓损伤开始后数小时，由于血管破坏和稳态失衡，小胶质细胞开始激活并向受伤位置移动。在损伤的刺激下，小胶质细胞发生形态学改变并释放细胞

炎症因子：白介素 –1，白介素 –6、肿瘤坏死因子 –α、自由基和一氧化氮，以及趋化因子，如白三烯和前列腺素[13]。这些介质会引起炎性细胞的反应，并调节神经元和胶质细胞的蛋白表达，从而导致神经毒性反应和髓鞘损伤。小胶质细胞诱导引起细胞碎片吞噬多于细胞凋亡。

在初次损伤后 BSCB 的渗透性增加，中性粒细胞浸润损伤的脊髓组织。它们于伤后数小时内在受伤部位聚集，在 3 天后达到峰值，在 1 周内迅速消失。中性粒细胞释放间质金属蛋白酶（MMP）和过氧化物酶，导致 ROS 的生成和脂质过氧化作用。

在脊髓损伤几天后，外周血流的单核细胞源性巨噬细胞向受伤部位趋化。与中性粒细胞不同，巨噬细胞在大鼠损伤的脊髓可停留数月，在人类中则可停留数年[14]。巨噬细胞无法与组织中的小胶质细胞区分并显示类似细胞因子的表达。巨噬细胞既有利又有害。巨噬细胞持续释放促炎性细胞释放因子、自由基、蛋白酶，可能导致神经元和神经胶质毒性。消耗巨噬细胞或抑制其功能有助于神经修复和恢复神经系统功能[14]。相反的，巨噬细胞的激活可能同样调节了谷氨酸兴奋性毒性以及产生神经存活和组织修复必不可少的生长因子，从而保护和修复受损脊髓[14]。

淋巴细胞的浸润一般发生在损伤后3~7 天，对激活的小胶质细胞 / 巨噬细胞产生的细胞因子 / 趋化因子做出反应。T细胞识别出髓磷脂碱性蛋白（MBP），并使反应放大。这些自身免疫反应加重了脱髓鞘和轴索变性，并且增加了受伤

部位的范围。然而，淋巴细胞可能同样也起到修复受损脊髓的作用。淋巴细胞能够分泌神经营养因子，如脑源性神经营养因子（BDNF）和胰岛素样生长因子 –1（IGF–1），并与 MBP 产生主动免疫作用，促使脊髓功能康复[15]。

细胞的坏死及凋亡

在脊髓损伤之后，细胞的死亡形式主要为坏死和凋亡。细胞死亡的途径主要由细胞损伤的程度决定。坏死主要发生在物理损伤或疾病后。在这个细胞死亡的次要形式中，细胞内容物释放至细胞外基质，导致一系列炎症性反应。与此相反，细胞凋亡是细胞的程序化死亡形式，包括细胞收缩、染色体分裂和细胞核碎裂[13]。在脊髓损伤之后，细胞的急性死亡形式主要为坏死，细胞的延迟死亡形式主要是凋亡。凋亡能够导致物理和化学膜的破坏及过多细胞内 ROS 的累积。线粒体功能紊乱、细胞色素 c 的释放、半胱氨酸蛋白酶 –9 的激活等诱导了细胞凋亡的发生。其他的细胞凋亡传导通路还包括死亡受体激活，例如 TNFR、Fas、p75 和 DR3[13]。Fas 和 p75 的受体表达可以在少突胶质细胞、星形胶质细胞和少胶质细胞中见到，下游的半胱氨酸蛋白酶 –3 和 –8 引起凋亡[16]。

脱髓鞘反应

少突胶质细胞是中央神经系统的成髓鞘细胞，它们在促进诱发电位激活沿神经元轴突的传导中起到关键作用。而且，少突胶质细胞可以保护神经元细胞，促进代谢、给予营养及结构支持。在脊髓损伤之后，成髓鞘的少突胶质细胞和

神经元细胞之间的联系中断。在二次损伤的急性和亚急性阶段，炎症反应、局部缺血和自由基形成、兴奋性中毒、离子平衡紊乱等造成了少突胶质细胞的死亡，引起髓鞘缺失和功能紊乱[17]。细胞凋亡主要发生在非神经元细胞，例如伤后 24 小时至 7 天的少突胶质细胞，这也导致神经元顺行性变性。因此，神经元失去了跳跃性传导，轴突不断发生退变。受伤后，髓鞘开始自发再生，但也不能满足修复神经的需要。脊髓损伤后，内源性少突胶质前体细胞（OPC）反应性增殖，并向受伤部位趋化。迁移的 OPC 不同于星形胶质细胞，其有助于神经胶质瘢痕的形成。尽管许多 OPC 也能够产生少突胶质细胞，但它们的成熟并不完全。近期许多文献证实损伤部位成髓鞘的施万细胞不仅从外部神经根衍生，也从剩余的 OPC 衍生而来[18]。总体来说，内源性 OPC 的活化和它们应用外界因素成髓鞘潜能的放大可能是脊髓损伤后功能恢复的最佳策略。另一个令人激动的潜能是细胞的移植治疗，在其他不同部位培育和获得 OPC，例如多能干细胞（iPSC）、胚胎干细胞或周围神经干细胞等。OPC 移植治疗的效果已经在实验室研究中得到证实。

■ 中枢神经系统的有限再生能力

Santiago Ramón y Cajal 在 1928 年第一次对神经损伤进行了描述，他在轴突的末端观察到了营养不良的"end-balls"，受伤的神经在中枢神经系统中的再生能力有限，因此他认为中枢神经系统不能够再生[19]。然而，晚些的文献认为营养

不良的"end-balls"并不是神经元再生失败的信号，只是神经受伤后产生的一种活跃结构[19]。实际上，中枢神经的神经元再生可以在受伤几个月后观察到。但不幸的是，这些反应性再生要少于周围神经的再生。神经元再生依靠几种再生微粒，例如GAP-43、神经营养因子、环磷酸腺苷和微管蛋白。在中枢神经系统中，这些基因的表达水平低于周围神经系统，导致中枢神经系统较低的再生能力[20]。

此外，最近的文献认为，在成年人有许多抑制性引导微粒，抑制了神经再生通路，导致神经受损后的恢复速度减慢。并且，成人CNS的神经胶质环境与周围神经胶质环境或胚胎神经系统的神经胶质环境不同，影响了神经元的再生。CNS中的神经纤维由少突胶质细胞包入鞘中，但在受伤后，它们已暴露在髓鞘相关抑制剂之下。而且，神经胶质瘢痕包括反应性神经胶质细胞是一个附加的屏障，同样抑制了神经再生。

髓鞘相关的抑制微粒[19]

中枢神经系统中，髓鞘相关的特殊环境是受伤后抑制神经再生的最重要因素之一，而且在髓鞘中可能存在一种特殊的抑制神经生长的内源性抑制剂。实际上，交感神经在周围神经髓鞘上伸出神经突触，但这种作用却不能在中枢神经中产生。Nogo是第一个被发现的髓鞘内源性抑制分子，可引起生长锥生长衰竭。其他文献认为，几种其他髓鞘相关的成分可抑制神经在试管内生长，例如髓鞘相关性糖蛋白（MAG）、少突胶质细胞髓鞘糖蛋白（OMgp）、轴突导向因子4D、肝配蛋白B3。

尽管Nogo、MAG、OMgp缺少同源性序列，但它们全部与Nogo受体结合（NgR）（图1.2）。NgR由一种糖基磷脂酰肌醇（GPI）连接，缺乏胞内结构域，通过形成共受体复合体抑制胞内信号转换，其机制为TNF感受器家族蛋白，例如p75、TRO和LINGO-1。这些复合体激活Rho/Rock通路，导致生长锥生长速度下降及生长锥生长衰竭。

神经胶质瘢痕形成和硫酸软骨素蛋白多糖[19]

神经胶质瘢痕是抑制中枢神经再生的另一个重要因素。胶质瘢痕由小胶质细胞、少突胶质细胞的前体、脑膜细胞和星形胶质细胞在受伤部位补充而形成。这些反应是有益的。反应性星形胶质细胞再生，离子稳态和有效的血—脊髓屏障是消除水肿并限制免疫细胞渗透的重要因素。尽管很多胶质瘢痕产生硫酸软骨素蛋白多糖（CSPG），但也产生许多促进生长的细胞外基质微粒，例如层粘连蛋白、纤粘连蛋白。星形胶质细胞也可以为神经元提供能量，并帮助释放利于生长的有益的细胞因子。

相反的是，受伤部位的星形胶质细胞经常表现出过度反应性肥厚或瘢痕，通过分泌几种生长抑制性CSPG造成化学屏障，包括神经蛋白聚糖、多功能蛋白聚糖、聚集蛋白聚糖、短蛋白聚糖、磷酸酶蛋白聚糖和NG2。它们组成了以蛋白核心较大、高硫酸化黏多糖（GAG）链黏附为特点的分子家族。其与成纤维细胞的浸润有关，并可抑制细胞外基质微粒沉积。这些微粒的功能类似于轴突

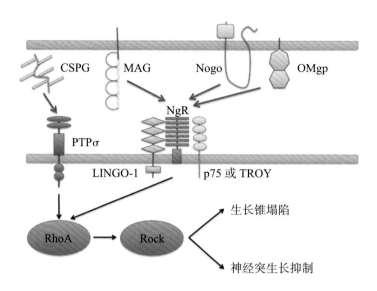

图 1.2　髓鞘抑制的分子机制研究和潜在的治疗干预点。Nogo A 中的 Nogo 66 肽、髓鞘相关性糖蛋白（MAG）、少突胶质细胞髓鞘糖蛋白（OMgp）与 Nogo 受体（NgR）结合。NgR 缺乏胞质域，必须与肿瘤坏死因子（TNF）受体家族蛋白相互作用以完成细胞内信号转导。配体—受体结合激活 RhoA，RhoA 随后激活 Rho 激酶（Rock）。Rock 对肌动蛋白细胞骨架的生长有抑制作用，表现为生长锥塌陷和神经突生长抑制。CSPG：硫酸软骨素蛋白多糖。PTP：通透性转换孔

再生的化学屏障，与髓鞘抑制剂的形式相同。

　　CSPG 的抑制程度取决于 GAG 部分。软骨素酶 ABC（ChABC）可将 GAG 从蛋白核心中转移，从而抑制 CSPG 的活性。因此 ChABC 可能有望减少胶质瘢痕的形成。近期，CSPG 的受体，PTPσ 被发现，这是一种跨膜络氨酸磷酸酶。CSPG 的信号传递通过 Rho/Rock 传导通路，与 Nogo、MAG、OMgp 相同。这种下游的信号串联有望成为减少胶质瘢痕的治疗靶点，从而移除神经再生的障碍。

限制性原生细胞增殖[21]

　　内源性干细胞 / 祖细胞可以在成年哺乳动物的脊髓中被识别。在未受损的脊髓中，潜在的神经干细胞可以在中央沟旁和完整的皮质脊髓束的室管膜层被发现。在未受损的脊髓中，祖细胞很少分化，然而，在脊髓损伤之后，这些室管膜细胞开始迅速分化。它们之中的半数在胶质瘢痕中分化为星形胶质细胞，一小部分分化为少突胶质细胞髓鞘化轴突。不幸的是，这种原位的成年神经分化并不足以修复神经。

■ 小结

　　脊髓损伤在初次损伤后出现一系列复杂的二次损伤，使人体衰弱并出现双相性。人类最常见的初次损伤类型为椎体骨折脱位或爆裂骨折引起的撞击或压缩性脊髓损伤。初次机械性外伤的损害为局部水肿、缺血、失血、坏死、软组

织裂伤，以及促炎症因子的释放。二次损伤的病理生理过程较为多样性，表现为初次损伤的加剧、内源性因素促进康复以及损伤神经的再生困难。脊髓损伤的第二阶段包括局部缺血、自由基释放和氧化应激、离子紊乱和谷氨酸兴奋性中毒、线粒体功能紊乱、血—脊髓屏障的破坏、神经炎症反应和细胞的死亡及凋亡。

大部分脊髓损伤后，大量组织无法重建，导致受伤部分的脊髓中央液体积聚，可能随时间继续扩大，从而引起进一步的组织损伤。并且髓鞘相关的抑制性分子例如 Nogo、MAG 和 OMgp 在受伤脊髓中激活了 Rho 通道。反应性星形胶质细胞形成了胶质瘢痕，分泌硫酸软骨素蛋白多糖，形成了神经再生的物理及化学屏障。这些第二介质的时间和空间特点是脊髓损伤病理学的核心，也是这一章节的循环性主题。尽管目前已有药物和外科学方法应对脊髓损伤，但临床上仍急切需要有效的神经保护和神经再生的治疗方法。对脊髓损伤病理学的深入理解有助于了解个体化的特殊受伤进程并帮助临床患者成功治疗。

要点

- 脊髓损伤具有毁灭性的病理过程，其分为原发性和继发性损伤阶段。
- 原发损伤是外伤引起的局部水肿、缺血、出血、坏死、组织裂伤。
- 继发性损伤阶段将在初始损伤的几个月后加剧损伤。

- 继发性损伤包括缺血、自由基、氧化应激、离子失调、谷氨酸兴奋毒性、线粒体功能障碍、血—脊髓屏障破坏、炎症、细胞凋亡。
- 髓鞘相关抑制分子的上调和胶质瘢痕是由星形胶质细胞在损伤部位周围形成的，导致再生的物理和化学屏障。

难点

- 原发性损伤可以通过使用颈托和安全气囊来减少。
- 我们尚未阐明所有参与继发性损伤的机制。
- 我们需要知道更多关于炎症和 Rho 通道的知识，以开发治疗和改善患者的预后。
- 细胞移植治疗能克服脊髓损伤后有限的内源性祖细胞增殖能力。

■ 参考文献

5 篇 "必读" 文献

1. Sekhon LH, Fehlings MG. Epidemiology, demographics, and pathophysiology of acute spinal cord injury. Spine 2001;26(24, Suppl):S2–S12

2. Rowland JW, Hawryluk GW, Kwon B, Fehlings MG. Current status of acute spinal cord injury pathophysiology and emerging therapies: promise on the horizon. Neurosurg Focus 2008;25:E2

3. Totoiu MO, Keirstead HS. Spinal cord injury is accompanied by chronic progressive demyelination. J Comp Neurol 2005;486:373–383

4. van Middendorp JJ, Pouw MH, Hayes KC, et al; EM-SCI Study Group Collaborators. Diagnostic criteria of traumatic central cord syndrome. Part 2: a questionnaire survey among spine specialists. Spinal Cord 2010; 48:657–663

5. Schwartz G, Fehlings MG. Secondary injury mechanisms of spinal cord trauma: a novel therapeutic approach for the management of secondary pathophysiology with the sodium channel blocker riluzole. Prog Brain Res 2002;137:177–190

6. Tator CH, Fehlings MG. Review of the secondary injury theory of acute spinal cord trauma with emphasis on vascular mechanisms. J Neurosurg 1991;75:15–26

7. McTigue DM. Potential therapeutic targets for PPARgamma after spinal cord injury. PPAR Res 2008; 2008:517162

8. Bao F, Liu D. Peroxynitrite generated in the rat spinal cord induces apoptotic cell death and activates caspase-3. Neuroscience 2003;116:59–70

9. Wu Y, Satkunendrarajah K, Teng Y, Chow DS, Buttigieg J, Fehlings MG. Delayed post-injury administration of riluzole is neuroprotective in a preclinical rodent model of cervical spinal cord injury. J Neurotrauma 2013;30:441–452

10. Fehlings MG, Nakashima H, Nagoshi N, Chow DS, Grossman RG, Kopjar B. Rationale, design and critical end points for the Riluzole in Acute Spinal Cord Injury Study (RISCIS): a randomized, double-blinded, placebo-controlled parallel multi-center trial. Spinal Cord 2016;54:8–15

11. McEwen ML, Sullivan PG, Rabchevsky AG, Springer JE. Targeting mitochondrial function for the treatment of acute spinal cord injury. Neurotherapeutics 2011; 8:168–179

12. Bartanusz V, Jezova D, Alajajian B, Digicay-lioglu M. The blood-spinal cord barrier: morphology and clinical implications. Ann Neurol 2011;70:194–206

13. Hausmann ON. Post-traumatic inflammation following spinal cord injury. Spinal Cord 2003;41:369–378

14. Donnelly DJ, Popovich PG. Inflammation and its role in neuroprotection, axonal regeneration and functional recovery after spinal cord injury. Exp Neurol 2008;209:378–388

15. Hauben E, Butovsky O, Nevo U, et al. Passive or active immunization with myelin basic protein promotes recovery from spinal cord contusion. J Neurosci 2000;20:6421–6430

16. Casha S, Yu WR, Fehlings MG. Oligoden-droglial apoptosis occurs along degenerating axons and is associated with FAS and p75 expression following spinal cord injury in the rat. Neuroscience 2001;103:203–218

17. Papastefanaki F, Matsas R. From demyelination to remyelination: the road toward therapies for spinal cord injury. Glia 2015;63:1101–1125

18. Zawadzka M, Rivers LE, Fancy SP, et al. CNS-resident glial progenitor/stem cells produce Schwann cells as well as oligodendrocytes during repair of CNS demyelination. Cell Stem Cell 2010;6:578–590

19. Yiu G, He Z. Glial inhibition of CNS axon regeneration. Nat Rev Neurosci 2006;7:617–627

20. Hunt D, Hossain-Ibrahim K, Mason MR, et al. ATF3 upregulation in glia during wallerian degeneration: differential expression in peripheral nerves and CNS white matter. BMC Neurosci 2004;5:9

21. Stenudd M, Sabelström H, Frisén J. Role of endogenous neural stem cells in spinal cord injury and repair. JAMA Neurol 2015;72:235–237

2

外伤后脊髓损伤的功能评估及个体化观察指标

原著　Christian Schuld, Norbert Weidner
翻译　王　刚　关　健

■ 概述

高质量的观察指标在临床研究中可起到重要作用[1]，例如患者的纳入和排除标准、分级或分组以及第一第二观察指标。观察指标同样能够使医疗更专业地描述、预测和评估，比如提供标准、总结变化，并有利于鉴别诊断和个体化有效治疗脊髓损伤。所以，观察指标在临床交流提供有效信息中起到重要作用。相应的，它们同样在日常工作中支持外科医生：①通过伤后早期评估的方法提供预后信息；②建立个体化的康复方案（恢复方法、住院时长、合适仪器的需要）；③建立短期治疗方案（被动对抗协调性训练）；④增加评估康复成功的能力。

■ 观察指标的质量

经典测试原理和心理测验学的核心是信度和效度。信度或更精确的重测信度，是在同一个体上重复评估的测量的一致性[2]。区别在于测量者内或测量者间的信度。测量者内信度，评估是由同一测量者重复测量，而测量者间信度是指不同测量者测量同一个体。信度可以由内部等级相关系数（ICC）或卡帕一致性检验或分类评分表示。常规的卡帕一致性系数 κ 意义如下：无（<0），极低（0~0.2），一般（0.21~0.4），中等（0.41~0.6），高（0.61~0.8），几乎完全一致（>0.8）[3]。

信度是效度的先决条件，更需注意的是，信度是效度的必要但不充分条件。效度有许多种变化。效度是指测量工具或手段能够准确测出所需测量的事物的程度。效度有多种类型[4]。

内容效度是指对内容的实际测量程度。这种核实包括测量目标的评估、目标人群的评估、清晰概念的评估（机体功能的能力与表现的对比）、项目的选择（目标人群应被包含在项目选择中）、项目还原的评估[5]。没有一个金标准，效度的标准就不能被评估。不幸的是，这常常是脊髓药物的常见问题。在这种情况下，过去常常采用力度较小的研究方法去提供证据的有效性。

结构效度指测试测量所达到理论的程度[4]。对于新的临床指标的评估，在批准的过程中，新的评估和分数的建立需要在不同研究中被测试。每当一个关联被证明时，一份额外部分的证据应附加到新的测试中。结构效度常有 2 种分类：会聚结构效度和分散结构效度。会聚效度的证据包括是否一项指标的测量与测试相关，若相关则被认为是相同结构。分散结构效度决定 2 种结构不同的程度，表示理论上二者无关联，例如高兴和悲伤。结构效度可以被预先设定好的特殊假设进行测试[5]。

表面效度在测试指标时很少出现[2]。与上述讨论的其他效度不同的是，表面效度不是一个效度的技术形式，因为它是主观地评价一个测试是否看起来适合去应用。表面效度对评估人与被评估人看上去都有帮助，如果测试看上去有效度，则测试与被测试者均会更有自信。

■ 功能的国际分级

功能、残疾和健康的国际分级（http://www.who.int/classifications/icf/en/）常被缩写为 ICF，由世界卫生组织（WHO）在 2001 年公布，提供了一个标准的语言与框架，用来描述健康的状态和与健康相关的独立特殊疾病。功能和残疾被看作是个体的健康条件和环境与患者因素之间的复杂联系。

ICF 是建立在生物社会心理学模型基础上的并对健康的不同角度（生物、个体和社会）给予相互联系的观点。它的建立围绕以下广泛的结构：
· 身体功能与结构

· 活动（与个体的工作与行动相关联的）和参与性（包含生活情况）
· 环境因素

ICF 的设计可以分类和描述健康情况，却不是一个评估工具。但是，ICF 提供了一个国际公认的框架：描述、分类、指标分级和测量。

■ 脊髓相关药物的临床建议

近年来，已经对脊髓损伤相关药物的指标评估研究投入了大量资金[6]，包括专业组织支持的临床试验和专家小组，目前仍有许多人体脊髓损伤的研究在实施或计划中，远超过以往的规模。

治疗脊髓损伤瘫痪的国际组织

治疗脊髓损伤瘫痪的国际组织（ICCP；http://campaignforcure.org）是一个非营利性国际基金组织，主要资助由脊髓损伤引起的瘫痪的相关研究。ICCP 在一系列 4 种开放式出版物中，报道了保护或修复脊髓损伤的临床试验设计的相关指南[1, 7~9]。这项指南为临床试验的指标评估提供了神经功能和生活质量建议，可用于在不同阶段的临床试验[1]。

脊髓损伤研究论证项目

脊髓损伤研究论证项目（http://www.sci.reproject.com/）[10]包含了一系列与脊髓损伤康复与学科整合相关的综合项目。脊髓损伤项目回顾、评估和转化现有的知识，总结出清晰简洁的方法来指导临床或其他相关人员做出脊髓损伤后最有效的康复训练。目前，提供和更新了共 33 项评估指标用于脊髓损伤后的临床训练。在线上可获得一系列综合的临床总结。

脊髓损伤互助组织

脊髓损伤互助组织（SCOPE, http://www.scopesci.org）是一个由科学家和临床研究者组成的联盟，其主要目的是准确评估和治疗干预人类脊髓损伤[6]。许多研究和报道曾在此组织发表，包括上述 ICCP 的指南和脊髓损伤的指标评估回顾[6]，此回顾基于既往评估和衡量的框架[11]。SCOPE 在网站上提供定期上传的如下数据（http://www. scope-sci.org/trials.php）：神经和相关功能的指标，目前脊髓损伤临床试验的用药、细胞和外科干预手段，以及脊髓损伤临床试验的康复和干预技术。

脊髓损伤神经分类的国际标准

脊髓损伤神经学分类国际标准（ISNCSCI），是美国脊髓损伤协会（ASIA）的出版物，它广泛接收临床医师和研究者的评估方案，是学者临床交流的工具。ISNCSCI 被认为是描述和量化脊髓损伤引起的神经受损的标准[12]。感觉功能的测定应用双侧 28 节段的方法，其中浅感觉应用棉棒法，深感觉辨别应用圆形不锋利的安全大头针。运动功能的测试通过双侧 5 级肌肉功能测定，上肢 C5~T1，下肢 L2~S1。非常重要的尾部 S4~S5 节段通过浅感觉、深感觉以及肛周深处压力和自发的肛周收缩检查。ISNCSCI 设计了通过患者仰卧位的床旁测试。除了棉棒和安全大头针以外，不

需任何其他设备。全面检查的时间预计为 15（完全的胸椎损伤）至 60 分钟（不完全的颈椎损伤）。

在此临床检查的基础上，脊髓损伤引起的损伤分为几种类型：神经等级、严重性（完全与不完全损伤范围）、部分保留区域。AIS 把脊髓损伤的严重程度定义为逐渐上升的 5 级范围：A 级表示完全损伤，B~D 表示不完全损伤，E 只用于后续评估表明脊髓功能恢复（表 2.1）。部分保留区域仅应用于完全性损伤，表明损伤平面以下存在部分感觉和运动功能。

ISNCSCI 已经研究其标准超过 40 年，目前是第七次修正版，可在线上获得该内容。（http://www.asia-spinalinjury.org/asia_store/asiastore.php）其内容主要包括若干说明和修订总结（图 2.1）。

ISNCSCI 的心理测评项目已研究多年[13]。该研究总运动评分和感觉评分的充分可靠性已在许多研究中得到证实。个体化皮节与肌节显示各自的可靠性。大量近乎完美的 Cohen 卡帕系数（0.649~0.993）在肌节中报道，近乎完美的皮节系数为 0.38~1。4 岁以下的儿童不能依靠 ISNCSCI 进行评估。其会聚和分散结构效度在大量的既往文献中得到证实[13]。

测量错误和分级错误在测试中都进行了详细介绍。分级的准确性已在正式培训会议的框架中得到评估，许多 ISNCSCI 病例在训练前和训练后进行评估[14]。在训练后，评级的准确性可以达到 90%。最高的差值来自运动评分，为 81.9%，AIS 分级为 88.1%。这种误差

表 2.1　美国脊髓损伤协会损伤范围分级

AIS 等级	定义
A	完全性损害，S4~S5 支配区域无任何感觉和运动功能
B	不完全性损害，感觉不完全损伤。有感觉但无运动功能，包括在 S4~S5 及其神经平面以下（S4~S5 的浅感觉、深感觉及肛周深感觉）。在损伤平面 3 个节段以下躯体任何一侧的运动功能丧失
C	不完全性损害，运动不完全损伤。运动功能大多在骶部的自主肛门收缩可以测得，感觉功能大多在骶尾部保留。在损伤平面 3 个节段以下躯体任何一侧的运动残余部分运动功能（包括关键肌肉和非关键肌肉功能）。一半以上的关键肌肌力 <3 级
D	不完全性损害，运动不完全损伤。如上所述的运动功能不完全，至少一半（一半或更多）的关键肌肉肌力 ≥ 3 级
E	正常。若患者所有平面的感觉和运动功能根据 ISNCSCI 的分级方法处于正常，并且患者曾有异常，那么分级为 E。若患者没有初始的脊髓损伤则不根据 AIS 分级。
未定义	若根据测试结果患者的分级不能确定，则记录患者的感觉、运动和 NLI 分级，应用 ASIA 损伤范围等级或部分保留区域法（ZPP）

源可以通过计算 ISNCSCI 分级来消除。因此，许多 ISNCSCI 计算法在近年来发展为连续分级。其中 2 个已经变得广泛在线可用：EM 脊髓损伤 ISNCSCI 计算器（http://ais.emsci.org）和里克汉森研究所 ISNCSCI 算法（http://www.isncscialgorithm.com）。2 个计算器已经验证对大数据产生一致结果，对不可测试或缺失的感觉和运动功能使用复杂逻辑推理技术进行计算。

几位作者强烈推荐培训临床医生如何进行高素质的 ISNCSCI 评分和分类。训练项目可在网上获得［国际标准培训电子学习计划（InSTeP），http://www.ASIAlearningcenter.com］，并已经融入其他研究网络，如欧洲人类多中心研究脊髓损伤（EMSCI）[14] 及几项临床试验。ISNCSCI 被认为是必读的科学期刊。在其中患者特征、亚组和神经系统恢复得到报道。

■ 神经功能

许多神经系统的指标，如神经成像、定量感官测试（QST）和电生理电池评估［如运动诱发电位（MEP）和体感诱发电位（SSEP）］在临床试验中受到可用性的限制。基于神经影像学方法，如磁共振成像（MRI）及其高级序列（如扩散张量成像）需要昂贵的设备和经过培训的专家进行分析调查结果。而且，由于患者因素（如骨融合的伪影）和非患者因素（不同中心的 MRI 质量不同），以 MRI 为基础的质量数据采集可能有很大差异。

因此，在这一点上这些成像方法虽然是基础研究的强大工具，但它们尚不适用于常规临床应用。QST 代表敏感的评估确定本体感（背侧束）和原发性（脊髓—丘脑束）感官功能，但也需要昂贵的设备和培训，以使本仪器更经常用于

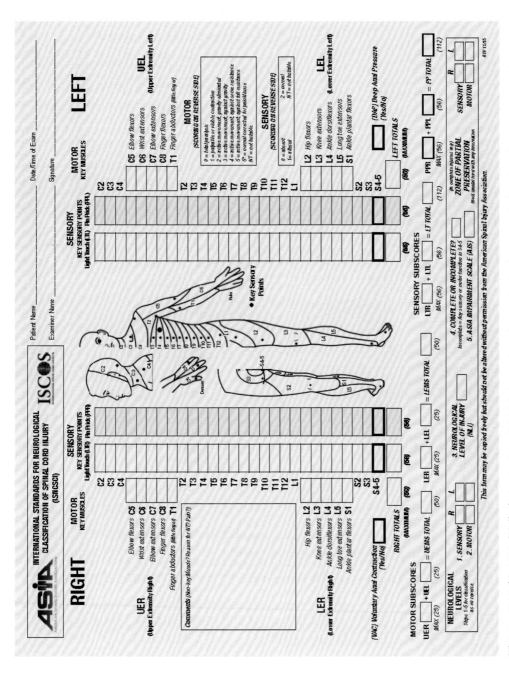

图2.1　2015版ASIA评分表（revised April 2015）.（From American Spinal Injury Association. http://www.asia-spinalinjury. org/ elearning/ISNCSCI.php.）

专门的疼痛或感官功能研究临床试验。这同样适用于 MEP 和 SSEP，提供客观的方法评估脊柱上升和下降途径，但是在多个临床地点建立起来很有挑战性。

■ 自主功能

血压和心率的变化作为对体位变化的反应（如仰卧起坐和倾斜台动作）具有内容的有效性和可靠性，而交感神经皮肤反应仅显示最小可靠性[6]。

国际标准脊髓损伤后剩余自主功能评估协会（ISAFSCI）[15] 由亚洲国际合作国际脊髓学会（ISCoS）组建。ISAFSCI 包括两部分：一般自主性功能；下尿路、肠和性功能。一般自主功能由 5 个项目组成：心率、血压、出汗、温度调节和呼吸控制。ISAFSCI 已经作为 ISNCSCI 的附件开发，同样伴随着网络培训、自主功能评估标准培训 E 课程（ASTeP）（http://www.ASIALearningcenter.com）。

一般功能状态

巴特尔指数（BI）用于评估中风、神经肌肉、肌肉骨骼疾病等日常生活能力（ADL）。BI 包括 10 个项目（吃饭、洗澡、梳妆、穿衣、大便、小便、厕所使用、活动、行走和爬楼梯）。改进的 BI 评分称为 MBI。在脊髓损伤患者中，BI 和 MBI 显示了天花板效应，可靠性和有效性有不确定性。因此，BI 不能推荐作为脊髓损伤结果测量。因此，引入了功能性四肢麻痹指数（QIF），该指数是 1980 年针对患有四肢麻痹症的个体进行开发的[17]。它由 10 个加权 ADL 变量（转移、洗澡、梳妆、穿衣、喂食、轮椅移动、床上活动、膀胱计划、肠道计划、自我护理能力）组成。完成 QIF 评估所需的时间不到半小时。几项研究报道显示其有足够的可靠性和有效性[16]。

功能独立量表（FIM）是评估残疾人日常生活能力的最常用量表之一。FIM 可以使用多种语言，包括 8 个范围的 18 个项目，用于评估患者执行基本生活活动的能力（如自我护理能力、大小便控制、活动、行走、沟通和社会认知）[18]。FIM 在广泛的患者评估中表现出可接受的可靠性[18]。对于脊髓损伤人群，已经报道了极好的可靠性和出色的有效性。然而，FIM 显示出天花板效应，因为绝大多数脊髓损伤的患者在 FIM 认知项目上具有分数上限[11]。

脊髓独立性测量（SCIM）自 2007 年以来已经第三次修订[19]。SCIM 是唯一评估综合能力的量表，专为脊髓损伤而设计。评估了 19 个项目和 3 个相关但不同的范围（自我护理能力、呼吸和括约肌完成测试以及活动能力），总分为 0~100。深度心理测量分析发现第三个 SCIM 版本具有良好的可靠性和有效性。然而，建议给出更详细的评分指示，以减少进行此评估所需的时间。测试的时间为 5 分钟（重症监护病房的镇静患者）和 45 分钟（高位颈椎病变患者）。SCIM 使用多种语言进行验证，包括英语、意大利语和土耳其语。

行走、平衡

定时测试，需要有秒表和平坦、直的硬表面，用于行走，包括 10 米步行测试（10MWT），6 分钟步行测试

（6MWT）和定时行走（TUG）测试；这些测试经常用于评估脊髓损伤人群[6, 20]。10MWT 评估步行 10 米所需的时间，以计算短距离步行速度。推荐的方法：行走 14 米，但只评估中间 10 米的时间。额外的 4 米用于加速和减速。

6MWT 最初是为评估心肺疾病患者的功能或耐力而开发的。它测量患者在 6 分钟内能够行走的距离。休息是允许的。建议至少有 30 米的步行距离。

TUG 最初是为了评估老年人的行走和平衡而开发的。患者被指示从扶手椅上站起来，步行 3 米，转身回到扶手椅上坐下。整个周期的时间是以患者的首选速度进行测量的。允许使用辅助设备。

这些定时量表具有优异的可靠性（10MWT，0.983；6MWT，0.981；TUG，0.979）和一致性（10MWT，0.974；6MWT，0.970；TUG，0.973）[21]。其在几项研究报道中显示出很好的有效性[20]。

与定时量表相比，这种量表只能在可以活动的人群中进行，分类行走测试提供了从休息到活动状态过渡的机会[20]。分类行走测试包括脊髓损伤第 2 版（WISCI Ⅱ）、SCIM 和 FIM 的移动项目。WISCI 是步行功能的测量，分为 21 级，根据脊髓损伤患者行走所需的人员的辅助程度和性质进行分级[22]。0 级最低，表示无法站立或步行协助。20 级最高，表示没有装置、没有身体帮助的步行 10 米的能力。几项研究报道了良好的可靠性和有效性。如预期的那样，WISCI Ⅱ 对具有良好行走功能的个体具有天花板效应。

脊髓损伤功能性行走量表（SCI-FAI）[23] 同时具有定时行走测试和分类行走测试。它有 3 个范围：步态分数表示步态的质量，辅助装置得分表示使用辅助装置，时间 / 距离得分是定时的 2 分钟步行测试的结果。SCI-FAI 对于已经走路的患者来说是可靠和有效的，只需要几分钟的时间即可完成测试。

脊髓损伤功能性行走简况（SCI-FAP）是脊髓损伤患者功能的另一个有效和可靠的测量方法[24]，包括步行、交流、开门和爬楼梯等 7 项任务的定时执行。它比脊髓损伤中的任何其他测试更有效，因为其更好地涵盖了 ICF 的环境因素。

贝格平衡量表（BBS）是一种以结果为基础的平衡衡量标准。最初用于老年人，BBS 已被用于各种病理学研究，包括脊髓损伤。进行 BBS 评估需要 15~20 分钟。BBS 有多种语言，包括英语、德语、意大利语、土耳其语、荷兰语、韩语和葡萄牙语。其在脊髓损伤人群中有着充分的可靠性和良好的有效性[25]。然而，AISD 小组报道其也存在天花板效应。此外，BBS 无法区分有无发生跌倒的人。

FIM 的运动分量表包括 2 个与运动有关的项目：步行或轮椅推进（7 分制）和爬楼（7 分制）。辅助装置、支架和助行器不被考虑。为了克服这个缺点，学者们专门为脊髓损伤开发了 SCIM。SCIM 移动性（室内和室外甚至平坦的地面）包括 6 个项目：室内移动（9 分制）、中距离移动（9 分制）、户外活动（9 分制）、楼梯（4 分制）、开车（3 分制）、轮椅（3 分制）。所得到的子量表总分（0~30）已被证明具有优秀的可靠性和有效性[19]。

推荐使用 WISCI Ⅱ 和 10MWT 的组合作为行走能力的最佳验证量表[12,

[20]。然而，这些快速行为评估不包括步态质量，可以用 SCI-FAI 进行测试。如果需要解决 ADL，建议使用 SCI-FAP。

上肢功能

有一个普遍的共识，对于四肢瘫痪的患者手功能的测试太有限，这是不合适的[26]。一些脊髓损伤特定的上肢评估已经研制成功。

上肢功能测试（CUE）有 2 个改良版：问卷（CUE-Q）、性能测试（CUE-T）。CUE-Q 是为双下肢瘫痪患者的功能进行评估的标准，可以由临床医生给予问卷的格式，大约要花 30 分钟。CUE-T 是专门为四肢瘫痪患者的功能进行客观评价的标准[27]，包括 16 个单侧项目和 2 个双侧项目。CUE-Q 需要 45~60 分钟来进行这种可靠和有效的测试。

抓握和释放测试（GRT）[28]是专门测试手功能的，还可作为神经义肢功能的测试。GRT 评估抓握、移动、释放 6 个不同形状的物体。测试大约需要 20 分钟。2 项研究报道，GRT 具有良好的可靠性和优良的有效性。

Van Lieshout 测试（VLT-SV）分 10 个项目评估手臂功能，包括保持上臂姿势、抓握和释放的对象、用手操作物体等[29]。测试需要 25~35 分钟。

力量、感觉、抓握分级量表（GRASSP）是专为四肢瘫痪患者设计的上肢功能测试[30]，测试需要 60~90 分钟。GRASSP 分为 3 类：力量、感觉、理解。力量是测试 5 个脊髓损伤关键肌肉和 5 个手功能重要肌肉。感觉是 Semmes Weinstein 测试，检查 3 个掌侧和 3 个背侧感觉点。

抓握功能测试包括能力测试（抓取圆柱形物体、按侧键、对指尖）和 6 个任务（从瓶子里倒水、打开罐子、拿起并转动钥匙、拧钉子、拿起 4 枚硬币放在一起、把 4 个螺母旋在螺栓上）。一个完整的 GRASSP 对于四肢瘫痪的患者评估结果有良好的可靠性和有效性。

疼 痛

将疼痛性质分为创伤性和神经源性是提供充分治疗的先决条件，因此适当的疼痛评估是重要的。国际脊髓损伤疼痛（ISCIP）分类系统是由国际脊髓损伤和疼痛专家专门为脊髓损伤制订的[31]。它有三级：第一级是疼痛类型（创伤性、神经源性和未知）；第二级是疼痛亚型（伤害性：肌肉骨骼、内脏、其他。神经性：在水平、低于水平、其他）；第三级是主要疼痛源或病理变化（表 2.2）。

数值评定量表（NRS）被推荐为评估疼痛强度和疼痛不适感的有效测量方式（强度：0 表示没有疼痛，10 表示可以想象到的最痛。不愉快：0 表示没有不愉快，10 表示可能的最坏的不愉快）。神经性症状和体征的利兹评估（LANSS）疼痛量表可区分神经性和伤害性疼痛。近年来，脊髓损伤疼痛量表（SCIPI）[32]是脊髓损伤患者神经病理性疼痛的一种新的筛选工具，只需要几分钟的时间来完成。神经病理性疼痛量表（NPS）可以评估神经病理性疼痛的变化。国际脊髓损伤疼痛基础量表（ISCIPDS：B）被设计为包含少量的最关键的问题，可以在卫生保健专业人员的日常临床实践中收集疼痛相关信息[33]。国际脊髓损伤疼痛基础

表 2.2 国际脊髓损伤疼痛（ISCIP）分类

疼痛种类	疼痛亚型	举例
创伤性	肌肉骨骼	盂肱关节炎、肱骨外上髁炎、粉碎性股骨骨折、腰方肌痉挛
	内脏	心肌梗死、肠绞痛、胆囊炎、腹痛
	其他	自主神经反射异常头痛、偏头痛、手术切口
神经源性	在脊髓损伤平面	脊髓压迫、神经根压迫、马尾压迫
	低于脊髓损伤平面	脊髓缺血、脊髓压迫
	其他	腕管综合征、三叉神经痛、糖尿病性多发性神经病
其他		纤维肌痛、复杂区域疼痛综合征 I 型、间质性膀胱炎、肠易激综合征
未知		

量表集扩展版（ISCIPDS：E）主要是用于研究目的[33]。ISCIPDS 包含上述疼痛分级系统（ISCIP）以及 NRS，用于评估疼痛强度和不愉快的程度。

抑 郁

在美国，脊髓损伤患者的第一年抑郁症的患病率比一般人群高 3 倍。尽管患病率高，却只有少数的研究调查抑郁症和严重程度[34]。未来的研究非常重要，因为大多数的抑郁评估包括躯体（即自主神经系统）和认知情感症状。受脊髓损伤的影响，患者躯体症状重，有可能导致在这些工具存在系统偏差[34]。

在筛选时，只有患者健康抑郁量表（PHQ-9）[35]用于 SCI 后抑郁症具有足够精度。PHQ-9 有多种语言，包括英语、德语、西班牙语，这大约需要 5 分钟来完成调查或者自我评估。

对于测量抑郁症的严重程度，可用于脊髓损伤人群的证据很少，依据现有的证据，似乎不同的量表表现同样良好[6]。因此，选择抑郁症量表不仅应根据心理测量的优势，还要考虑可行性、患者的可接受性和易于测试[6]。流行病学研究中心抑郁症量表（CES-D）、Beck 抑郁问卷（BDI）是最常用来评估抑郁严重程度的量表，流行病学研究显示得到了良好的结果。

生活质量（QOL）

最近的一项研究发现脊髓损伤生活质量的评估包括一些主观的（患者生活质量的期望和成就）和客观的（实现文化和社会的生活质量）的测量结果[36]。生活满意度量表（SWLS）是最常用的主观生活质量量表。它有 5 个项目，使用 7 分制，仅需要不到 5 分钟即可完成测试，有多种语言可用。生活质量指数——脊髓损伤版（SQL-SCI），有 4 个大范围和 37 个项目，使用 6 分制，约 10 分钟完成测试，但可靠性仍然未被调查。生活满意度问卷（LISAT-9，LISAT-11）包含 9 和 11 项，每个项目得分使用 6 分制，完成测试不超过 5 分钟，研究表明其拥有足够的可靠性和优秀的结构效度[37]。

短表 36（SF-36）健康调查是使用最广泛的客观生活质量量表，由 8 个范围（活力、身体功能、身体疼痛、一般的健康观念、身体角色的功能、情感角色的功能、社会角色的功能和心理健康）36 个项目组成。SF-36 已被翻译成超过50 种语言。在脊髓损伤人群的评估中，具有足够的内部一致性和可靠性，但有效性并不高。SF-36 不适合所有的脊髓损伤患者，特别是四肢瘫痪的患者和急性期患者。

Craig 评估和报告量表（CHART）由6 个范围的 32 个项目组成，完成测试需要 30 分钟。研究证明其有足够的可靠性和有效性，已被翻译为多种语言，包括英语、西班牙语和中文。一个简短的形式（19 项）已被开发，但其心理测量特性尚未调查验证。

生活质量评估没有确凿的临床指南。因此，应根据研究目标以及在脊髓损伤的背景下，设计特定的心理测量和生活质量的量表[36]。

辅助技术

满意度与辅助技术的魁北克用户评价（第 2 版）（Quebec User Evaluation of Satisfaction with Assistive Technology, QUEST），包括 8 个设备域和 4 个服务域，是一个用于测量辅助技术和仪器设备使用者的满意度的量表[38]。QUEST 必须付费购买，无论是基于采访或自我报道，其需要 10~15 分钟完成测试。最初是用法语开发的，现在有多种语言，包括英语、德语、中文和日语。其具有优秀的可靠性、有效性和内部一致性，但平均结构效度

较差。

辅助技术设备的易用性评估（Assistive Technology Device Predisposition Assessment, ATDPA）用于评估患者对辅助设备的主观满意度。患者对辅助设备对生活的影响进行评价，包括行为方式、气质、生活方式[39]。ATDPA 有 2 个范围 63 个项目，已被翻译成意大利语和法语，具有优秀的可靠性和有效性[39]。

痉 挛

Wartenberg Pendulum 试验在 1950 年成为痉挛的诊断工具。临床医生让患者的脚从膝完全伸直的位置自由落下，用计算机测量振荡的运动和振荡次数，由此产生的指数与正常值进行比较。这个测试在脊髓损伤人群中没有得到验证。脊髓痉挛反射评估工具（SCATS）是一种有效的临床工具，设计用来评估脊髓损伤后下肢的痉挛[40]，包括 3 项：阵挛、屈肌痉挛、伸肌痉挛。每个项目都是 4分制，刺激的反应为无、轻、中度、重度。宾夕法尼亚痉挛频率范围（PSFS）是一个自我评分，包括 2 项，即频率（5 分）和严重程度（3 分），对脊髓损伤人群没有研究验证[41]。

单关节抵抗被动肌肉的 Ashworth Scale 评分（MAS），是一种广泛应用的量表。MAS 是一个简单的床边评估。虽然 MAS 是痉挛评估的金标准，但是在脊髓损伤中的应用较少[42]。SCATS 量表可能更敏感，MAS 评级上肢痉挛更可靠。在临床试验中使用 MAS 应对医务工作者进行标准化培训（评估姿势、运动范围和速度）[43]。

由于痉挛非常复杂，建议测试时应用多种量表[6]。目前，至少使用2个上述评估量表的组合似乎是可取的。

其他评估

受本章篇幅限制，如轮椅使用、性功能、皮肤健康、结直肠功能和其他的心理与精神健康方面并未完全涉及。读者可以在线搜索ICCP、SCIRE、SCOPE获得更多信息。

国际脊髓损伤数据库

ISCOS联合亚洲一起开发国际脊髓损伤数据库[44]。指南推荐了临床研究的最小数量，以及标准化的评估方式。指南应协助开发新的脊髓损伤数据库，并可能使研究人员能够更一致和有效设计并发表临床研究，通过使用标准的数据，使全球脊髓损伤数据可以相互比较。截至2015年8月，有20个数据库，包括一些免费的在线网站（http://www.iscos.org.uk 和 http://www.asia-spina.org）。ISNCSCI、ISAFSCI 和 ISCIP 是应用最广泛的国际脊髓损伤数据库，可作为观察指标。

创伤性与非创伤性损伤

椎管狭窄、脊髓炎、脊髓损伤、椎间盘突出、肿瘤压迫及先天性疾病可引起非创伤性脊髓损伤。临床上稳定的非创伤性病变如一次性脊髓缺血的患者，与创伤性脊髓损伤的结果类似[45]。因此，用于创伤性脊髓损伤的量表也可用于非创伤性脊髓损伤。

■ 小结

在研究以及临床应用中，有效和可靠的结果量表发挥了重要作用。许多资源已被投资在心理测量和功能量表的开发中，部分量表和指南是经过研究后大家公认且值得推荐的，其中ISNCSCI既可以准确评估，又有利于研究者的交流。

本章提供了可用评估量表的概述、未来的临床研究规划、文献检索建议。针对脊髓损伤人群所选择的量表的结果不仅应可靠和有效，也应适用于临床研究。特别是每次评估所需的时间，应仔细权衡所得到的有效信息内容。

更复杂的心理测量的参数，如最小实际差异（SRD）、最小可检测变化（MDC）和最小临床差异（MCID），其研究成果已被广泛应用在脊髓损伤的评估中。这些参数的应用可以更好地确定评估的临床相关性。例如，若某康复试验的SRD被解释为超过阈值，必须考虑得分为"真正的"[46]（而不是由于统计方差）。理想情况下，这个试验的结果将可用于脊髓损伤后的慢性康复期，关于这种参数的临床解释需要进一步研究。此外，临床试验将大大受益于更敏感的结果量表，这将有助于减少所需样本量。

要点
- 许多国际组织提供脊髓损伤的指南、证据和新的工具。
- ISNCSCI定义了一个标准化的术语来描述脊髓损伤临床神经水平和程度。

◆ 近几十年来比较成熟的评估方式：
  · 一般功能状态：SCIM Ⅲ
  · 上肢：GRASSP
  · 步行：10MWT+WISCI Ⅱ

难点

◆ 根据定义，随机对照试验（RCT）是只有一个主要和多个次要结果的量表。主要预后指标应谨慎选择。

◆ 未验证的观察指标在脊髓损伤患者中不应使用。

◆ 针对评估的培训，如 ISNCSCI、SCI-FAI 和 MAS，能降低研究性的偏差。

◆ 应仔细对其信息内容的重要性进行评估时间的安排。

■ 参考文献

5篇"必读"文献

1. Steeves JD, Lammertse D, Curt A, et al; International Campaign for Cures of Spinal Cord Injury Paralysis. Guidelines for the conduct of clinical trials for spinal cord injury (SCI) as developed by the ICCP panel: clinical trial outcome measures. Spinal Cord 2007; 45:206–221

2. Kaplan R, Saccuzzo D. Psychological Testing: Principles, Applications, and Issues. Independence, KY: Cengage Learning; 2012

3. Landis JR, Koch GG. The measurement of observer agreement for categorical data. Biometrics 1977;33: 159–174

4. Brown J. Testing in Language Problems. Upper Saddle River, NJ: Prentice Hall Regents; 1996

5. Terwee CB, Bot SD, de Boer MR, et al. Quality criteria were proposed for measurement properties of health status questionnaires. J Clin Epidemiol 2007;60: 34–42

6. Alexander MS, Anderson KD, Biering-Sorensen F, et al. Outcome measures in spinal cord injury: recent assessments and recommendations for future directions. Spinal Cord 2009;47:582–591

7. Fawcett JW, Curt A, Steeves JD, et al. Guidelines for the conduct of clinical trials for spinal cord injury as developed by the ICCP panel: spontaneous recovery after spinal cord injury and statistical power needed for therapeutic clinical trials. Spinal Cord 2007;45: 190–205

8. Lammertse D, Tuszynski MH, Steeves JD, et al; International Campaign for Cures of Spinal Cord Injury Paralysis. Guidelines for the conduct of clinical trials for spinal cord injury as developed by the ICCP panel: clinical trial design. Spinal Cord 2007;45:232–242

9. Tuszynski MH, Steeves JD, Fawcett JW, et al; International Campaign for Cures of Spinal Cord Injury Paralysis. Guidelines for the conduct of clinical trials for spinal cord injury as developed by the ICCP Panel: clinical trial inclusion/ exclusion criteria and ethics. Spinal Cord 2007;45:222–231

10. Eng JJ, Teasell R, Miller WC, et al; the SCIRE Research Team. Spinal Cord injury rehabilitation evidence: methods of the SCIRE systematic review. Top Spinal Cord Inj Rehabil 2007;13:1–10

11. Johnston MV, Graves DE. Towards guidelines for evaluation of measures: an introduction with application to spinal cord injury. J Spinal Cord Med 2008;31: 13–26

12. Ditunno JF. Outcome measures: evolution in clinical trials of neurological/functional recovery in spinal cord injury. Spinal Cord 2010;48:674–684

13. Furlan JC, Fehlings MG, Tator CH, Davis AM. Motor and sensory assessment of patients in clinical trials for pharmacological therapy of acute spinal cord injury: psychometric properties of the ASIA Standards. J Neurotrauma 2008;25:1273–1301

14. Schuld C, Wiese J, Franz S, et al; EMSCI Study

Group. Effect of formal training in scaling, scoring and classification of the International Standards for Neurological Classification of Spinal Cord Injury. Spinal Cord 2013;51:282–288

15. Krassioukov A, Biering-Sørensen F, Donovan W, et al; Autonomic Standards Committee of the American Spinal Injury Association/International Spinal Cord Society. International standards to document remaining autonomic function after spinal cord injury. J Spinal Cord Med 2012;35:201–210

16. Furlan JC, Noonan V, Singh A, Fehlings MG. Assessment of disability in patients with acute traumatic spinal cord injury: a systematic review of the literature. J Neurotrauma 2011;28:1413–1430

17. Gresham GE, Labi ML, Dittmar SS, Hicks JT, Joyce SZ, Stehlik MAP. The Quadriplegia Index of Function (QIF): sensitivity and reliability demonstrated in a study of thirty quadriplegic patients. Paraplegia 1986;24:38–44

18. Ottenbacher KJ, Hsu Y, Granger CV, Fiedler RC. The reliability of the functional independence measure: a quantitative review. Arch Phys Med Rehabil 1996; 77:1226–1232

19. Catz A, Itzkovich M, Tesio L, et al. A multicenter international study on the Spinal Cord Independence Measure, version III: Rasch psychometric validation. Spinal Cord 2007;45:275–291

20. Lam T, Noonan VK, Eng JJ; SCIRE Research Team. A systematic review of functional ambulation outcome measures in spinal cord injury. Spinal Cord 2008; 46:246–254

21. van Hedel HJ, Wirz M, Dietz V. Assessing walking ability in subjects with spinal cord injury: validity and reliability of 3 walking tests. Arch Phys Med Rehabil 2005;86:190–196

22. Ditunno JF Jr, Ditunno PL, Scivoletto G, et al. The Walking Index for Spinal Cord Injury (WISCI/WISCI II): nature, metric properties, use and misuse. Spinal Cord 2013;51:346–355

23. Field-Fote EC, Fluet GG, Schafer SD, et al. The Spinal Cord Injury Functional Ambulation Inventory (SCIFAI). J Rehabil Med 2001;33:177–181

24. Musselman K, Brunton K, Lam T, Yang J. Spinal cord injury functional ambulation profile: a new measure of walking ability. Neurorehabil Neural Repair 2011; 25:285–293

25. Wirz M, Müller R, Bastiaenen C. Falls in persons with spinal cord injury: validity and reliability of the Berg Balance Scale. Neurorehabil Neural Repair 2009

26. Mulcahey MJ, Hutchinson D, Kozin S. Assessment of upper limb in tetraplegia: considerations in evaluation and outcomes research. J Rehabil Res Dev 2007; 44:91–102

27. Marino RJ, Kern SB, Leiby B, Schmidt-Read M, Mulcahey MJ. Reliability and validity of the Capabilities of Upper Extremity Test (CUE-T) in subjects with chronic spinal cord injury. J Spinal Cord Med 2015; 38:498–504

28. Wuolle KS, Van Doren CL, Thrope GB, Keith MW, Peckham PH. Development of a quantitative hand grasp and release test for patients with tetraplegia using a hand neuroprosthesis. J Hand Surg Am 1994; 19:209–218

29. Post MW, Van Lieshout G, Seelen HA, Snoek GJ, Ijzerman MJ, Pons C. Measurement properties of the short version of the Van Lieshout test for arm/hand function of persons with tetraplegia after spinal cord injury. Spinal Cord 2006;44:763–771

30. Kalsi-Ryan S, Curt A, Verrier MC, Fehlings MG. Development of the Graded Redefined Assessment of Strength, Sensibility and Prehension (GRASSP): reviewing measurement specific to the upper limb in tetraplegia. J Neurosurg Spine 2012;17(1, Suppl): 65–76

31. Bryce TN, Biering-Sørensen F, Finnerup NB, et al. International spinal cord injury pain classification: part I. Background and description. March 6-7, 2009. Spinal Cord

2012;50:413–417

32. Bryce TN, Richards JS, Bombardier CH, et al. Screening for neuropathic pain after spinal cord injury with the spinal cord injury pain instrument (SCIPI): a preliminary validation study. Spinal Cord 2014;52: 407–412

33. Widerström-Noga E, Biering-Sørensen F, Bryce T, et al. The international spinal cord injury pain basic data set. Spinal Cord 2008;46:818–823

34. Williams R, Murray A. Prevalence of depression after spinal cord injury: a meta-analysis. Arch Phys Med Rehabil 2015;96:133–140

35. Williams RT, Heinemann AW, Bode RK, Wilson CS, Fann JR, Tate DG. Improving measurement properties of the Patient Health Questionnaire-9 with rating scale analysis. Rehabil Psychol 2009;54:198–203

36. Wilson JR, Hashimoto RE, Dettori JR, Fehlings MG. Spinal cord injury and quality of life: a systematic review of outcome measures. Evid Based Spine Care J 2011;2:37–44

37. Post MW, Van Dijk AJ, Van Asbeck FW, Schrijvers AJ. Life satisfaction of persons with spinal cord injury compared to a population group. Scand J Rehabil Med 1998;30:23–30

38. Demers L, Weiss-Lambrou R, Ska B. Development of the Quebec User Evaluation of Satisfaction with Assistive Technology (QUEST). Assist Technol 1996; 8:3–13

39. Scherer MJ, Cushman LA. Measuring subjective quality of life following spinal cord injury: a validation study of the assistive technology device predisposition assessment. Disabil Rehabil 2001;23:387–393

40. Benz EN, Hornby TG, Bode RK, Scheidt RA, Schmit BD. A physiologically based clinical measure for spastic reflexes in spinal cord injury. Arch Phys Med Rehabil 2005;86:52–59

41. Hsieh JT, Wolfe DL, Miller WC, Curt A; SCIRE Research Team. Spasticity outcome measures in spinal cord injury: psychometric properties and clinical utility. Spinal Cord 2008;46:86–95

42. Craven BC, Morris AR. Modified Ashworth scale reliability for measurement of lower extremity spasticity among patients with SCI. Spinal Cord 2010;48: 207–213

43. Biering-Sørensen F, Nielsen JB, Klinge K. Spasticity-assessment: a review. Spinal Cord 2006;44:708–722

44. Biering-Sørensen F, Charlifue S, DeVivo M, et al. International Spinal Cord Injury Data Sets. Spinal Cord 2006;44:530–534

45. Scivoletto G, Farchi S, Laurenza L, Molinari M. Traumatic and non-traumatic spinal cord lesions: an Italian comparison of neurological and functional outcomes. Spinal Cord 2011;49:391–396

46. Burns AS, Delparte JJ, Patrick M, Marino RJ, Ditunno JF. The reproducibility and convergent validity of the walking index for spinal cord injury (WISCI) in chronic spinal cord injury. Neurorehabil Neural Repair 2011;25:149–157

3

血清和脑脊液生物标志物预测脊髓损伤后功能恢复

原著　Seth S. Tigchelaar, Brian K. Kwon
翻译　关　健　苏　珂

■ 概述

　　在过去的 40 年，医疗、手术、康复护理的改善，延长了脊髓损伤患者的寿命，提高了脊髓损伤患者的生活质量。许多治疗干预在动物脊髓损伤模型有良好的效果，其中的一些已经进行临床试验。不幸的是在大规模的临床试验中，没有一个成功证明有神经学恢复作用。急性脊髓损伤患者的治疗方案有限，不仅迫切需要研究新的治疗干预方式，还需要可靠的评估治疗方式的临床指标。

　　脊髓损伤治疗的临床试验的一个主要障碍是我们进行依赖于主观的神经功能评估。根据 ISNCSCI 标准，评估受伤的患者需要包括上肢和下肢肌力、肛门收缩、针刺和轻触觉、肛周感觉和深部肛管压力。ISNCSCI 检查是非常好的，可以规范化评估患者的神经功能。然而，经验丰富的临床医生认识到，急性脊髓损伤患者往往是不可能以非常准确的方式进行评估的，特别是在有多发伤或脑外伤或麻醉镇静药作用下。Lee 及其团队[1] 报道回顾了 4 年中住进温哥华卑诗省总医院的超过 400 名急性脊髓损伤患者，至少 30% 的患者由于合并伤和并发症导致不可能获得有效的 INSCSCI 检查，从而无法进行急性期临床试验。这将无法准确确定功能性基线损伤严重程度，极大限制了此类研究中"可招募"患者的数量，并且是执行急性脊髓损伤临床试验的主要障碍。

　　进行临床试验的另一个挑战是，即使 ISNCSCI 检查可以进行，并且获得了"基线"的 AIS 等级，急性脊髓损伤患者在随后的自发神经恢复中的差异相当大[2]。这就需要纳入大量的患者，才有足够的统计学意义检测到一个中等强度的（但有意义的）神经功能改善。ASI 分级预测的不准确性导致调查人员需要花费很多年来纳入大量的患者以达到足够的统计意义。比如 Sygen 药物的临床研究（一种 GM-1 神经节苷脂），其中 760 例 3 期随机临床试验需要 28 个创伤机构大约 5 年的时间来完成患者纳入[2]。

■ 生物标志物对脊髓损伤的意义

生物标志物定义为"一个可以客观测量的，能够评估正常的生物过程、致病过程、药物反应的指标"[3]。生物标志物在脊髓损伤中可能有多种用途。首先，生物标志物可以客观反映脊髓损伤的严重程度。生物标志物可以补充或在理论上甚至可以替代对急性脊髓损伤患者的 ISNCSCI 评估。其次，生物标志物可以更准确地预测神经系统的自发的恢复，也就是有更好的预测预后的能力，这将减少临床试验所需的患者数量。客观测量的生物标志物甚至可能替代功能评分量表，虽然神经保护治疗的最终目标是促进功能恢复。由于自发恢复的高度可变性，在一个 2 期临床研究中几乎不可能确定治疗措施对功能产生影响的真实性。如果有一些客观的指标能够预测特定的剂量和给药时间在脊髓损伤中的预期反应，那么对关于是否继续进行大规模 3 期临床试验的决策将提供极大便利。生物标志物提供了一个衡量治疗反应的方式，在药物的进一步临床评价中极有价值，可以帮助确定重要参数，如剂量、治疗时间窗和监测计划。此外，生物标志物可用于新疗法的临床前研究和随后的临床评价。

要研究代表脊髓急性损伤的生物标志物，最理想的是获得受伤脊髓组织样本进行分析，但在人类患者这是不可能的。然而可获取最接近受伤脊髓组织的脑脊液（CSF）。受损脊髓释放的蛋白质、代谢产物和遗传信息释放到环境中，CSF 是包围脊髓的最近的"环境"，正是这个过程，使在脑脊液中的神经化学物质成为生物标志物研究的焦点[2]。

已经有很多研究评估了脊髓损伤后生物学反应与脑脊液中神经化学标记物之间的关系。在急性挫伤性脊髓损伤动物模型中，Wang 等证实，脊髓组织和脑脊液中白细胞介素 –1（IL–1β）的浓度在第一个 72 小时内呈平行增加。正如参考文献 2 所示，脊髓和周围 CSF 之间的关系相当明确，而 IL–1β 的全身（血清）浓度与脊髓损伤的浓度无对应关系。

不幸的是，与创伤性脑损伤相比，关于创伤性脊髓损伤 CSF 生物标志物的研究很少。这是因为在颅脑损伤患者获得 CSF 相对容易，例如通过颅内压监测提取脑脊液。在创伤性脊髓损伤患者中这种监测是可能的，但不是常规，使其在单一或多个时间点获取脑脊液标本更具挑战性[4]。有几种脑脊液生物标志物有评估急性创伤性脊髓损伤的潜在能力。本章重点介绍急性脊髓损伤后 CSF 和血液中的标记物，并提供了相应研究的总结（表 3.1）。

脑脊液和血清中脊髓损伤的结构生物标志物

反映神经组织损伤的结构蛋白是脊髓损伤严重程度的标志物。脊髓损伤会引起脊髓实质的急性破坏，导致神经组织蛋白进入脑脊液。虽然结构蛋白在创伤性脑损伤和中风中已被广泛研究，但只有极少数的结构蛋白被作为急性脊髓损伤的生物标志物来进行研究。

胶质纤维酸性蛋白

胶质纤维酸性蛋白（GFAP）是一种中间丝（IF）蛋白，其在星形胶质细胞

表 3.1 描述脊髓损伤潜在生物标志物的研究综述

生物标志物	描述	人类脊髓损伤的生物标志物	动物脊髓损伤模型中的生物标志物	创伤性脑损伤中生物标志物的证据
Alpha-spectrin 蛋白降解产物	由钙蛋白酶介导的亚膜细胞骨架蛋白降解产生,即 SPECT	创伤性脊髓损伤患者脑脊和血清中的含量增高[5]	在啮齿动物模型中 SBDP120 在脊髓组织中的含量 6 小时后增加,脑脊液中 4 小时后增加[5]	CSF 中含量:死亡患者中的含量明显高于存活的患者(Yokobori 等[5])
GFAP	中间丝蛋白,在星形胶质细胞和神经胶质细胞中表达	脊髓损伤患者血清的含量与对照组相比增加[6] 急性脊髓损伤患者脑脊液中的含量和严重程度相关[8] 急性脊髓损伤患者脑脊液中的含量和严重程度相关[9]		中、重度脑外伤患者外周血中的含量升高,与不良预后相关[7]
MAP-2	树突特异蛋白,对微管稳定性和神经可塑性很重要		在啮齿类动物的脊髓损伤模型中,损伤部位 MAP-2 快速流失(Yokobori 等[5])	
NfH	重链多肽神经丝,形成轴突细胞骨架的主要成分	脊髓损伤患者血清水平与对照组相比增加[6] 急性脊髓损伤患者脑脊液中的含量和严重程度相关[8]	爆炸性脑损伤后猪脑脊液中 CSF 含量增加[11]	
NfL	轻链多肽神经丝,形成轴突细胞骨架的主要成分	急性脊髓损伤患者脑脊液中的含量和严重程度相关[12]		
NfM	中链多肽神经丝,形成轴突细胞骨架的主要成分		NFM 在脊髓损伤动物模型中,受伤后 6 和 24 小时的含量增加(Yokobori 等[5])	创伤性脑损伤大鼠血清中的含量和严重程度相关(Yokobori 等[5])
NSE	糖酵解烯醇化酶的同工酶,定位于神经元的细胞质,通常仅在细胞损伤后升高	脊髓损伤患者血清的含量与对照组相比增加[6]	猪脊髓损伤后脑脊液和血清中含量增高(Yokobori 等[5])	

27

（续表）

生物标志物	描述	人类脊髓损伤的生物标志物	动物脊髓损伤模型中的生物标志物	创伤性脑损伤中生物标志物的证据
S100β	钙结合蛋白，存在于星形胶质细胞和施万细胞	急性脊髓损伤患者脑脊液中的含量和严重程度相关[8]；急性脊髓损伤患者脑脊液中的含量和严重程度相关[8]；急性脊髓损伤患者脑脊液中的含量和严重程度相关[9]	脊髓损伤动物模型血清和脑脊液中的含量和严重程度相关[5]；猪钝挫伤模型，脊髓损伤后脑脊液和血清水平增高（Yokobori 等）[5]；在脊髓损伤动物模型，血清和脑脊液水平在受伤后 6 小时内增加（Yokobori 等）[5]	预后不良患者脑脊液水平升高，与颅内压增高相关[13]
Tau	微管结合蛋白，高度浓缩在轴突微管；损伤后激活的钙蛋白酶解聚释放	急性脊髓损伤患者脑脊液中的含量和严重程度相关[8]；急性脊髓损伤患者脑脊液中的含量和严重程度相关[9]	大鼠脊髓损伤模型中，脑脊液中的水平和损伤严重程度相关[14]	脑积水患者脑脊液中 Tau 蛋白水平升高[15]
UCH-L1	神经元细胞中含量高，参与泛素化和蛋白质代谢	创伤性脊髓损伤患者脑脊液和血清水平升高[5]	在脊髓损伤动物模型，损伤后 4 小时脑脊液中含量上升[5]	重度脑外伤患者血清和脑脊液中含量增加，死亡率比存活者的含量显著持久地升高[5]
IL	参与炎症过程的一组细胞因子	急性脊髓损伤患者脑脊液 IL-6 和 IL-8 的表达与损伤严重程度相关[9]；完全性脊髓损伤患者脑脊液 IL-6 和 IL-8 的含量增加（Kwon 等）[2]	大鼠脊髓损伤模型中 IL-1β 和 IL-6 的表达升高（Kwon 等）[2]	重型质脑损伤后脑脊液和外周血 IL-6 和 IL-8 的含量增加[16]

（续表）

生物标志物	描述	人类脊髓损伤的生物标志物	动物脊髓损伤模型中的生物标志物	创伤性脑损伤中生物标志物的证据
MCP-1	促炎趋化因子，参与 I 型单核细胞的募集，是导致单核细胞信号通路的最强激活剂	急性脊髓损伤患者脑脊液中的含量和损伤严重程度相关 [9]	脊髓损伤动物脊髓中的表达水平与损伤严重程度以及神经病理性疼痛相关（Kwon 等 [2]）	中重度脑外伤患者外周血 MCP-1 水平升高与不良结局相关 [7]
MicroRNA	小的非编码 RNA，在转录水平的翻译后基因表达的负调节因子		啮齿类动物脊髓损伤后脊髓组织中 300 种 miRNA 的含量发生改变 [17]	52 例严重脑外伤患者血清中 miRNA 的含量改变，8 个 miRNA 仅在脑创伤后表达 [18]
TNF	促炎细胞因子，主要由小胶质细胞表达，在细胞分化和凋亡中起重要作用	在急性脊髓损伤患者脑脊液中 TNF-R1 早期升高 [2]	啮齿类动物模型，脊髓损伤后脊髓组织的含量增加（Kwon 等 [2]）	脑损伤患者脑脊液中 24 小时内含量增加 [13]

缩写：CSF, 脑脊液; GFAP, 胶质纤维酸性蛋白; IL, 白细胞介素; MAP-2, 微管相关蛋白 -2; MCP-1, 单核细胞趋化因子 -1; NfH, 神经丝蛋白重链; NfL, 神经丝蛋白轻链; NfM, 神经丝蛋白中链; NSE, 神经元特异性烯醇化酶; SBDP, 血影蛋白分解产物; TBI, 创伤性脑损伤; TNF, 肿瘤坏死因子; UCH-L1, 泛素羧基末端水解酶 L1

骨架中表达。它被发现只存在于中枢神经系统（CNS），并释放受伤的神经胶质细胞。有证据表明，它可能是各种类型的脑损伤、神经退行性疾病、中风、严重创伤性脑损伤的一个有用的标记[5]。

Kwon 等[9]针对创伤性脊髓损伤进行了一项研究，收集了 27 例完全性或不完全性脊髓损伤患者（AIS A、B 或 C 级）的脑脊液标本[9]，鞘内留置导管引流脑脊液标本，收集超过 72 小时。Kwon 等在伤后 24 小时发现脑脊液 GFAP 水平取决于损伤的严重程度，在 A、B 和 C 组差异显著。Pouw 等[8]研究了 16 例创伤性脊髓损伤在受伤后 24 小时内的 GFAP含量，经 6 个月随访的 A 级患者的脑脊液中 GFAP 的浓度比为 B 级的高 9.6 倍。Ahadi 等[6]研究了 35 例脊髓损伤患者血清 GFAP 水平。与对照组相比，患者伤后的 24、48、72 小时 GFAP 的浓度增加，而且在伤后 24 小时，AIS A 或 B 级患者的 GFAP 水平显著高于 AIS C 或 D 级患者，死亡患者的 GFAP 水平均显著高于存活患者。

除了创伤性脊髓损伤，GFAP 已被用于评估缺血性脊髓损伤和创伤性脑损伤。Yokobori 等[5]在 39 例择期行胸腹主动脉瘤（TAAA）的手术中，发现脊髓缺血患者的 GFAP 浓度较高（571 倍），并得出结论，GFAP 是一个用于确定主动脉瘤手术患者术后迟发性截瘫风险非常有前途的标记物。在许多不同的急性神经系统损伤的条件下，在人类和动物的研究中，GFAP 是一个很有前途的评估损伤严重程度的生物标志物。

微管相关蛋白 -2

微管相关蛋白 -2（MAP-2）主要在神经系统中表达，是大脑中最丰富的蛋白质之一[5]。微管的稳定性决定神经的可塑性，是潜在的有用的标记。MAP-2 在人体的应用尚未被报道，然而，Yokobori 等[5]在大鼠脊髓损伤模型中，对 MAP-2 丢失的程度和时间进行评估，发现在脊髓损伤后 6 小时，损伤部位 MAP-2 快速损失。Papa 等[10]发现，重度脑外伤患者脑脊液中 MAP-2 显著增加。在这项研究中的 152 例重型颅脑损伤患者，死亡患者的脑脊液中 MAP-2 水平均高于存活患者。因此，MAP-2 有可能作为急性创伤性脊髓损伤的生物标志物。

神经丝蛋白

神经丝蛋白（Nf）是神经元胞体、树突和轴突的一种主要细胞骨架成分。Nf 由轻链（NfL）、中链（NfM）、重链（NfH）和 α-internexin 多肽组成。NfM 和 NfH 的结构包括不同长度的侧链，组织损伤后，这些结构域发生降解，导致神经丝蛋白变形，轴突运输功能受损并发生断裂[5]。

作为创伤性脊髓损伤的生物标志物，神经丝蛋白在脑脊液和血清的表达已经得到了一定的研究。Pouw 等[8]研究了创伤性脊髓损伤患者脑脊液中的 NfH 浓度，发现运动功能完全丧失与运动不完全损伤的患者相比，NfH 水平较高。此外，他们发现，AIS B 级和 AIS C 级患者之间的 NfH 水平存在显著差异。Ahadi 等[6]研究了脊髓损伤患者的血清磷酸化

NfH（p-NfH），脊髓损伤患者与对照组患者在受伤后 24 小时和 48 小时后相比，血清 p-NfH 浓度较高，且 AIS 为 A、B 或 C 级的患者，与那些被归类为 AIS D 级的患者相比，血清 p-NfH 浓度较高。Kuhle 等[12] 测定了急性脊髓损伤患者的血清 NfL 浓度，他们选取完全瘫痪或脊髓中央综合征（CCS）的患者。完整和不完整的脊髓损伤患者和 CCS 患者与健康对照组相比血清 NfL 水平较高。此外随着时间的推移，完全性损伤患者的 NfL 水平始终高于正常对照组。2003 年，Guez 等评估了 6 例脊髓损伤患者脑脊液中的 NfL 浓度，NfL 浓度与瘫痪严重程度相关（由 Yokobori 等[5] 回顾）。2012 年，Hayakawa 等报道了 14 例急性颈脊髓损伤，在伤后 12 小时血清 NfH 水平升高，并在伤后 21 天持续升高（由 Yokobori 等[5] 回顾）。在这项研究中，NfH 水平在运动功能完整丧失的患者与运动不完全丧失的患者相比，差异有统计学意义。

神经丝蛋白作为神经创伤动物模型的潜在生物标志物已经得到研究。脊髓损伤动物模型的实验表明，Nf 在 6 小时和 24 小时后的损伤脊髓组织中水平上调（由 Yokobori 等[5] 回顾）。在脊髓损伤动物模型，第一个血清峰值在伤后 16 小时，第二个峰值通常在伤后 3 天，第 7 天恢复到基线水平（由 Yokobori 等[5] 回顾）。

最后，神经丝蛋白作为脑创伤的生物标志物已经得到研究。最近，在用猪研究爆炸引起的创伤性脑损伤模型中，伤后 6 小时脑脊液 Nf 浓度显著增加。在小鼠动物模型中，Nf 的水平和损伤严重程度相关，在 24 至 48 小时后达到高峰水平（由 Yokobori 等[5] 回顾）。

神经元特异性烯醇化酶

神经元特异性烯醇化酶（NSE）是糖酵解酶烯醇酶的 5 种同工酶之一。它定位于神经元的细胞质，不从完整的神经元分泌到它的环境中。神经元细胞结构损伤导致 NSE 进入胞外、脑脊液和血中[5]。

神经元特异性烯醇化酶已被作为人类和动物系统中的创伤性和缺血性脊髓损伤的生物标志物。Pouw 等[8] 测量了 16 例创伤性脊髓损伤患者的脑脊液 NSE 浓度。NSE 浓度与损伤严重程度（运动完全与运动不全）显著相关。Ahadi 等[6] 在 35 例脊髓损伤患者中研究了血清 NSE 水平。受伤 24 和 48 小时后，患者血清中 NSE 浓度显著高于对照组。

Yokobori 等[5] 回顾了一些研究：在猪脊髓损伤模型中，脑脊液 NSE 水平在损伤后 3 小时达到血清 NSE 水平的 3 倍。与对照组动物相比，血清 NSE 在伤后 6 小时明显升高。在另一项研究中，脑脊液和血清 NSE 水平，在伤后 2 小时明显升高，在伤后 6 小时达到峰值水平，并与损伤严重程度相关。有趣的是，血清和脑脊液的 NSE 浓度是非常相似的。

S100β

S100 蛋白是一类钙结合蛋白，有助于调节细胞内钙水平。S100 蛋白存在于星形胶质细胞和施万细胞，以及脂肪细胞、软骨细胞、黑素细胞。

所有的生化指标中，S100β 作为人类和动物系统创伤性和缺血性脊髓损伤的一种潜在生物标志物已经进行了大量研究。Kwon 等[9] 测定急性脊髓损伤患者脑脊液中的 S100β，发现 24 小时后浓度和损伤严重程度相关。在一项单独的研究中，16 例患者为运动功能完损伤（AIS A、B）或运动不完全损伤（AIS C、D），完全损伤患者的脑脊液 S100β 浓度显著升高[8]。

Yokobori 等[5] 回顾了 2 项研究：在啮齿类动物的压缩脊髓损伤模型中，血清 S100β 水平迅速增加，伤后 72 小时内已经达到对照组的近 5 倍浓度。Zhang 等的研究表明，在猪的钝挫伤脊髓损伤模型中，脑脊液 S100β 的浓度高于血清 S100β 浓度 10 倍。

除了创伤性脊髓损伤，S100β 已用于评估脑外伤和脑缺血所致的损伤。在重型颅脑损伤患者，S100β 脑脊液水平升高与颅内压增高和预后不良相关。winnerkvist 等[13] 评估 39 患者 TAAA 手术脑脊液 S100β 浓度，发现 5 例缺血性脑损伤患者的 S100β 浓度升高（由 yokobori 等[5] 回顾）。

血影蛋白分解产物

血影蛋白分解产物（SBDP）是膜下细胞骨架蛋白，经过蛋白酶介导的降解所产生。血影蛋白分解产物多次被作为各种脑疾病，包括那些由外伤引起的疾病的生物标志物。

最近，Yokobori 等[5] 报道，脑积水或未破裂动脉瘤患者与对照组比较，脑脊液 SBDP 水平升高。在啮齿类动物脊髓损伤模型中，Yokobori 等报道在损伤后 6 小时 SBDP120 在脊髓组织中含量增加，并在伤后 4 小时内，SBDP150 在脑脊液中含量增加。Yokobori 等回顾了其他 2 个研究：在另一项动物科学研究中，

Schumacher 等报道在脊髓组织中，早在损伤后 15 分钟内 SBDP 的水平就开始增加，在伤后 2 小时内达到高峰。在人类脑损伤的患者中，连续 7 天每 6 小时收集脑脊液样本，测量 SBDP 水平；脑外伤患者与对照组相比，在每一个时间点 SBDP 浓度都更高，且与不良预后相关。

Tau 蛋白

Tau 蛋白是神经元内高度富集的细胞内蛋白。它是一种可溶性微管结合蛋白，组装成稳定的轴突微管束。损伤后，激活钙蛋白酶解聚微管。过度磷酸化的 Tau 蛋白聚集形成丝状体，称为神经原纤维缠结，是一个明显的轴突损伤的迹象[5]。Tau 蛋白从损坏的微管释放到脑脊液中，并进入循环系统。

脑脊液中的 Tau 蛋白被评价为创伤性和缺血性脊髓损伤的生物标志物。在 Kwon 等[9] 进行的创伤性脊髓损伤研究中，损伤后 24 小时脑脊液中 Tau 蛋白的浓度取决于损伤严重程度。事实上，在 Pouw 等[9] 最近的研究，Tau 的含量在伤后 24 小时上升，在一个 AIS A 级患者 6 个月的随访时仍然高出正常水平 2.5 倍，该患者神经功能由 AIS A 提升至 B。在狗的创伤性脊髓损伤模型中，下肢瘫痪狗的脑脊液 Tau 蛋白水平显著高于健康狗，功能恢复也需要更多的时间。

Tau 蛋白也被研究作为创伤性脑损伤的生物标志物。脑脊液中 Tau 蛋白是患者的轴索损伤高度敏感的指标，脑弥漫性轴索损伤其水平在 1 小时后可以增加 500~1 000 倍，在伤后 24 小时达到 40 000 倍，恢复正常的过程需要数天[15]。

总之，在人类和动物创伤性脊髓损

伤、缺血性脊髓损伤、创伤性脑损伤中，脑脊液中 Tau 蛋白具有作为生物标志物的潜力。

UCH-L1

泛素羧基末端水解酶 -L1（UCH-L1）在神经元胞体中是非常丰富的，参与蛋白代谢的泛素化过程[5]。

利用脊髓损伤大鼠模型，Yokobori 等[5]测定出早在伤后 4 小时脑脊液中 UCH-L1 增加。此外，在一个人类创伤性脊髓损伤患者中，Yokobori 等测定脑脊液和血清中 UCH-L1 水平，在 2 天后脑脊液中的浓度达到血中的 50 倍。目前，这些初步的研究是 UCH-L1 可能作为急性脊髓损伤的生物标志物唯一的现有研究。

Mondello 等研究了 95 例患者的脑脊液和血清的 UCH-L1 的 7 天内时间分布（由 Yokobori 等[5]回顾）。他们发现重型颅脑损伤患者脑脊液中 UCH-L1 升高，达到血清的 30 倍。脑脊液和血清的 UCH-L1 浓度可以区分重度创伤性脑损伤的幸存者和死亡者，死亡者含量高，持续时间长。

CSF 和血清中 SCI 的神经炎症标志物

炎症在继发性损伤的病理生理过程中发挥核心作用，急性脊髓损伤后，炎症介质如白细胞介素等细胞因子可能是有用的生物标志物。细胞因子调节免疫细胞激活和募集，在损伤的部位表达上调，激活招募白细胞、内皮细胞和一些神经元。

白细胞介素

白细胞介素是一类细胞因子，参与炎症反应，可以是促炎或抗炎，或者二者兼而有之，这取决于表达的时间模式。Kwon 等[9]发现完全或不完全脊髓损伤患者脑脊液中 IL-6 和 IL-8 的表达和损伤严重程度相关。在 7 例急性脊髓损伤患者中，脑脊液中 IL-6 和 IL-8 的浓度增加（由 Kwon 等[2]回顾）。

在对鼠脊髓损伤的挫伤模型研究后，Yang 等报道了剧烈而不是轻微挫伤后脊髓组织中炎性分子的浓度，IL-1β、IL-6 和 TNF-α mRNA 和蛋白都有了明显提升（由 Kwon 等[2]回顾）。

除了创伤性脊髓损伤，非创伤性脊髓损伤与炎症性标志物的研究也在进行中。在患有横贯性脊髓炎患者的脑脊液中，Kaplin 等证明与对照组相比，患者脑脊液中 IL-6 浓度增高 262 倍（由 Kwon 等[2]回顾）。他们也发现了 IL-6 的浓度与瘫痪的临床严重度有关联性。在接受 TAAA 手术的患者中，Kunihara 等发现出现缺血损伤的患者脑脊液中 IL-8 的浓度激增（由 Kwon 等[2]回顾）。在严重脑外伤患者中，脑脊液 IL-1β 的水平明显升高，Kushi 等[13]发现严重头部创伤患者的脑脊液及血液中 IL-6 和 IL-8 浓度有所提升。

单核细胞趋化蛋白 -1

单细胞趋化蛋白 -1（MCP-1），也被称为趋化因子（C-C motif）配体 2（CCL2），是一种促炎症反应的细胞因子，在脑损伤中与不良预后相关。过表达 MCP-1 增加了脑梗死体积并加剧了二次炎症损伤，缺乏 MCP-1 基因的小鼠突变体显示出炎症浸润和梗死面积的减少[5]。

Kwon 等[19]发现，人类脊髓损伤患者脑脊髓液中 MCP-1 浓度有一个显著提升，上调与损伤程度呈正相关[9]。在另一项研究的 7 例患者中，可以观察到完全性脊髓损伤患者的脑脊液中 MCP-1 浓度增加（由 Kwon 等[2]回顾）。

在啮齿类动物 SCI 模型中，它们的脊髓分别受到 100、150 和 200 达因的撞击力，在 150 和 200 达因撞击力伤害作用下 MCP-1 有一个明显提升。MCP-1 的水平与随后的神经性疼痛相关。

除了脊髓损伤外，中、重度 TBI 患者入院时及入院后 12 小时，不良神经预后患者及死亡患者的血中 MCP-1 水平均升高[7]。

肿瘤坏死因子

肿瘤坏死因子（TNF）是一种促炎细胞因子，主要由小胶质细胞表达，在控制细胞增殖、分化与凋亡中起着重要作用。TNF 在神经损伤后招募巨噬细胞并调节细胞黏附分子的表达，这对于白细胞向损伤部位募集是必需的。

尽管可能在继发性损伤中发挥重要作用，但尚未报道 TNF 在创伤性脊髓损伤患者脑脊液或血清中可能作为生物标志物。Yang 等报道受到重度而不是中度脊髓损伤时，TNF mRNA 和蛋白水平升高。

在人类创伤性脑损伤中，脑脊液及血清中 TNF 水平增加。Hayakata 等[13]检查了 23 例受到严重创伤性脑损伤患者的脑脊液，发现在伤后 24 小时脑脊液中 TNF 含量增加。脑脊液中 TNF 的浓度比血清中高 10 倍，随着时间并没有显著变化。

其他潜在的候选生物标记

Micro RNA

Micro RNA（miRNA）是小的非编码 RNA，是转录后水平上基因表达的负调控因子。微阵列分析显示，成年大鼠脊髓损伤后，超过 300 个 miRNA 的表达发生改变[17]。这些研究预示着某些 miRNA（miR-181a、miR-411、miR-99a、miR-34a、miR-30c、miR-384-5p 及 miR-30b-5p）靶向细胞间黏附因子（ICAM-1）、IL-1β、TNF-α 等炎症介质的 mRNA。

Redell 等[18]研究了脑外伤患者血浆 miRNA 的变化。检测健康人血清中的 108 个 miRNA，52 个在受到严重的创伤性脑损伤后发生了改变。另外由 8 个 miRNA 只能在受到创伤性脑损伤刺激后的患者中检测到。需要进一步的工作确定这些 miRNA 能否作为脊髓损伤的效用生物标志物。

用生物标志物进行损伤严重程度分级和功能恢复预测

当前，生物标志物的结果仍然依赖 ISNCSCI 评估结果的证实；然而，可以想象经过一段时间后生物标志物本身可以提供那些不能接受查体患者的神经损伤程度的准确信息。受到脊髓损伤后神经损害的基线是公认的神经恢复的一个重要指标。因此，可以预期与受伤严重程度相关的生物标志物也将能够预测神经功能恢复。急性脊髓损伤患者的脑脊液中，与损伤严重程度相关的包括 IL-6、IL-8、MCP-1、Tau 蛋白、GFAP 和 S100β，Kwon 等[9]预测在伤后 24

小时内各个时间点，利用这些标志物的基线可以辅助 AIS 等级的评估。此外，这些生物标志物在颈椎脊髓损伤中的预测功能比 AIS 等级略好。

Kuhle 等[12]通过 3 个月、6 个月和 12 个月的运动感觉评分，调查血清 NfL 水平来预测神经功能预后。损伤后 7 天内，预后差的患者 NfL 水平更高，24 小时后 NfL 的相关性越来越强。

生物标志物可以用于监测治疗和干预的效果。例如 Kwon 等[9]通过测量脑脊液 NfH 浓度来监测米诺环素治疗。早期（1~3 天）NfH 浓度明显降低，提示对继发性损伤机制产生了生物学效应。在脊髓损伤动物模型中，发现 NfH、IL-1β、MMP-9 和 NOx 在米诺环素治疗后减少，在理论上，这种生物标志物可以在急性脊髓损伤患者脑脊液或血清中监测来预测米诺环素的生物学效应[2]。

最后，尽管脑脊液生物标志物更接近脊髓损伤的部位，但血源性生物标志物也非常重要。当然，血清标志物的干扰信号较多。有研究报道了特定的生物标志物，脑脊液中的浓度明显高于血清（表 3.2）。在脑外伤中研究了几种血液生物标志物，然而由于外部组织中也存在 S100β，所以特异性不高。此外，全身炎症标志物涉及大量生理过程，因此很难单独与创伤性脑损伤联系起来。在未来，多个生物标志物综合评估脊髓损伤可能是有效的，因为评价多个生物标志物可以提高诊断和预后的准确性。

■ 未来的发展方向

急性脊髓损伤临床试验的挑战在于，

ISNCSCI 查体所得到的基线值成为评估治疗方法的瓶颈。正是在这种情况下，损伤的严重程度和神经功能恢复的生物标志物可以发挥重要作用。

目前可用的生物标志物的诊断能力不能超过最初的神经功能评估，神经功能查体仍然作为金标准。然而，生物标志物可能区分损伤的严重程度，并作为脊髓损伤的新疗法的生物效应指标。未来的研究是必要的，以确定结构和炎症的生物标志物是否可以被用来作为诊断标志物，尤其是当不能得到有效基线神经系统评估时。

■ 小结

对血清和脑脊液中的生物标志物进行研究可以提示损伤的生物学机制，监测损伤严重程度，并有可能预测脊髓损伤患者的功能恢复。目前，医生依靠人工神经功能评估，根据 ISNCSCI 来确定患者的损伤程度。然而，急性脊髓损伤和脑外伤的患者往往无法配合或者不能够准确评估。每个急性脊髓损伤的患者，在随后的自发神经功能恢复仍有相当大的变化。无法准确地评估急性损伤的严重程度，使得临床试验必须招募大量的患者进行试验。一个能够客观测量损伤程度的生物标志物可能会增加符合临床试验条件的"可招募"患者的数量，降低任何一个试验所需的患者数。目前，在开发诊断中枢神经系统疾病的潜在标志物方面已经做出很大的努力。对临床评估和预后进行预测时，胶质纤维酸性蛋白（GFAP）、微管相关蛋白 -2（MAP-2）、神经丝蛋白、神经元特

表 3.2 对脑脊液和血清生物标志物含量的研究

研究	对象	生物标志物	脑脊液最高浓度	血清最高浓度	评论
Yokobori 等的综述[5]	啮齿类动物模型，3 度创伤性脊髓损伤	NSE	25.9 ± 3.5 ng/mL	22.9 ± 4.7 ng/mL	最高浓度均在受伤后 6 小时。浓度和损伤程度成相关
Yokobori 等的综述[5]	啮齿类动物模型，3 度创伤性脊髓损伤	S100β	0.84 ± 0.07 ng/mL	0.91 ± 0.12 ng/mL	最高浓度均在受伤后 6 小时。浓度和损伤程度成相关
Hayakata 等的综述[13]	人类创伤性脑损伤	IL-1β	9.9 ± 1.7 pg/mL	约 1.0 pg/mL	最高浓度均在受伤后 12 小时。血清中浓度比脑脊液低 10 倍
Yokobori 等的综述[5]	人类创伤性脊髓损伤	UCH-L1	约 10.0 ng/mL	约 0.20 ng/mL	和正常对照相比，血清和脑脊液浓度均在受伤后 2 小时有所增加
Yokobori 等的综述[5]	人类创伤性脊髓损伤	SBDP150	约 50.0 ng/mL	约 5.0 ng/mL	和正常对照相比，血清和脑脊液浓度均在受伤后 2 小时有所增加
Yokobori 等的综述[5]	高速车祸脊髓损伤	NSE	12.514 ng/mL ± 3.096 ng/mL	4.394 ng/mL ± 0.476 ng/mL	受伤后 3 小时显著增加，脑脊液含量比血清中高 3 倍
Yokobori 等的综述[5]	高速车祸脊髓损伤	S100β	2.585 ng/L ± 1.003 ng/mL	0.596 ng/L ± 0.096 ng/mL	受伤后 3 小时显著增加，脑脊液含量比血清中高 4.5 倍

异性烯醇化酶，S100β、泛素羧基末端水解酶（UCH-L1），以及炎症标志物 IL-6、IL-8、IL-1β、单核细胞趋化蛋白-1（MCP-1）、肿瘤坏死因子具有一定的评估损伤程度的作用。

要点

- 虽然 AIS 神经功能基线评分可用来评估损伤脊髓损伤，但其预测结果的能力是有限的，特别是在基于损伤后早期的评估。
- 由于脑脊液（CSF）接近受伤的脊髓组织，可以提示发生在脊髓的病理生理反应。
- 大量神经化学标志物已被确定与损伤的严重程度相关，包括炎性细胞因子和蛋白，如 Tau 蛋白、NSE、GFAP 和 S100β。
- 在颈脊髓损伤中使用生物标志物比 AIS 分类预测运动功能的恢复程度更好（Kwon[9]）。

难点

- 虽然脑脊液生物标志物可以提供损伤生物学程度的客观评价，但还没有得到验证；在这个阶段，其肯定不能替代全面的临床查体。
- AIS 评分系统功能可能存在"天花板效应"。从概念上讲，如果脊髓受伤到一定程度，产生一个完全的 AIS A 级损伤，更严重的损伤将可能使生物性损伤的程度明显加重，但仍然会导致相同的 AIS 损伤分级。
- 作为生物标志物的表达呈时间依赖性，从伤后不同时间点比较脑脊液样品可以观察到显著的变化（Pouw 等[8]）。
- 虽然血源性损伤生物标志物非常实用，但由于血源性中枢神经系统的特异性不足，必须多加注意。综合标记的方法可以提高诊断和预后的准确性。
- 生物标志物开发所涉及的实际实施步骤需要对基础设施进行改造，以便存储样本（通常是专用的生物数据库）和高通量样本分析技术，以及仔细分析不同方法、中心和实验室之间的差异。

■ 参考文献

5篇"必读"文献

1. Lee RS, Noonan VK, Batke J, et al. Feasibility of patient recruitment into clinical trials of experimental treatments for acute spinal cord injury. J Clin Neurosci 2012;19:1338–1343
2. Kwon BK, Casha S, Hurlbert RJ, Yong VW. Inflammatory and structural biomarkers in acute traumatic spinal cord injury. Clin Chem Lab Med 2011;49:425– 433
3. Biomarkers Definitions Working Group. Biomarkers and surrogate endpoints: preferred definitions and conceptual framework. Clin Pharmacol Ther 2001; 69:89–95
4. Kwon BK, Curt A, Belanger LM, et al. Intrathecal pressure monitoring and cerebrospinal fluid drainage in acute spinal cord injury: a prospective randomized trial. J Neurosurg Spine 2009;10:181–193
5. Yokobori S, Zhang Z, Moghieb A, et al. Acute diagnostic biomarkers for spinal cord injury: review of the literature and preliminary research report. World Neurosurg 2015;83:867–878

6. Ahadi R, Khodagholi F, Daneshi A, Vafaei A, Mafi AA, Jorjani M. Diagnostic value of serum levels of GFAP, pNF-H, and NSE compared with clinical findings in severity assessment of human traumatic spinal cord injury. Spine 2015;40:E823–E830

7. Di Battista AP, Buonora JE, Rhind SG, et al. Blood biomarkers in moderate-to-severe traumatic brain injury: potential utility of a multi-marker approach in characterizing outcome. Front Neurol 2015;6:110

8. Pouw MH, Kwon BK, Verbeek MM, et al. Structural biomarkers in the cerebrospinal fluid within 24 h after a traumatic spinal cord injury: a descriptive analysis of 16 subjects. Spinal Cord 2014;52:428– 433

9. Kwon BK, Stammers AM, Belanger LM, et al. Cerebrospinal fluid inflammatory cytokines and biomarkers of injury severity in acute human spinal cord injury. J Neurotrauma 2010;27:669– 682

10. Papa L, Robertson CS, Wang KK, et al. Biomarkers improve clinical outcome predictors of mortality following non-penetrating severe traumatic brain injury. Neurocrit Care 2015;22:52–64

11. Ahmed F, Gyorgy A, Kamnaksh A, et al. Time-dependent changes of protein biomarker levels in the cerebrospinal fluid after blast traumatic brain injury. Electrophoresis 2012;33:3705– 3711

12. Kuhle J, Gaiottino J, Leppert D, et al. Serum neurofilament light chain is a biomarker of human spinal cord injury severity and outcome. J Neurol Neurosurg Psychiatry 2015;86:273– 279

13. Hayakata T, Shiozaki T, Tasaki O, et al. Changes in CSF S100B and cytokine concentrations in early-phase severe traumatic brain injury. Shock 2004;22:102–107

14. Roerig A, Carlson R, Tipold A, Stein VM. Cerebrospinal fluid tau protein as a biomarker for severity of spinal cord injury in dogs with intervertebral disc herniation. Vet J 2013;197:253–258

15. Cengiz P, Zemlan F, Ellenbogen R, Hawkins D, Zimmerman JJ. Cerebrospinal fluid cleaved-tau protein and 9-hydroxyoctadecadienoic acid concentrations in pediatric patients with hydrocephalus. Pediatr Crit Care Med 2008;9:524–529

16. Kushi H, Saito T, Makino K, Hayashi N. IL-8 is a key mediator of neuroinflammation in severe traumatic brain injuries. Acta Neurochir Suppl (Wien) 2003; 86:347–350

17. Liu NK, Wang XF, Lu QB, Xu XM. Altered microRNA expression following traumatic spinal cord injury. Exp Neurol 2009;219:424– 429

18. Redell JB, Moore AN, Ward NH III, Hergenroeder GW, Dash PK. Human traumatic brain injury alters plasma microRNA levels. J Neurotrauma 2010;27:2147–2156

4

脊髓损伤的磁共振成像：现状与未来

原著　Allan R. Martin, Julien Cohen-Adad, Michael G. Fehlings
翻译　苏　珂

■ 概述

　　磁共振成像（MRI）在 20 世纪 80
年代中期首次亮相，并迅速改变了脊髓
成像，提供脊髓和软组织结构的前所未
有的细节，如椎间盘、韧带和椎旁组织。
MRI 各序列，如自旋回波、梯度回波以
及反转恢复，经过 30 多年的发展逐渐成
熟，并取得了可靠的、高分辨率的成像，
对大多数影响脊髓的疾病，包括创伤性
脊髓损伤，建立了以 MRI 检查为金标准
的成像方式。

　　然而 MRI 在急性创伤中的应用也有
限制，主要是由于扫描时间过长、维持
危重患者通气和血流动力学稳定的挑战
以及对于携带铁制植入物的患者无法进
行扫描。这些问题限制了 MRI 在脊髓损
伤后的应用，而选择 CT 作为初次检查[1]。
在多数情况下，神经功能缺损已经确定
符合脊髓损伤，MRI 可以显示脊髓损伤
的水平，并提供有关脊髓压迫以及韧带
和软组织结构缺损程度的信息。虽然学
术上有一些争论认为手术前 MRI 的风险
可能得不偿失，但大多数脊柱外科医生
认为这些信息对手术的决策是必不可少
的。

　　一些报道还表明，MRI 通过识别如
出血和水肿与组织损伤的数量特征，对
急性脊髓损伤的预后提供更多的信息，
并最终优于临床检查和功能。然而，传
统的 MRI 序列提供的脊髓组织的宏观视
图，信号的变化往往不符合微观结构水
平具体的病理过程，限制了其预测预后
的能力。几种新的脊髓 MRI 技术正在兴
起，通过提供量化指标显示脊髓的结构
和功能性特征，似乎有填补这一空缺的
能力[2]。这些强有力的新的磁共振成像
技术在早期的临床研究中显示出巨大的
潜力，但它能否在临床上被有效应用仍
然有待观察。现在，利用常规 MRI 技术
提供高分辨率的解剖成像仍然是急性脊
髓损伤的影像学方法的选择。

■ 传统磁共振成像在急性脊髓
损伤中的应用

磁共振在创伤治疗中的作用

　　急性创伤患者的有效处置是一项复
杂的任务，需要一个组织严密的团队，
在稳定患者的同时，还要识别和优先考
虑所有严重的和潜在危及生命的损伤。

应根据应用和发展了几十年的损伤治疗指南来处置患者，区分出需要立即手术干预的患者和病情足够稳定来进行影像学检查以明确其他系统损伤的患者。影像检查的选择涉及成像速度和质量之间的权衡，可能包括 X 线、CT 和 MRI 扫描。旧的损伤治疗指南严重依赖于 X 线，但现代版本建议只进行胸部 X 线检查，随后行完整的头颅到尾骨的 CT 成像（头部、颈椎/胸椎/腰椎、胸部、腹部和骨盆）。通过前后位、侧位和张口位颈椎 X 线片，可以快速识别绝大多数颈椎骨折，但因为它会漏诊 6% 的颈椎骨折而逐渐被 CT 代替[3]。CT 是一种高效的全身扫描方式，只需几分钟时间，并已成为损伤治疗的基石。CT 能显示绝大多数的脊柱损伤，识别 99% 以上的骨折，并在多数情况下能显示韧带损伤的迹象。CT 在一定程度上可以提供椎前或椎旁肿胀的成像，并在一定小范围内显示椎管内脊髓受压。然而对危重损伤患者行 CT，需要在搬动患者时，保证其血流动力学稳定，建立便携式监测设备，并在检测台上保持平躺。所有这些举措都会给患者带来风险，其中包括搬动严重韧带损伤患者时的医源性脊髓损伤风险。因此，为了降低风险，小心地搬运和血流动力学支持是很有必要的。

磁共振成像能与 CT 互补地提供额外信息，并可能对脊髓损伤患者的初期临床治疗产生深远影响。这包括立即决定何时进行（或不进行）手术、采取哪种方式（前还是后入路）、有多少层次需要减压以及需要什么样的重建。MRI 能清楚地显示脊髓和周围的脑脊液（CSF），并可显示骨折造成脊髓受压的程度、脱位、椎间盘突出、髓内挫伤及硬膜外血肿，这些有可能促使医生更紧急地进行减压。MRI 在某些确定的序列显示高信号也可以诊断韧带损伤，这在许多情况下，表明机械不稳定需要通过外科手术稳定（前入路、后入路或二者均有），以及外部支具支撑。磁共振血管造影通过注射含钆造影剂可以帮助确定椎动脉损伤。最后 MRI 还有助于去除脊柱保护装置，因此它可以排除大多数脊髓损伤，从而去掉硬的颈托使患者尽早解放。每一个 MRI 可能影响决策的具体范围的详细讨论见下文。

不幸的是，脊柱 MRI 相比 CT 通常需要更长的扫描时间（标准颈椎损伤扫描需要 30 分钟），在某些急性创伤患者可能无法接受这样急剧的时间增加。上述所有对危重患者行 CT 检查时的风险，在行 MRI 检查时因为耗时增加其风险都更大。如果患者伴随头部或胸部损伤，仰卧的这段时间会显著增加颅内高压或通气问题的风险。更重要的是 MRI 涉及一个强大的磁场，需要专门的设备，这就意味着要把便携式监护仪换成 MRI 兼容的监测设备。磁场对有手术植入物（起搏器、动脉瘤夹）或金属碎片（弹片或眼内金属碎片）的患者有巨大风险，而如果患者或者家属无法提供可靠信息，就无法排除这些风险。

对于急性损伤患者，需要有经验的脊柱外科医生和重症监护小组共同决定进行 MRI 扫描以及解释后果。必须要牢记的是，影像学检查只能作为辅助，永远不能替代临床病史采集和体格检查。

理想情况下，脊柱外科医生应当参与创伤患者初步评估来明确受伤机制，并进行详细的体格检查，包括评估神经功能缺失和脊髓损伤的迹象。一旦患者完全苏醒和稳定，应当进行基于国际脊髓损伤标准（ISNCSCI）的神经系统查体。运动检查可显示低于特定脊柱水平的迟缓性麻痹，而这正是脊髓损伤时引起脊髓休克的征象。应当将患者小心地翻滚以去掉担架，它能迅速造成失神经皮肤的压疮，还应该从 C1 平面至骶部仔细视触诊脊柱，从而发现能预示骨折或韧带损伤的青紫、压痛、凹陷及间隙异常。肛门检查、巴宾斯基反射、感觉（在皮肤和黏膜交界处的轻触觉、深压觉和针刺感）以及自主收缩是评估的重要元素。临床病史有助于判断脊柱损伤的可能性，并指导对合适的节段行 CT 扫描。脊柱外科医生评估后决定是否做 MRI，并指定疑似损伤层面和特定序列的扫描从而减短扫描时间。

脊柱创伤的特异性 MRI 分析

有几种类型的 MRI 序列已被证明其在创伤性脊柱损伤的评估中有作用（表4.1）。

T2 加权像

Bozzo 等[1]在一篇 MRI 在急性脊髓损伤中应用的系统综述中发现，所有研究中都用到了矢状面 T2 加权像。这种技术能有效对比脊髓和脑脊液，除了显示脊髓水肿和髓内出血，还是识别脊髓压迫原因和平面的最好方法。T2 加权像通

表 4.1　常规和新的脊髓 MRI 序列

MRI 序列	可看到的结构	是否推荐
T2W 矢状位	脊髓压迫、髓内 / 硬膜外出血、水肿	推荐
T2W 轴位	外侧脊髓 / 神经根压迫、出血、水肿	推荐
T1W 矢状位、轴位	韧带、出血、囊肿	可选
STIR 矢状位、轴位	韧带、骨折	推荐
GRE 矢状位、轴位	微小出血	可选
MRA	椎动脉损伤	基于丹佛标准
DTI	白质（轴突完整，髓鞘化）	研究性
MT	白质（髓鞘化）	研究性
MRS	特定分子（N–2 酰天冬氨酸、肌酸、肌醇、胆碱、乳酸）	研究性
MWF	白质（髓鞘化）	研究性
fMRI	灰质和神经功能	研究性

缩写：DTI，弥散成像；fMRI，功能磁共振；GRE，梯度回波；MRA，磁共振血管成像；MRS，磁共振波谱分析；MT，磁化转移；MWF，髓鞘水成像；STIR，短时间反转恢复序列；T1W，T1 加权像；T2W，T2 加权像

过长重复时间和长回波时间获得，而且往往表现在脊柱的基础快速自旋回波脉冲序列。矢状位 T2 像在小数量定向切片上显示脊髓长信号，因此可以用较短的时间扫描。轴位 T2 像也是一个有用的技术，因为它可以更好地确定侧椎间盘突出和可视化的非对称压缩、水肿或出血。轴位和矢状位 T2 像还可以看到受伤后高信号的小囊腔，这在腰部的轴位上特别敏感。然而轴位扫描脊髓需要更多的层面，因此扫描时间更长，但可以通过 3D 采集或者限制范围在特定损伤区域来缩短时间。

T1 加权像

T1 加权像通过短重复时间和短回波时间获得，在损伤治疗方案中也常被使用[1]。虽然其已经很大程度上被更敏感的短时间反转恢复序列取代，但在观察脊柱韧带时仍很有用。T1 和 T2 加权像通过信号强度结合互补，可以辨别积液是囊肿、血肿还是脂肪。

短时间反转恢复序列（STIR）

STIR 通过匹配反转 T1 像脂肪的参数来实现脂肪抑制，但抑制是非特异性的并能导致其他组织短 T1 信号丢失。薄的脊柱韧带因包裹在脂肪中，在 T1 和 T2 像都呈高信号，最适合用脂肪抑制。STIR 对韧带损伤更敏感，显示高信号，但要记住这种技术有局限性，与术中所见对比，其更容易高估损伤程度[1]。

梯度回波与磁敏感加权成像

梯度回波（被称为经典的梯度回波，GRE）和磁敏感加权成像（SWI）是识别出血的高灵敏度技术，因为铁以血红蛋白（急性出血）或含铁血黄素（慢性出血）的形式存在，表现为信号丢失。GRE 或 SWI 在鉴别脊髓少量出血时很有用，这已被建议用于预测目的，但还没有文献报道该结果。

脊髓压迫评估

在创伤性脊髓损伤中，脊髓组织的损伤在最初的事件中可能会也可能不会导致持续的脊髓压迫。如果脊髓损伤后没有脊髓压迫，手术减压的紧迫性就大大降低了。然而有几个原因经常会使脊髓持续压迫，这会促使医生更紧急的行手术减压或闭合复位。在爆裂骨折中，骨碎片移位到椎管，减少了脊髓和神经根的空间。在单侧或双侧跳跃性 / 连续性骨折脱位时，椎管受到下位椎体椎板的挤压。更重要的是，在这种情况下，许多外科医生宁可在闭合复位前先做 MRI 排除椎间盘突出症，以确保不会导致脊髓压迫加剧。36% 的脊髓损伤会出现椎间盘突出或椎间盘破坏，可能造成相应脊髓或相邻部位的脊髓压迫[4]。发现大的椎间盘突出也会促使医生早期行减压手术，例如前入路或后入路椎间盘切除融合术。髓内挫伤、硬膜外血肿、脊髓肿胀都会减少脊髓在椎管内的活动空间，导致受压缺血。在脊髓受压的情况下，"时间就是生命"的概念与在缺血性脑卒中的概念一样，迫切需要实施溶栓治疗和恢复血流灌注，从而改善预后。

有 2 项研究试图直接解决急性脊髓损伤的这个问题。1999 年，Selden 等发现前瞻性纳入的 55 例患者中有 27 例（49%）出现脊髓持续压迫，致使决定急诊外科手术[5]。在 Selden 等研究的基础上，Papadopoulos 等研究了直接行急诊减压术和立即做 MRI 扫描患者的预后，发现 66 例做 MRI 检查的患者比 25 例因为禁忌证、需要急诊手术或医生选择未行 MRI 检查的患者预后好[6]。治疗组中，66 例中的 33 例（50%）按照 Frankel 分级神经功能有改善，而 25 例未做 MRI 检查的患者中只有 6 例(24%)改善。并且，50 例做 MRI 检查的运动神经完全损伤的患者中有 8 例（16%）恢复到可独立下地活动，而对照组 20 例中没有一例可以自主下地。然而，这些令人惊讶的结果受到一些潜在偏见来源的质疑，因为没有随机分组，并且每组接受的治疗也不同，还有部分原因是由医生自由衡量。这些结果表明，立即行 MRI 检查可能对明确脊髓持续受压致缺血很有帮助，支持了一种目前很多外科医生在临床实践中的做法。

韧带损伤的诊断

MRI 诊断韧带损伤的敏感性很高：棘上韧带（SSL）89%、棘间韧带（ISL）36%~100%、黄韧带（LF）67%、后纵韧带（PLL）43%~93%、椎间盘 93%、纵向前交叉韧带（ALL）46%~71%[1]。脊椎韧带损伤几乎很少独立发生，MRI 能有效地定位和明确哪个韧带受损，这可能会影响重建手术方案。

但是 MRI 会高估韧带损伤的程度，例如一个轻微的韧带扭伤，产生水肿但结构完整性未严重破坏的情况下，STIR 和 T2W 像会显示高信号。这可能会导致过度的保守治疗，许多医生宁可用屈 / 伸

横向 X 线代替 MRI 来排除有临床意义的不确定性。

MRI 在颈椎清除中的作用

在没有神经功能缺损和正常颈椎 CT 扫描（或 X 线）的清醒外伤患者中，严重损伤的可能性是 <1%[1]。在这种情况下，如果患者没有疼痛、压痛，并运动范围正常，临床脊柱清除是合适的。如果临床脊柱清除失败，那么 X 线因在鉴别损伤方面具有优越的特异性，可能比 MRI 更有用，出于此目的 MRI 会导致更多的患者被排除颈椎损伤。然而，按照美国神经外科医师协会 / 神经外科医师大会（AANS/CNS）的现行指导方针，这类患者应该在 48 小时内进行磁共振检查，以排除颈椎损伤。此外，不明原因神经功能缺损的患者也应该进行磁共振检查，因为 CT 不足以评估持续存在的脊髓压迫，这便于及时手术减压以改善预后。

MRA 在椎动脉损伤中的作用

椎动脉损伤（VAI）是一种重要的临床实体，因动脉阻塞或血栓形成，可能导致脑缺血或脑栓塞（通常包括脑干区域）。在创伤磁共振仪中可以很容易地进行 MRA 的注射，以评估 VAI。与 CT 血管造影（CTA）相比，MRA 可能对 VAI 的敏感性和特异性略有改善，由于在横突孔和 C1 后弓中存在骨条纹伪影的问题，虽然使用现代 64 排 CT 没有直接的比较但仍存在一些问题。为排除 VAI 而进行影像学研究的决定应该基于改良的丹佛钝性脑血管损伤筛查标准，其中包括从 C1 到 C3 的经横突孔骨折，或者

有半脱位或旋转成分的损伤。当 VAI 被确认时，应强烈考虑使用抗血小板或抗凝药物，同时平衡与患者所受的各种损伤相关的出血风险。

MRI 在预测神经功能预后方面的价值

急性 SCI 对患者及其家属来说是一种毁灭性的疾病，而在最初的创伤之后，对于有意义的恢复，充满了巨大的不确定性。基线神经状态已经被确定为最终的神经功能预后的最重要的预后因素，但一些研究团体试图确定一个基线 MRI，以帮助改善预后预测，以确定少数比预期更好的患者的康复情况（表4.2）。

表 4.2　常规 MRI 和预后预测的研究

作者（年份）	研究设计、病例数量、损伤水平面	能预测预后的 MRI 结果	非特异性 MRI 结果	评论
Flanders 等（1996）[7]	回顾性队列研究，N=104，颈椎	髓内出血、水肿长度		
Flanders 等（1999）[8]	回顾性队列研究，N=49，颈椎	髓内出血、水肿长度、水肿界限		队列重叠（Flanders 等，1996）[7]
Selden 等（1999）[5]	回顾性队列研究，N=55，颈椎	髓内出血、血肿长度、水肿长度、轴外出血	肿胀长度、肿胀最大直径、骨或椎间盘压迫	
Shepard 和 Bracken（1999）[11]	回顾性队列研究，N=191，颈椎	水肿程度	出血、挫伤	
Boldin 等（2006）[9]	回顾性队列研究，N=29，颈椎	血肿长度		
Miyanji 等（2007）[10]	回顾性队列研究，N=100，颈椎	髓内出血、脊髓水肿	水肿、软组织损伤，椎管狭窄、椎间盘突出、MCC、MSCC、病变长度	
Aarabi 等（2011）[13]	回顾性队列研究，N=42，颈椎	病变长度、MCC、中矢状径	MSCC	仅包括已经有中央管综合征及先前存在的椎管狭窄
Wilson 等（2012）[12]	回顾性队列研究，N=376		水肿、出血	MRI 中，水肿评1分，出血评2分
Talbott 等（2015）[14]	回顾性队列研究，N=60，颈椎	通过损伤中心横断面 T2W 信号变化的程度		5分制，正常0分，严重为4分。短期随访（4~128天，平均23天）

　　为了达到预测的目的，大多数研究都集中在以下 MRI 特征上：髓内出血、水肿和脊髓肿胀的出现、出血长度的定量测量、水肿的长度、最大椎管压缩比（MCC）和最大脊髓压缩比（MSCC）（图4.1和4.2）。Flanders 等研究了颈椎病患者，发现骨髓腔内出血和水肿的长度预示着功能恢复能力较差[7]。同一组报道的结果与其他临床数据相似，证实了这些发现，并将水肿作为额外的预测因子[8]。Selden 等对颈椎损伤患者进行前瞻性研究，发现髓内血肿、血肿长度、水肿长度、

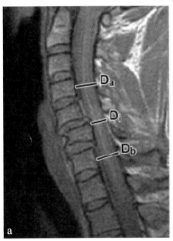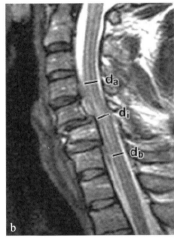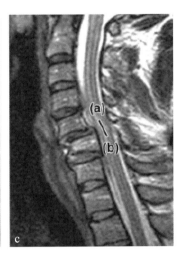

图 4.1　常规磁共振成像（MRI）扫描显示最大椎管压缩比（MCC）（a），最大的脊髓压缩比（MSCC）（b）和病变长度（LOL）的测量（c）。MCC 为 $2 \times D_i / (D_a + D_b)$，其中 D_i 是在压缩水平面的椎管直径，D_a 在压缩水平以上的正常椎管直径，D_b 是在压缩水平以下的正常椎管直径。MSCC 为 $2 \times di/(d_a + d_b)$，其中 d_i 是在压缩水平面的脊髓直径，d_a 是在压缩水平以上的正常脊髓直径，d_b 是在压缩水平以下的正常脊髓直径。病变长度是在矢状位图像上测量 a 到 b 的距离（改编自 Miyanji F, Furlan JC, Aarabi B, Arnold PM, Fehlings MG. Acute cervical traumatic spinal cord injury: MR imaging findings correlated with neurologic outcome–prospective study with 100 consecutive patients. Radiology 2007;243: 820–827.）

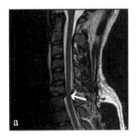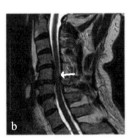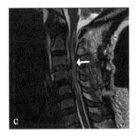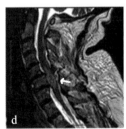

图 4.2　矢状 T2 加权磁共振成像中的 4 种髓内信号特征（白色箭头）。a. C6 爆裂骨折，C6 后与 C7 正常脊髓相比滑脱 4 mm。b. 单个高信号指示在严重狭窄（C5~C6）和 C5 骨折部位水肿。c. 从 C1 到 C5 的多水平高信号提示有与 C3~C4 椎间盘突出相关的水肿。d. C6 中心出血及周围水肿与双侧 C5 椎板及下关节面骨折有关，C5 相对 C6 前移（改编自 Bozzo A, Marcoux J, Radhakrishna M, Pelletier J, Goulet B. The role of magnetic resonance imaging in the management of acute spinal cord injury. J Neurotrauma 2011;28: 1401–1411.）

外周血肿压迫等都是重要的预后因素[5]。同样，Boldin 等发现，在颈脊髓损伤中，更小的出血长度（小于 4 mm）与更长的出血相比，预后更佳[9]。

Miyanji 等报道了 100 例颈脊髓损伤的资料，发现在控制基线神经系统状态后，出血和脊髓肿胀都是重要的独立预后因素[10]。相比之下，Shepard 和 Bracken 发现出血和损伤的严重程度并没有关系，也不能提供有用的预后信息[11]；他们分析了国家急性脊髓损伤研究（NASCIS 3）中颈椎和胸椎脊髓损伤患者的回顾性数据，患者在受伤后 72 小时内进行了磁共振检查。此外，Wilson 等报道，T2W 信号变化（水肿或出血）的存在并不是一个统计学意义上的独立预测因子，在 2 个临床预测模型，根据前瞻性注册表数据，376 例患者的功能预后没有统计学上显著的独立预测因子（分别为 $P=0.19$，$P=0.54$）[12]。

第一个模型使用线性回归预测功能独立测量（FIM）在 1 年的分数，包括基线神经系统状态、年龄和 MRI 信号特征（水肿 1 分或出血 2 分），并表现出较强的预测结果（$R^2=0.52$）。另一种逻辑模型也被创造出来，根据相同的自变量来预测 1 年的逻辑独立的概率。Aarabi 等特别关注与中枢神经系统综合征有关的不完全损伤患者，发现这些患者中没有任何患者在 MRI 上有过肉眼可见的出血[13]。在这组中，脊髓损伤的长度、MCC 和 MCC 水平脊髓中矢径都是独立的预测结果，而 MSCC 的测定则不是。最近，Talbott 等采用了一种新颖的方法，评估了脊髓穿过损伤中心的轴向截面的

脊髓损伤功能恢复的临床预测方程式

1 年后 FIM 运动评分 = 50.28–0.33（年龄）+ 9.17（AIS 评分）–4.83（MRI 信号）

1 年后自主生活可能 =exp［–2.93–0.03（年龄）+1.35（AMS 评分）+1.36（AIS 评分）–0.29（MRI signal）］除以 1+exp［2.93–0.03（年龄）+1.35（AMS 评分）+1.36（AIS 评分）–0.29（MRI signal）］

评分细则：

AMS：ASI A 运动得分 > 50=1；<50=0。

AIS 等级：AIS A=1；AIS B=2；AIS C=3；AIS D=4。

MRI 信号：无变化 =0；水肿 =1；出血 =2。

摘自 Wilson JR, Grossman RG, Frankowski RF, et al. A clinical prediction model for long-term functional outcome after traumatic spinal cord injury based on acute clinical and imaging factors. J Neurotrauma 2012;29:2263–2271.

T2 信号变化[14]。该方法使用四点标度，正常轴位图像为 0，有出血迹象的全脊髓水肿为 4（图 4.3），结果与 60 例颈椎损伤患者的出院 AIS 等级表现出很强的相关性（$R=-0.88$）（平均伤后 23 天）。然而，这些结果需要经过长期的数据跟踪和完整的分析，以计算这个评分系统的独立预测能力。

考虑到整体的证据，似乎水肿和出血的 MRI 特征在帮助预测结果的时候，可能有微弱的作用，可作为基线神经系统状态的主要预测因子。然而，需要进

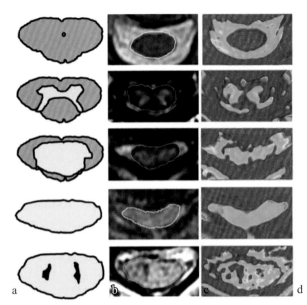

0 级：无异常信号

1 级：中央灰质 T2 高信号

2 级：灰质及白质 T2 高信号，但未及脊髓全部范围

3 级：T2 高信号波及脊髓全部范围

4 级：3 级表现加散乱的 T2 低信号，并伴巨大血肿

图 4.3　通过损伤中心的轴位 T2 加权图像描述预后等级，从 0（正常）到 4（最严重）。a. 每个评级级别的示意图。b. 具有代表性的轴位 T2 加权图像。c. 基于 T2 加权信号的三维彩色表面图。d. 每个评级级别的定义（改编自 Talbott JF, Whetstone WD, Readdy WJ, et al. The Brain and Spinal Injury Center score: a novel, simple, and reproducible method for assessing the severity of acute cervical spinal cord injury with axial T2-weighted MRI findings. J Neurosurg Spine 2015;23:495–504.）

一步研究来阐明这些预测量表的价值，因为目前的文献在方法论和结果方面包含了大量的异质性。在急性脊髓损伤中 MRI 的预后价值的混合结果突出表明传统的磁共振成像没有提供关于脊髓组织本身的健康和完整性的信息。MRI 的特征，如髓内出血和水肿，对白质（WM）、灰质（GM）和髓鞘损害较小。如果这些损伤的特征可以通过成像来精确地确定，MRI 可能会超过基线神经系统状态，成为最重要的预测结果。此外，信号强度的变化标记为"水肿"实际上是非特异性的，更准确地反映了与继发性损伤机制有关的多种病理生理过程。因此，基于常规 MRI 的特征，其在预后方面的价值是有限的，未来的研究不太可能集中

于出血、水肿和脊髓受压。需要更好的成像工具以更精确地反映脊髓内 WM 和 GM 的完整性。

■ 脊髓成像的未来

先进的磁共振成像技术

国际脊柱研究信托基金（ISRT）和"生命之翼"脊髓研究基金会（WfL），在脊髓成像社区举行的 2013 年国际领导人会议中，概述了 5 种先进的 MRI 技术，这些技术有可能通过阐明脊髓中的微结构和功能组织的细节来彻底改变这一范围（表 4.1 的最后 5 项）。该小组强调了以下技术，因为它们能够描述脊髓的微

结构特征：扩散张量成像（DTI），磁化传递（MT）、髓鞘水分数（MWF）和磁共振波谱（MRS）。DTI测量了水的方向扩散系数，以及它与轴向完整性相关的几个指标。MT是一个非共振饱和预脉冲，利用髓鞘等脂质大分子与附近水质子之间的关系，提供了一个髓鞘数量的代指标。这通常是用比例来表达，通常是在有和没有预脉冲之间（MTR），或者脊髓和脑脊液之间（MTCSF）。MWF更直接地测量了髓鞘的数量，基于T2弛豫，用一个多回声序列来估计每个隔间的T2参数（髓鞘、组织和CSF）。MRS可量化单个大体素内的特定分子的绝对或相对浓度，最常见的包括N-乙酰天冬氨酸（NAA）、肌醇（INS）、胆碱（Cho）、肌酸（Cre）、乳酸（Lac）。此外，专家小组强调脊髓的功能磁共振成像（fMRI），它可根据血氧水平依赖（BOLD）信号的变化来表征神经功能的变化，这种变化依靠神经血管耦合的概念，在此概念中神经系统功能的变化会产生相应的局部血流量的变化。功能性磁共振成像研究可以包括各种各样的设计，包括阻滞或事件相关设计中的运动任务或感官刺激，并能直观显示和提供反映脊髓神经元活动和连接性的间接测量。

所有这5个新兴的磁共振成像技术都非常适合定量分析，这使它们有别于常规MRI，并提供了开发与神经功能损害相关的定量MRI生物标志物的机会，并能反映脊髓组织中特定的异常过程。此外，定量生物标记物可以作为临床试验的替代指标，这可以提供短期的结束

点并减少与新药开发相关的时间和成本。这些技术也可以鉴别损伤后早期可逆的和不可逆的损伤（脱髓鞘、轴突损失、灰质丢失），从而提供更准确的预后，以帮助指导治疗策略和集中康复资源。

不幸的是，这些先进的MRI技术在脊髓成像上的应用远没有那么简单。这些技术最初是在脑成像中得到开发和验证的，但是脊髓是一个更具有挑战性的结构。事实上，脊椎是磁共振成像中最恶劣的成像环境之一，因为骨骼、椎间盘和脑脊液之间的磁场不均匀，而且在心脏和呼吸周期中脊髓有相对较大的运动。使用这些方法的高质量的脊髓成像直到最近才得以实现，通常需要专业的采集序列、复杂的匀场、自定义接收线圈、长获取时间，以及大量的后期处理以校正运动、混叠和其他工件。

目前的证据

到目前为止，只有少量的研究在脊髓损伤的背景下使用了这些新技术，而且没有人报道在纵向研究设计（表4.3）中对神经系统或功能结果的预测。在2004年，Stroman等[15]证明了在27个慢性脊髓损伤患者的损伤水平之下的腰骶脊髓的功能性磁共振成像的可行性，发现与健康受试者相比，对热刺激反应的脊髓激活集中在同侧的外侧背角。Cadotte等[16]在颈椎研究中采用了类似的方法，发现18例脊髓损伤的受试者在受刺激的程度上增加了活跃的体素数量，而这个数字与异常的皮肤组织的感觉损伤程度有关。

表 4.3　最新的 MRI 技术

作者（年份）	MRI 技术	研究人数	部位	MRI 数据采集详情
Stroman 等（2004）[15]	fMRI	实验组（N=27）对照组（N=15）	腰椎	·单次 FSE，PD- 加权，SEEP 对比 ·FOV=120×120 mm²；矩阵 =128×128；分辨率 =0.9×0.9×? mm³；TR/TE=8 250/34 ·时间分辨率 =8.25 s/volume ·下肢温度刺激（10℃，32℃）
Shanmuganathan 等（2008）[18]	DTI	实验组（N=20）对照组（N=8）	颈椎	·单次 EPI，部分傅立叶法，GRAPPA 平行向量 =2 ·6 方向，b=1 000 秒 mm² ·FOV=200×200 mm²；矩阵 =128×128；分辨率 =1.6×1.6×3 mm³；TR/TE=8 000/76
Cheran 等（2011）[17]	DTI	实验组（N=25）对照组（N=11）	颈椎	同上
Cohen–Adad 等（2011）[20]	DTI, MT	实验组（N=14）对照组（N=14）	颈椎	DTI： ·单次 EPI，GRAPPA 平行向量 =2 ·64 方向，b=1 000 秒 mm² ·FOV=128×128 mm²；矩阵 =128×128；分辨率 =1×1×5 mm³；TR/TE=1 心率 /76 ·重复 ×4 次（平均水平） MT： ·3D 梯度回声 ±MT 波前（gaussian 形态，1.2 kHz 抵消，10 ms 持续时间） ·FOV=230×230 mm²；矩阵 =256×256；分辨率 =0.9×0.9×2 mm³；TR/TE = 28/3.2
Kamble 等（2011）[21]	DTI	实验组（N=18）对照组（N=11）	颈椎或腰椎	·EPI ·25 方向，b=1 000 秒 mm² ·FOV=260×260 mm²；矩阵 =128×128；分辨率 =2×2×5 mm³；TR/TE=8 500/98
Cadotte 等（2012）[16]	fMRI	实验组（N=18）对照组（N=20）	颈椎	·单次 FSE，部分傅立叶法（HASTE），多向回波，PD- 加权，SEEP 对比 ·FOV=280×210 mm²；矩阵 =192×144；分辨率 =1.5×1.5×2 mm³；TR/TE = 9 000/38 ·时间分辨率 = 9 s/volume ·温度刺激（44℃），颈椎损伤上部和下部的左右侧皮区

（续表）

作者（年份）	MRI 技术	研究人数	部位	MRI 数据采集详情
Peterson 等（2012）[23]	DTI	实验组（N=19）对照组（N=28）	C3~C4, T5, T12	·FOV 降低，单次 EPI，部分傅立叶法，NEX = 12 ·NR 方向，b = 750 秒 mm² ·FOV = 120 × 30 mm²；矩阵 =176×44；分辨率 =0.7×0.7×5 mm³；TR/TE = 4 000/49；获得时间 = 3 个部位需 30 m
Koskinen 等（2013）[22]	DTI	实验组（N=28）对照组（N=40）	颈椎	·EPI，NEX = 4 ·20 方向，b = 1 000 秒 mm² ·FOV=152×152 mm²；矩阵 =128×128；分辨率 =1.2×1.2×4 mm³；TR/TE = 4 000/103
Vedantam 等（2015）[19]	DTI	实验组（N=12）对照组（N=12）	颈椎	·NR 脉冲序列 ·15 或 25 方向，b = 500 或 600 秒 mm² ·FOV = 190 × 190 mm²；矩阵 =128×128；分辨率 =1.5×1.5×? mm³；TR/TE = 5 000/98

与此相反，其他几组则采用 DTI 来对急性脊髓损伤[17~19]和慢性脊髓损伤[20-23]人群中的 WM 的完整性进行图像处理。Shanmuganathan 等[18]发现在 20 例急性期脊髓损伤中，平均扩散率（MD）和主要特征向量均在损伤部位和伤前减小。Cheran 等[17]在 25 例患者中证实了这些发现，显示 MD、部分各向异性（FA）和轴向扩散（AD）均减小。该研究还发现，在非出血性亚群中，DTI 指标与基线 AIS 运动评分之间存在很强的相关性，这表明 DTI 能够准确地评估组织损伤程度。最近，Vedantam 等[19]研究了 12 例脊髓损伤患者，发现与健康对照组比较，C1~C2 延髓损伤部位的 FA 显著降低。这些作者还提取了侧皮质脊髓束的 FA 值（LCST），发现与 AIS（r=0.71）和上肢运动评分有中到强相关性（r=0.67）。在脊髓损伤患者中（N=18），Kamble 等[21]也发现，

与健康对照组相比，在病灶上方和下方的 FA 总量有减少。在 19 例脊髓损伤患者中，Petersen 等[23]证实了损伤部位下方（尾端）的 FA 值减少，并发现全脊髓 FA 和 AIS（r=0.64）之间的相关性，以及背侧柱（DC）和胫神经躯体感觉诱发电位（SSEP）之间的相关性（r=0.46）。Koskinen 等[22]在 28 例脊髓损伤患者中发现，损伤水平以上（头端）的 FA 值减少，同时 MD 和径向扩散率（RD）增加。这个组还发现病灶处的 FA 和 MD 发生了显著变化，在病灶处的 FA 值与 AIS 运动评分有密切联系（r=0.67）。Cohena-Adad 等[20]利用 MT 与 DTI 技术联合研究了 14 例脊髓损伤患者，发现与健康受试者相比，FA 和 AD 有显著减少，RD 增加。具体的指标也与整个 AIS 运动和感觉分数相关，尽管在 LCST 和 DC 中的这些变化与相应的运动和感觉分值相关，但这

些变化有较差的特异性。

未来的发展方向

展望未来，需要进行纵向研究，将这些强有力的新技术应用于脊髓损伤，以确定它们是否能提供有用的预后信息。不幸的是，实施这样的研究是困难和昂贵的，因为在脊髓损伤的急性期需要强有力的技术专家和耐心的招募患者，这仍然是极具挑战性的。此外，随着新发现和改进的产生，这些获取技术还在不断发展，这就产生了一个问题，即在纵向研究完成时，特定的成像协议可能会被淘汰。然而，对脊髓损伤患者的诊断和预后改善的潜在好处是深远的，为研究人员提供了强大的动力来承担这些先进技术进行临床转化的挑战。

小结

磁共振成像是脊髓成像的强大工具，它可以提供重要信息，可以影响急性脊髓损伤的治疗决策和预后。如果通过 MRI 发现持续的脊髓压迫，则应立即手术减压来改善预后。在 MRI 中可以检测到韧带损伤，这可能影响进行手术重建方式的决定。此外，MRA 还可以识别 VAI，它通常会决定是否行抗血小板或抗凝剂治疗。基线磁共振成像也能提供可以改善预后的信息，如内髓腔出血的存在和长度、水肿的存在和长度、脊髓肿胀和脊髓受压程度。不幸的是，所有这些 MRI 特征似乎只提供微弱的预后因素，并且应该与基线神经系统状态查体结果结合使用。在一个严重的创伤患者中获得 MRI 是有很大风险的，脊柱外科医生

和重症监护小组必须仔细权衡潜在的好处。未来的研究需要澄清常规磁共振成像的最佳作用，以便及时做出决定，更好地定义常规和高级 MRI 技术的价值。几个新兴的脊髓成像技术有可能极大地扩展我们量化损伤的能力，这对临床完成测试和对影响脊髓的所有疾病的研究具有重要意义。

要点
- MRI 可识别可能影响即时决策的重要特征，如：
  - 持续压迫脊髓
  - 韧带损伤力学不稳定
  - 提示椎动脉损伤
- 常规 MRI 可识别有助于改善预后的定性和定量特征，主要包括以下几个方面：
  - 髓内出血的情况
  - 脊髓水肿的情况
  - 脊髓压迫的程度
- 先进的 MRI 成像技术，包括 DTI、MT、fMRI、DTI、MRS 和 MWF，有量化脊髓内微观结构和功能变化的潜力，并可能预测神经功能预后。

难点
- 未能仔细权衡危重创伤患者进行 MRI 检查的收益和风险。
- 依赖 MRI 手术决策而没有考虑临床信息，如损伤机制及体格检查。
- MRI 特征的预测不包括基线神经状态。
- 早期采用先进的磁共振成像技术（如 DTI）正在临床转化研究中。

■ 参考文献

5 篇 "必读" 文献

1. Bozzo A, Marcoux J, Radhakrishna M, Pelletier J, Goulet B. The role of magnetic resonance imaging in the management of acute spinal cord injury. J Neurotrauma 2011;28:1401–1411

2. Stroman PW, Wheeler-Kingshott C, Bacon M, et al. The current state-of-the-art of spinal cord imaging: methods. Neuroimage 2014;84:1070–1081

3. Ryken TC, Hadley MN, Walters BC, et al. Radiographic assessment. Neurosurgery 2013; 72:54–72

4. Gelb DE, Aarabi B, Dhall SS. Treatment of subaxial cervical spinal injuries. Neurosurgery 2013;72:187–194

5. Selden NR, Quint DJ, Patel N, d'Arcy HS, Papadopoulos SM. Emergency magnetic resonance imaging of cervical spinal cord injuries: clinical correlation and prognosis. Neurosurgery 1999;44:785–792, discussion 792–793

6. Papadopoulos SM, Selden NR, Quint DJ, Patel N, Gillespie B, Grube S. Immediate spinal cord decompression for cervical spinal cord injury: feasibility and outcome. J Trauma 2002;52:323–332

7. Flanders AE, Spettell CM, Tartaglino LM, Friedman DP, Herbison GJ. Forecasting motor recovery after cervical spinal cord injury: value of MR imaging. Radiology 1996;201:649–655

8. Flanders AE, Spettell CM, Friedman DP, Marino RJ, Herbison GJ. The relationship between the functional abilities of patients with cervical spinal cord injury and the severity of damage revealed by MR imaging. AJNR Am J Neuroradiol 1999;20:926–934

9. Boldin C, Raith J, Fankhauser F, Haunschmid C, Schwantzer G, Schweighofer F. Predicting neurologic recovery in cervical spinal cord injury with postoperative MR imaging. Spine 2006;31:554–559

10. Miyanji F, Furlan JC, Aarabi B, Arnold PM, Fehlings MG. Acute cervical traumatic spinal cord injury: MR imaging findings correlated with neurologic outcome— prospective study with 100 consecutive patients. Radiology 2007;243:820–827

11. Shepard MJ, Bracken MB. Magnetic resonance imaging and neurological recovery in acute spinal cord injury: observations from the National Acute Spinal Cord Injury Study 3. Spinal Cord 1999;37:833–837

12. Wilson JR, Grossman RG, Frankowski RF, et al. A clinical prediction model for long-term functional outcome after traumatic spinal cord injury based on acute clinical and imaging factors. J Neurotrauma 2012;29:2263–2271

13. Aarabi B, Alexander M, Mirvis SE, et al. Predictors of outcome in acute traumatic central cord syndrome due to spinal stenosis. J Neurosurg Spine 2011;14: 122–130

14. Talbott JF, Whetstone WD, Readdy WJ, et al. The Brain and Spinal Injury Center score: a novel, simple, and reproducible method for assessing the severity of acute cervical spinal cord injury with axial T2-weighted MRI findings. J Neurosurg Spine 2015; 23:495–504

15. Stroman PW, Kornelsen J, Bergman A, et al. Noninvasive assessment of the injured human spinal cord by means of functional magnetic resonance imaging. Spinal Cord 2004;42:59–66

16. Cadotte DW, Bosma R, Mikulis D, et al. Plasticity of the injured human spinal cord: insights revealed by spinal cord functional MRI. PLoS ONE 2012;7:e45560

17. Cheran S, Shanmuganathan K, Zhuo J, et al. Correlation of MR diffusion tensor imaging parameters with ASIA motor scores in hemorrhagic and nonhemorrhagic acute spinal cord injury. J Neurotrauma 2011; 28:1881–1892

18. Shanmuganathan K, Gullapalli RP, Zhuo J, Mirvis SE. Diffusion tensor MR imaging in cervical spine trauma. AJNR Am J Neuroradiol

2008;29:655–659

19. Vedantam A, Eckardt G, Wang MC, Schmit BD, Kurpad SN. Clinical correlates of high cervical fractional anisotropy in acute cervical spinal cord injury. World Neurosurg 2015;83:824–828

20. Cohen–Adad J, El Mendili MM, Lehéricy S, et al. Demyelination and degeneration in the injured human spinal cord detected with diffusion and magnetization transfer MRI. Neuroimage 2011;55: 1024–1033

21. Kamble RB, Venkataramana NK, Naik AL, Rao SV. Diffusion tensor imaging in spinal cord injury. Indian J Radiol Imaging 2011;21:221–224

22. Koskinen E, Brander A, Hakulinen U, et al. Assessing the state of chronic spinal cord injury using diffusion tensor imaging. J Neurotrauma 2013;30:1587–1595 PubMed 23. Petersen JA, Wilm BJ, von Meyenburg J, et al. Chronic cervical spinal cord injury: DTI correlates with clinical and electrophysiological measures. J Neurotrauma 2012;29:1556–1566

5

急性创伤性脊髓损伤的非手术治疗：技术进展

原著　Joshua S. Catapano, Gregory W.J. Hawryluk, Michael G. Fehlings
翻译　徐　剑

■ 概述

脊髓损伤（spinal cord injury, SCI）常会导致永久性的运动和感觉功能障碍，以及大小便、性功能障碍。创伤性 SCI 每年对美国造成超过 200 亿美元的经济损失[1]。多种因素使 SCI 的神经功能预后得到改善：如不断改进的急救体系、患者能够以更快速度到达急救机构、更加积极先进的医疗管理方法、不断进步的监测手段，以及更加安全的车辆等[2]。这一章节将会介绍目前关于急性 SCI 的最佳辅助治疗方法。

■ 脊髓损伤的病理生理变化

脊髓损伤分为 2 个阶段：初次损伤和继发性损伤（图 5.1）。初次损伤在遭受最初的损伤暴力（脱位、过屈、过伸、轴向过载和旋转）后立即产生。目前认为脊髓在经历初次损伤之后会因为继发性损伤机制造成更进一步的损害。其过程包括继发损伤导致脊髓持续性损伤，另外，血管异常、自由基和脂质过氧化、线粒体功能障碍、胶质瘢痕、兴奋性中毒和电解质失衡、细胞坏死和凋亡、炎性反应等均参与了这一进程。由于微脉管中断和血管重建，脊髓的血供不足会导致血管功能紊乱，这一变化被认为是继发性损伤进程中最重要的机制。这一机制最终导致神经元和胶质细胞死亡[3]。

■ 创伤性脊髓损伤的初级管理

急性创伤性 SCI 的初级管理包括严格遵守高级创伤生命支持原则（advanced trauma life support, ATLS），在这一原则中，在保护颈椎的基础上对气道进行开放和维持具有最高优先级[4, 5]。如果需要进行气管插管，必须对颈椎进行保护[4]。在某些情况下可能需要急诊手术开放气道。2013 年[5]出版的急性颈椎和脊髓损伤管理指南建议任何 SCI 患者或遭受了可能导致 SCI 的机械性暴力的患者都应该进行脊柱固定，并且需要经过培训的急救人员对上述患者进行检伤分类（Ⅱ级证据）。患者的头部与躯干都需进行固定以防颈椎移动。但是，SCI 指南推荐除非确诊或可能诊断为 SCI（Ⅱ级证据），或者患者合并贯通伤（Ⅲ级证据），否则

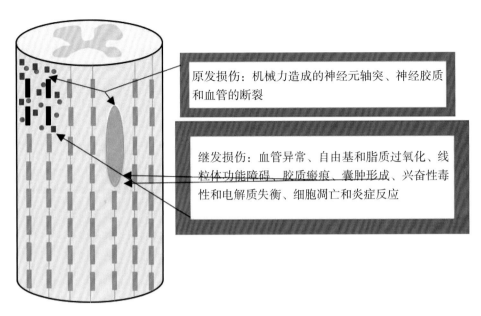

原发损伤：机械力造成的神经元轴突、神经胶质和血管的断裂

继发损伤：血管异常、自由基和脂质过氧化、线粒体功能障碍、胶质瘢痕、囊肿形成、兴奋性毒性和电解质失衡、细胞凋亡和炎症反应

图 5.1　原发和继发损伤

不对患者进行固定。在急诊部门，急性SCI患者需要立即从搬运的硬板转移至坚固并且附有衬垫的平面上。在确保气道开放和颈椎妥善保护后，需要对呼吸状况进行检查。临床医师应格外注意高位颈椎损伤对膈神经的影响[6]。膈神经损伤会导致膈麻痹并有很大风险引起呼吸衰竭。临床医师应该注意观察胡弗征的出现：当膈神经功能丧失时，患者吸气相会出现腹部向内的胸腹矛盾运动[7]。此时需要避免组织缺氧，还需对动脉血气、持续氧饱和度、肺动力学等进行监测。医师必须对急性高位脊髓损伤患者设定较低的插管指征，神智状态改变或呼吸费力则强烈提示需要考虑插管。当肋间肌痉挛出现的时候肺动力学情况通常会改善。

SCI患者出现循环障碍是很常见的，高于T6平面的损伤会削弱交感神经传导并引起很多不良结果[7]。在T6及以上

平面的脊髓胸段发出的交感神经支配心脏，在此区域的损伤将会导致其与副交感神经调节失去平衡，从而引起血管扩张、心动过缓和血压过低，这一现象被称为神经性休克。需要注意的是神经性休克与脊髓休克不同，脊髓休克也是伴随急性SCI出现的，其反映的是损伤平面以下反射能力的缺失。神经性休克的最佳应对方式是进行早期液体复苏，但应注意此类患者容易出现体液超载。应较早的考虑给予 α 和 β 肾上腺受体激动剂类的血管活性药物，如肾上腺素、去甲肾上腺素，以增加血管紧张度并提供对心脏的慢性刺激。血管加压药物应该少量应用，最近的研究发现血管加压药物的应用与SCI患者并发症风险增高有相关性，尤其是多巴胺和去氧肾上腺素[9]。另有证据提示：在经历SCI的最初1周，如果患者的平均动脉压超过11.3 kPa（85 mmHg），随着神经功能改

善其平均动脉压能够继续维持[7, 10]。

在对急性 SCI 患者进行固定的同时，一旦条件允许，需要将其转运至能够提供高级创伤和脊柱治疗的专门中心。

2013 版急性脊髓损伤指南所推荐的 II 级建议如表 5.1 所示[5]。人们越来越多地认识到专门的、大规模的治疗中心对相关疾病进行治疗，患者预后最好。

表 5.1　急性颈椎和脊髓损伤管理简明指南（2013 版）

主题	建议	证据等级
固定	推荐对所有颈椎或脊髓损伤的创伤患者或遭受机械暴力可能导致脊髓损伤的创伤患者进行脊柱固定	II
固定	推荐由经过培训和有经验的急救人员在现场对潜在脊柱损伤患者进行检伤分类，决定在转运过程中是否需要固定	II
固定	不推荐对以下患者进行固定：虚弱、烦躁不安、非醉酒状态的患者，没有颈部疼痛或触痛的患者，没有感觉运动功能异常的患者，以及没有任何可能影响整体评估的明显合并损伤的患者	II
固定	由于对贯通伤患者延迟复苏会导致病死率升高，不推荐对此类患者进行脊柱固定	III
转运	一旦条件允许，推荐将急性颈椎或脊髓损伤患者转送至治疗急性脊髓损伤的专业机构	III
临床评估：神经状况	推荐将 ASIA 国际标准作为神经检查的首选方法	II
临床评估：功能状况	推荐临床医师在对脊髓损伤患者进行评估、护理、随访过程中把脊髓独立性评估（SCIM III）作为首选方法	I
临床评估：疼痛	推荐采用国际脊髓损伤基础疼痛数据集（The International Spinal Cord injury Basic Pain Data Set，ISCIB-PDS）作为首选方式对 SCI 患者的疼痛程度及身心功能进行评估	I
影像学评估：无症状患者	若患者清醒，无颈部疼痛或触痛，经过常规神经查体不存在可能导致影响准确评估的损伤，能够配合进行关节活动度查体，则不推荐进行颈椎影像学评估	I
影像学评估：无症状患者	建议无须颈椎影像资料的情况下即应终止此类患者的颈椎固定	I
影像学评估：无症状患者	对清醒、有颈部疼痛或触痛并且接受高质量 CT 或常规摄片（可能按照需要补充 CT 检查）的患者，有以下建议：①持续颈椎固定直至无症状为止；②在进行标准和适当的动态屈伸影像学检查后终止颈椎固定；③在受伤 48 小时内接受常规 MRI 后终止颈椎固定（证据等级 II 或 III 仍有争议）；④在经治医师的慎重判断后终止固定	III
影像学评估：有症状患者	推荐对清醒、有症状的患者行颈椎高质量 CT 检查	I
影像学评估：有症状患者	如果有条件进行高质量 CT 检查，不推荐颈椎常规摄片	I

（续表）

主题	建议	证据等级
影像学评估：有症状患者	如果没有条件进行高质量 CT 检查，推荐行常规颈椎摄片（前后位、侧位、开口位）。如需对颈椎 X 线片上的可疑部位或无法清楚观察到的部位进一步明确，则需要在条件允许时补充 CT 检查	I
反应迟钝患者（或无法进行评价的患者）影像学评估	推荐高质量 CT 作为首选方法对反应迟钝或无法进行评价的患者进行影像学评价。如果有条件进行 CT 检查，不推荐常规颈椎 X 线片	I
反应迟钝患者（或无法进行评价的患者）影像学评估	如果无法进行高质量 CT 检查，推荐常规颈椎摄片（前后位、侧位、开口位）。如需对颈椎 X 线片上的可疑部位或无法清楚观察到的部位进一步明确，则需要在条件允许时补充 CT 检查	I
闭合复位	推荐早期闭合复位	III
心肺管理	推荐在有监护设备的情况下对急性 SCI 患者进行管理	III
心肺管理	建议使 SCI 后的平均动脉压维持在 11.3~12 kPa（85~90 mmHg）	III
药物管理：皮质类固醇类药物 *	不推荐应用甲泼尼龙治疗急性 SCI。考虑应用甲泼尼龙治疗的医师应该牢记急性 SCI 并不是 FDA 批准的此类药物的适应证。没有 I 类和 II 类证据支持应用甲泼尼龙可以取得临床收益。一些零散的研究（III 类证据）可能由于随机因素或选择偏倚得出了相互矛盾的结果，但是有 I、II、III 类证据指出高剂量的类固醇激素能够导致包括死亡在内的不良反应	I
药物管理：GM1 神经节苷脂	不推荐应用 GM1 神经节苷脂治疗急性 SCI	I
轴下损伤分类	SLIC 和 CSISS 分类法	I
轴下颈椎损伤分类	Harris 和 Allen 分类法	III
轴下颈椎损伤	推荐对有强直性脊柱炎的创伤患者，即使是轻微的创伤，也应常规进行 CT 和 MRI 检查	III
轴下颈椎损伤	对强直性脊柱炎患者如需手术固定，推荐后路长节段融合或前后路联合手术。此类患者单纯前路手术失败率高达 50%	III
脊髓中心压迫综合征	推荐对 ATCCS 患者进行积极的综合管理	III
小儿损伤：诊断	推荐对有潜在寰枕关节脱位风险的小儿患者行 CT 检查以确定寰枕间隙情况	I
小儿损伤：诊断	不推荐对年龄超过 3 岁、经受创伤且合并以下情况的患者进行颈椎影像学检查： （1）烦躁不安 （2）没有神经功能障碍 （3）没有颈椎中线压痛 （4）没有容易引起混淆的疼痛性损伤 （5）没有无法解释的血压降低 （6）并非极度兴奋	II

（续表）

主题	建议	证据等级
	不推荐对年龄小于 3 岁、经受创伤且合并以下情况的患者进行颈椎影像学检查： （1）GCS 评分 >13 分 （2）没有神经功能障碍 （3）没有颈椎中线压痛 （4）没有容易引起混淆的疼痛性损伤 （5）并非极度兴奋 （6）没有无法解释的血压降低 （7）不是机动车碰撞事故伤者 （8）从超过约 3 米（10 英尺）的高度坠落 （9）遭受已知或可疑损伤机制导致的非意外创伤	
小儿损伤：诊断	除上述列举的情况以外，推荐对其他遭受创伤的患儿行颈椎摄片或高分辨率 CT 检查	Ⅱ
小儿损伤：诊断	推荐对怀疑有寰枢椎旋转固定（atlanto-axial rotatory fixation，AARF）的患儿行三位置 CT 检查，以便对 C1~C2 进行运动分析、确诊和分型	Ⅱ
小儿损伤：诊断	建议对年龄小于 9 周岁的患者行颈椎前后位、侧位 X 线片或高分辨率 CT 检查	Ⅲ
小儿损伤：诊断	建议对年龄大于等于 9 周岁的患者行前后位、侧位和开口位颈椎摄片或高分辨率 CT	Ⅲ
小儿损伤：诊断	为了排除隐性骨折或对 X 线片显示不清的区域进行评估，建议行高分辨率 CT 扫描，应着重关注疑似神经损伤的程度	Ⅲ
小儿损伤：诊断	在接受静态摄片或 CT 扫描后如果仍怀疑颈椎不稳，建议行颈椎过屈过伸位摄片或透视以便排除韧带不稳	Ⅲ
小儿损伤：诊断	建议行 MRI 排除脊髓或神经根压迫，评估韧带的完整性或提供神经功能预后的所需信息	Ⅲ
小儿损伤：治疗	推荐对病程少于 4 周的急性 AARF 患者行推拿或 halter 牵引进行复位。而病程超过 4 周的慢性 AARF 建议使用 halter 或 tong/halo 牵引复位	Ⅲ
小儿损伤：治疗	推荐对复发性和（或）难复性 AARF 患者行内固定融合术	Ⅲ
小儿损伤：治疗	推荐对非手术治疗方法无效的颈椎损伤患者进行手术治疗	Ⅲ
SCIWORA：诊断	推荐对 SCIWORA 患者的可疑神经损伤区域进行 MRI 检查	Ⅲ
SCIWORA：诊断	推荐对整个脊柱进行影像学筛查	Ⅲ
SCIWORA：诊断	无论是急性发作期还是后期随访，甚至是 MRI 提示为颅外损伤阴性时，均推荐对 SCIWORA 患者进行过屈过伸位影像学检查以评估脊柱稳定性	Ⅲ
SCIWORA：治疗	推荐对脊柱损伤节段给予为期 12 周的外固定	Ⅲ
SCIWORA：治疗	如果患者临床症状消失，并且通过过屈过伸位影像学资料已经证实脊柱稳定，则推荐对这部分患者早期终止外固定	Ⅲ
SCIWORA：治疗	推荐 SCIWORA 患者在 6 个月内避免高风险活动	Ⅲ

（续表）

主题	建议	证据等级
椎动脉损伤：诊断	对遭受闭合性颈椎创伤并且符合改良丹佛筛查标准的疑似 VAI 患者，建议行 CTA 进行筛查	I
椎动脉损伤：诊断	推荐对筛选后的闭合性颈椎创伤患者行常规血管造影术明确 VAI 诊断，特别适用于可能需要进行血管内治疗的情况，血管造影还可以在无法进行 CTA 检查的情况下采用	III
椎动脉损伤：诊断	推荐对伴有完全性脊髓损伤或伴有椎体半脱位的闭合性颈椎创伤患者进行 MRI 检查以明确 VAI 诊断	III
椎动脉损伤：治疗	推荐对 VAI 患者基于椎动脉损伤、合并损伤、出血风险等情况进行个体化治疗，给予抗凝、抗血小板或不给予相关治疗	III
椎动脉损伤：治疗	由于对 VAI 患者行介入治疗的作用尚未明确，因此没有相关建议	III
椎动脉损伤：治疗	建议对 VAI 患者进行观察，没有证据证明患者会出现后循环缺血	III
静脉血栓栓塞：预防	推荐早期（72 小时内）进行 TVE 预防	II
静脉血栓栓塞：预防	不推荐将下肢静脉滤器置入作为常规预防手段，但是推荐对抗凝治疗失败、不宜接受抗凝或下肢机械性治疗的患者行此项治疗	III
营养支持	推荐采用间接热量测量方法作为最佳方式确定脊髓损伤患者的能量需求	II
营养支持	建议尽早给予 SCI 患者营养支持治疗。早期肠内营养（72 小时内）被证明是安全的，但尚未显示会影响急性 SCI 患者的神经预后、住院时间或相关并发症发病率	III

*此部分内容存在争议，新的 AOSpine 推荐是使用激素治疗维持 24 小时，如果条件允许应在损伤后 8 小时内开始使用

■ 查体和临床评估

一旦患者接受固定并且完全清醒，即应接受详细的神经系统检查。美国脊髓损伤协会（The American Spinal Injury Association, ASIA）分类，也被称为脊髓损伤神经学分类国际标准（the international standard for neurological classification of spinal cord injury, ISNCSCI）是急性 SCI 神经查体的理想工具（证据等级 II）[5]。这一分类标准按照感觉、运动功能和损伤是完全性还是不完全性，将患者分为 5 类（从 A 到 E）（表 5.2）[11-14]。骶神经功能保留提示不完全性损伤，预示预后较好，这一现象在评估中尤为重要。

■ 影像学

创伤性神经功能障碍患者需要进行影像学检查明确损伤形态。根据 SCI 指南，只有患者在可能诊断为 SCI 或精神状态烦躁不能配合神经功能检查的情况下才需要进行影像学检查（证据等级 I）[5]。所有急性 SCI 患者首选的影像学检查方式应为高质量 CT 扫描（证据等级 I）。在没有条件进行 CT 扫描时，推荐行 X 线

表 5.2　2011 修订版 ASIA 脊髓损伤神经学分类国际标准损害评分量表（AIS）

A= 完全损伤	鞍区 S4~S5 节段没有感觉或运动功能保留
B= 感觉功能不完全损伤	神经平面以下（包括骶椎节段 S4~S5）的没有运动但感觉功能保留，且身体任何一侧运动平面以下没有 3 个节段以上的运动功能
C= 运动功能不完全损伤	神经平面以下运动功能保留，并且单个损伤平面以下至少 1/2 关键肌肉肌力小于 3 级（0~2 级）
D= 运动功能不完全损伤	神经平面以下运动功能保留，并且损伤平面以下至少有 1/2 以上（1/2 或更多）关键肌肉肌力大于 3 级
E= 正常	如果按照 ISNCSCI 标准感觉和运动功能测试在各个节段均正常，且患者既往有神经功能障碍，则分级为 E。既往无 SCI 的患者不适用 AIS 分级

摄片，一旦条件允许应进行 CT 扫描检查（证据等级Ⅰ）。有颈部疼痛和触痛的患者除了常规影像检查外，还应对颈部进行固定直至症状消失。动态屈伸摄片可以用于排除韧带损伤造成的颈部不稳定。受伤 48 小时内进行磁共振成像可以帮助确认是否应该终止颈部固定（证据等级Ⅲ）。尽管 CT 扫描是首选的影像学检查方法，但 MRI 对脊髓损伤的判断和分型作用更大。MRI 对 SCI 患者判断预后方面的作用正取得更加广泛的共识[15]。

■ 脊髓减压

SCI 指南推荐在条件允许的情况下对颈椎骨折进行早期闭合复位（证据等级Ⅲ）[5]。颈椎牵引的禁忌证包括过伸—分离损伤（特别是在合并强直性脊柱炎的情况下）、局部感染、粉碎性颅骨骨折、血流动力学不稳定、寰枕关节脱位、患者意识状态下降等。有报道指出 80% 的急性 SCI 脱位可以通过闭合复位有效减压[5]。但是也有报道指出闭合复位后有

不到1% 的患者出现永久性神经功能障碍，2%~4% 的患者发生暂时性神经功能障碍。

对急性 SCI 患者进行减压的时机选择仍有很大争议。部分研究显示急性损伤患者预后很差，另有一些研究显示早期减压（被定义为 72 小时内）对神经功能恢复没有优势[16]。还有学者把早期减压定义为 8~24 小时[5, 16]，急性 SCI 患者在这段时期内进行减压神经功能预后得到改善。急性脊髓损伤的手术时机研究（the surgical timing in acute spinal cord injury study, STASCIS）是一项重要的前瞻性观察研究，这项研究对进行早期脊髓减压的神经功能获益情况提供了最佳的证据。在全部 313 例进行减压的患者中，182 例患者在伤后 24 小时内接受手术[16]，这些患者当中有 20% 在 6 个月的随访中 AIS 评分改善至少 2 级，结果优于另一组 24 小时之后进行手术的患者，其中只有 9% 的患者 AIS 评分改善至少 2 级。STASCIS 研究没有发现两组间病死率或并发症发生率有显著性差异，提示进行早期手术具有同样的安全性。值得

关注的是 AIS 评分为 A 的患者早期接受减压手术的改善率为 43%，对比之下超过 24 小时接受手术的患者只有 37%，可见这类患者早期接受手术治疗的意义是没有争议的[17]。最近另一项值得关注的研究发现早期减压（伤后 24 小时）对创伤性脊髓中央综合征可能同样有益，而在过去医师通常倾向于对这类患者给予延期手术减压。

■ 神经重症监护管理

药物管理

SCI 指南对急性 SCI 患者的药物管理有若干变化。2002 版 SCI 指南中提出把甲泼尼龙琥珀酸钠（methylprednisolone sodium succinate, MPSS）作为用药选择[5]。尽管相关证据没有明显变化，但 2013 版 SCI 指南却推荐不使用 MPSS（证据等级 I）[5]，这无疑是极具争议性的调整。

由于糖皮质激素能够起到抗炎、保护细胞膜和增加脊髓血供作用，因而对急性 SCI 具有神经保护性质[2]。有 3 项大规模、高质量的美国国家急性脊髓损伤研究项目（National Acute Spinal Cord Injury Study, NASCIS）试验对 MPSS 进行了研究[2, 5]。NASCIS 试验 I 设置两组对象：一组 SCI 患者在治疗中服用 100 mg 甲泼尼龙连续 10 天，而另一组患者服用 1 000 mg 连续 10 天，不设置对照组。试验 I 的结果显示两组患者在经历 SCI 后 42 天和 180 天的神经功能无显著差异[2]。但是在 NASCIS 试验 I 后续进行的动物试验提示上述应用的药物剂量太小，不足以显示疗效[2]。

在 NASCIS 试验 II 中急性 SCI 患者被随机分为三组：一组接受增大剂量的甲泼尼龙（第一天 30 mg/kg，随后 5.4 mg/kg/h 维持），第二组接受纳洛酮治疗，第三组给予安慰剂[2]。这项研究是唯一设置对照组的 NASCIS 研究，结果显示在损伤后 8 小时内接受甲泼尼龙治疗的患者神经功能有明显改善，而损伤 8 小时以后接受甲泼尼龙治疗没有明显改善。

NASCIS 试验 III 是唯一涉及生活质量结果评价的 NASCIS 研究，共设置 3 个实验组：第一组接受和 NASCIS 试验 II 中同样剂量的 MPSS，第二组接受大剂量 MPSS，第三组接受甲泼尼龙治疗后给予甲磺酸替拉扎特（一种 21- 氨基类固醇，具有抗氧化作用而没有糖皮质激素的不良反应）[2]。如果治疗在 3 小时内启动则各组间的神经功能转归没有显著差异；如果治疗在伤后 3~8 小时开始[2]，接受大剂量 MPSS 的患者神经功能预后显著改善。但在大剂量 MPSS 治疗组中发现并发症发病率大幅度增高，这使得大部分医师倾向于采用 NASCIS 试验 II 中的剂量进行治疗。STASCIS 患者接受 MPSS 治疗同样对神经功能恢复有益，这进一步证明了这类药物的疗效[16]。有很多医师认为虽然应该使用 MPSS，但由于疗效低、出现并发症风险较高而拒绝对急性 SCI 患者使用上述药物。在近期一篇系统回顾中，由 AOSpine 出台的新版指南中提出给予 24 小时 MPSS 注射作为可选治疗方式，但是不推荐 48 小时 MPSS 用药。

在大量针对人类 SCI 的药物研究中，只有另一种被证实有效的药物，GM1 神经节苷脂。在 2002 版 SCI 指南中，推荐把 GM1 神经节苷脂作为可选治疗药物，但这类药物通常难以获取[5]。在 2013 版指南中 GM1 神经节苷脂不再作为推荐药物治疗急性 SCI 患者。动物模型试验提示 GM1 神经节苷脂可以减少神经细胞死亡。

并发症

呼吸系统并发症

即使颈椎 SCI 患者膈肌功能是完好的，医师也必须密切关注是否出现呼吸障碍。组织缺氧会加重 SCI 后的神经损害，必须尽量避免。有研究发现 33% 的颈椎 SCI 患者需要在伤后当天插管，超过 90% 的患者需要在 72 小时内给予机械通气[2]。医师必须注意观察包括肋间肌、胸锁乳突肌、斜角肌、胸大肌在内的辅助肌肉参与呼吸的情况，这些肌肉在 SCI 后同样也可能出现去神经化。由于呼吸运动会使胸壁塌陷，直至下一次肌肉收缩才能恢复，所以肋间肌麻痹会使用力肺活量和最大吸气力降低大约 70%。肺挫伤、成人呼吸窘迫综合征、肺炎或其他病理改变会进一步使 SCI 患者的呼吸功能受累，所以必须警惕。最初 SCI 患者的呼吸功能受到影响时会通过增大呼吸频率进行代偿（即使潮气量会相应降低），但这种代偿会很快疲劳，从而不足以维持急促的呼吸来保证呼吸需求，进而出现高碳酸血症。在非急救机构，一旦条件允许应给予患者气管插管。气管插管也有助于监测颈椎 SCI 患者的肺活量，对肺活量低于 1 L 的患者，尤其是有呼吸肌疲劳的证据时，应考虑进行插管。对于有呼吸窘迫病史，尤其是二氧化碳分压升高的患者也应该考虑行气管插管。

通常需要插管的颈椎 SCI 患者其呼吸功能会在接下来的 2 周内改善[2]。最开始需要插管的低位颈椎损伤患者肋间肌肌力常很快恢复，使胸壁得到足够支撑。有研究发现颈椎 SCI 患者需要机械通气的天数与损伤平面和发生不完全损伤的程度相关。高位脊髓损伤需要机械通气的平均天数为 65 天，而胸椎损伤只需要 12 天。对于需要机械通气超过 14 天的患者应强烈考虑行气管切开术，气管切开有助于呼吸机撤机并缩短在危症监护病房的住院时间。

心血管并发症

脊髓损伤患者在众多可能发生的心血管功能异常面前显得非常脆弱。交感神经兴奋性降低常见于损伤平面高于 T6 的 SCI 患者[2]，交感神经传出降低会使副交感神经占据优势，导致心动过缓和低血压。神经性休克即是由于支配血管的神经兴奋性降低，外周血液淤滞，回心血液减少，导致组织供血不足。治疗所有低血压患者，应该首先进行静脉补液。但是如果静脉补液 1~2 L 后血压仍然很低，则必须给予血管加压药物，因为这些患者很容易出现体液过载。

最新的 SCI 指南推荐使急性 SCI 患者的 MAP 在伤后 7 天维持在 11.3~12 kPa（85~90 mmHg）以上（证据等级Ⅲ）[5]。为了达到这一目标，患者几乎都需要应用血管加压药物并且在危症监护病房进行治疗。尽管这些建议已经被广泛采用，但大多数研究都没有设置对照组，11.3~12 kPa（85~90 mmHg）这一界值似乎是随意选择的[2]。Hawryluk 等[10]最近的一项研究应用一套高频生理数据集对这一推荐进行了证实，研究发现 MAP 低于 11.3 kPa（85 mmHg）的时间长短和神经功能改善情况有很强的负相关性，这一作用会持续 5~7 天，然后随着时间推移会逐渐降低。

另一个交感神经兴奋性降低的不良后果是心律失常。在一些研究中，有 15% 的颈椎 SCI 患者出现了包括心搏骤停在内的严重心律失常[2]。发生心律失常的时间常见于伤后 72 小时左右，最迟为伤后 14 天。心动过缓最常见于颈椎 SCI，可以应用包括阿托品和正性肌力药物等在内的很多药物纠正。如果出现药物耐受，应考虑安装起搏器。在最近的一系列研究中，17% 的颈椎 SCI 患者都安装了起搏器。

SCI 患者还可能出现自主神经反射异常[2]。通常膀胱和肠道扩张会导致交感神经冲动显著升高，进而产生高血压和心动过速。90% 的四肢瘫痪患者出现自主神经反射异常。尽管常见于 SCI 慢性期，但仍有 3% 的急性期 SCI 患者会出现自主神经反射异常。自主神经反射异常会导致严重后果，例如颅内出血甚至死亡。治疗这类交感神经兴奋性过高首先要进行的是去除异常的刺激因素，包括留置导尿对膀胱减压及灌肠进行肠道减压。有时可能需要对症治疗，例如给予快速作用的降压药物。

其他并发症

急性创伤性 SCI 患者由于其特殊的功能障碍和其他合并损伤，有发生多种并发症的风险。因为患者存在感觉神经功能障碍，医师应对难以发现的隐性损伤时刻保持警惕。这类患者的腹内病变，如大出血、内脏破裂、脓毒症等过去常被忽视。因此需要特别重视这些可疑情况。

同时，SCI 患者由于瘫痪，除了可能导致组织损伤和静脉淤滞，发生静脉栓塞的风险也很高。如果患者有如四肢长骨骨折这样的其他损伤，发生静脉栓塞的风险会更高。最近有文献报道 81% 的患者有血栓栓塞风险[2]。大部分深静脉血栓（deep venous thromboses, DVT）出现在伤后 3 天至 2 周。最新的 SCI 指南推荐应用低分子肝素、可旋转病床、充气加压袜、电加压装置等进行预防[2, 18]。建议对不能进行安全有效预防或是已经存在下肢深静脉血栓但无法开始溶栓治疗的患者行下腔静脉滤器置入术。建议对 SCI 患者进行 3 个月的预防，同时采用临床和实验室评估方法对 DVT 进行常规筛查[2, 18]。所有 SCI 患者都需要密切观察是否有肺栓塞（pulmonary embolism, PE）的表现，包括胸痛、心动过速、需氧量增加等。在大部分医疗机构，螺旋 CT 都可以选择作为明确诊断的检查方式，其诊断敏感性为 94%，特异性为 96%[2]。一旦患者被诊断为 PE 应立即开始溶栓治疗[2]。常用方案为给予低分子肝素 5 天，然后服用华法林，按国际标准化比值（international normalized ratio, INR）维持在 2~3。PE 后华法林服用时间建议为 6 个月。

压疮是 SCI 患者的常见并发症，需要对重点部位进行持续性观察并采取预防措施[19]。压疮的治疗有很大的挑战性，所以应特别注意采取预防措施。预防措施包括解除压迫，如频繁翻身、应用特殊床垫、足跟保护装置及移除所有压迫来源。一旦压疮形成，建议立即治疗，可能需要进行外科清创术。为治疗压疮必须合理补充必需营养物质，应该邀请营养师会诊。

社会心理问题通常在 SCI 患者的早期发生，包括谵妄和抑郁症。社会心理因素影响 SCI 患者的恢复，需要积极治疗。这可能需要转诊到心理健康专业人员和社会工作者。初始干预应集中于急性护理环境和损伤后的方面[20]。

■ 未来导向

目前正在进行许多有希望的临床前和临床研究，旨在改善急性脊髓损伤的结果[2]。并且就推断的低温对神经的保护作用进行了长时间的探索[2]。但是迄今为止的研究中缺乏严谨的科学方法。目前正在进行大型多中心研究以调查低温在急性 SCI 中的作用，已经显示髓磷脂成分可抑制损伤后的神经突再生。这些抑制剂的拮抗剂包括 VA-210（以前称为赛生灵）以及 Nogo 拮抗剂 ATI355。利鲁唑是一种被批准用于肌萎缩侧索硬化的神经保护药物，目前正在人类 SCI 临床试验中进行研究。抗生素米诺环素在 Ⅱ 期人体试验中也显示出希望。在 Ⅱ 期试验中也正在研究镁和聚乙二醇的组合。成纤维细胞生长因子类似物和粒细胞集落刺激因子也在研究中。对治疗人类 SCI 进行的细胞移植已经采用了各种细胞类型，并且研究具有不同的目标和不同水平的科学严谨性。移植细胞类型包括激活的自体巨噬细胞、施万细胞、嗅鞘细胞、骨髓基质细胞和人胚胎干细胞（表5.3）[21]。还有对脑脊液流出和监测及治疗脊髓灌注压力的兴趣。

表 5.3　目前的脊髓损伤的临床转化研究

治疗方式	阶段	注册信息
移植嗅鞘细胞	Ⅰ	未注册
移植巨噬细胞	Ⅰ	未注册
移植骨髓间充质细胞	Ⅰ / Ⅱ	未注册
系统性低温	Ⅰ / Ⅱ	NCT01739010
Minocycline 治疗	Ⅱ	未注册
Riluzole 治疗	Ⅰ	未注册
ATI-355（Nogo 阻断剂）	Ⅰ	NCT00406016
VA-210（赛生灵）治疗（Rho 阻断剂）	Ⅰ / Ⅱ	NCT00500812
脑脊液引流 72 小时	Ⅰ	NCT00135278
镁 / 聚乙二醇结合治疗	Ⅱ	未注册
FGF 因子	Ⅰ / Ⅱ	NCT02490501
GCSF 因子	?	未注册

■ 结论

急性 SCI 是一种破坏性疾病，使许多患者永久性残疾。但是 SCI 患者接受的支持性治疗的质量对他们的神经恢复具有显著的影响。事实上，改进的重症监护显著地改善了 SCI 在最近几十年中的预后。

护理工作的持续发展、多种有效的治疗方法和策略有希望在不久的将来使急性 SCI 患者受益。患者和医师都有理由乐观。

■ 小结

急性创伤性脊髓损伤能威胁生命，并且通常引起严重的永久的神经功能缺损。急性创伤性脊髓损伤的非手术治疗旨在使继发损伤最小化并优化向损伤组织的营养物质递送。对脊髓损伤的管理应从紧急医疗服务时开始，重点是高级创伤生命支持协议，并将患者转移到可固定的适当设施。而后在该空间进行复苏，并按以下损伤评估顺序开始初步检查：气道、呼吸、循环、伤残程度和暴露情况。必须对所有可能的脊髓损伤患者进行影像学检查。许多急性创伤性 SCI 患者需要插管和机械通气。第一周维持 MAP>11.3 kPa（85 mmHg）可提高神经学恢复。其他并发症如 DVT 和 PE 在急性创伤性 SCI 患者中很常见，但是这种并发症的风险可有效减少。同时，由于感觉丧失，SCI 患者很可能具有其他隐匿性损伤。最近的文献报道了早期脊髓减压改善预后的神经学结果，这一个重要的进步。可预期的是针对继发性损伤调节物质或再生途径的研究将会有新的进展；本研究目前正处于临床试验阶段。

要点

- ◆ 任何有 SCI 可能性的患者需要适当的固定，并建议转移到专门的设施。
- ◆ 正如所有急性损伤患者，急性创伤性 SCI 患者的初始治疗也应遵循 ATLS 指南。
- ◆ 任何具有 SCI 可能性的患者需要行 CT 检查，并且还应考虑进行 MRI。
- ◆ 急性 SCI 的早期减压与神经学结果的改善相关。
- ◆ 颈椎 SCI 患者常需要气管插管和机械通气；早期干预的患者也可能发生急剧恶化。
- ◆ 推荐：在急性创伤性脊髓后的第一周，维持平均动脉压大于 11.3 kPa（85 mmHg）可改善神经学预后。

难点

- ◆ 并发症在急性创伤性 SCI 患者中很常见，临床医师必须警惕呼吸衰竭、低血压、缺氧、深静脉血栓形成、肺栓塞、肺炎、压疮、肠和膀胱功能障碍及其他隐匿性损伤的发生。
- ◆ 对急性创伤性 SCI 患者的最佳治疗，需要具有治疗相似患者经验的医师及专业的治疗设施。

■ 参考文献

5 篇"必读"文献

1. Ma VY, Chan L, Carruthers KJ. Incidence,

prevalence, costs, and impact on disability of common conditions requiring rehabilitation in the United States: stroke, spinal cord injury, traumatic brain injury, multiple sclerosis, osteoarthritis, rheumatoid arthritis, limb loss, and back pain. Arch Phys Med Rehabil 2014;95:986–995

2. Evans LT, Lollis SS, Ball PA. Management of acute spinal cord injury in the neurocritical care unit. Neurosurg Clin N Am 2013;24:339–347

3. Kwon BK, Tetzlaff W, Grauer JN, Beiner J, Vaccaro AR. Pathophysiology and pharmacologic treatment of acute spinal cord injury. Spine J 2004;4:451–464

4. American College of Surgeons. ATLS Advanced Trauma Life Support Program for Doctors, 7th ed. Chicago: American College of Surgeons; 2004

5. Resnick DK. Updated guidelines for the management of acute cervical spine and spinal cord injury. Neurosurgery 2013;72(2, Suppl 2):1

6. Binazzi B, Bianchi R, Romagnoli I, et al. Chest wall kinematics and Hoover's sign. Respir Physiol Neurobiol 2008;160:325–333

7. Ropper AE, Neal MT, Theodore N. Acute management of traumatic cervical spinal cord injury. Pract Neurol 2015;15:266–272

8. Ball PA. Critical care of spinal cord injury. Spine 2001;26(24, Suppl):S27–S30

9. Inoue T, Manley GT, Patel N, Whetstone WD. Medical and surgical management after spinal cord injury: vasopressor usage, early surgery, and complications. J Neurotrauma 2014;31:284–291

10. Hawryluk G, Whetstone W, Saigal R, et al. Mean arterial blood pressure correlates with neurological recovery after human spinal cord injury: analysis of high frequency physiologic data. J Neurotrauma 2015; 32:1958–1967

11. Kirshblum SC, Burns SP, Biering-Sorensen F, et al. International standards for neurological classification of spinal cord injury (revised 2011). J Spinal Cord Med 2011;34:535–546

12. American Spinal Injury Association. International Standards for Neurological

Classification of Spinal Cord Injury, revised 2000. Atlanta: ASIA; 2008

13. Frankel HL, Hancock DO, Hyslop G, et al. The value of postural reduction in the initial management of closed injuries of the spine with paraplegia and tetraplegia. I. Paraplegia 1969;7:179–192

14. Tator CH, Rowed DW, Schwartz ML, eds. Sunnybrook Cord Injury Scales for Assessing Neurological Injury and Neurological Recovery in Early Management of Acute Spinal Cord Injury. New York: Raven Press; 1982:7

15. Bozzo A, Marcoux J, Radhakrishna M, Pelletier J, Goulet B. The role of magnetic resonance imaging in the management of acute spinal cord injury. J Neurotrauma 2011;28:1401–1411

16. Fehlings MG, Vaccaro A, Wilson JR, et al. Early versus delayed decompression for traumatic cervical spinal cord injury: results of the Surgical Timing in Acute Spinal Cord Injury Study (STASCIS). PLoS ONE 2012;7:e32037

17. Anderson KK, Tetreault L, Shamji MF, et al. Optimal timing of surgical decompression for acute traumatic central cord syndrome: a systematic review of the literature. Neurosurgery 2015;77(Suppl 4):S15–S32

18. Hadley MN, Walters BC, Grabb PA, et al. Guidelines for the management of acute cervical spine and spinal cord injuries. Clin Neurosurg 2002;49:407–498

19. Kruger EA, Pires M, Ngann Y, Sterling M, Rubayi S. Comprehensive management of pressure ulcers in spinal cord injury: current concepts and future trends. J Spinal Cord Med 2013;36:572–585

20. Consortium for Spinal Cord Medicine. Early acute management in adults with spinal cord injury: a clinical practice guideline for health-care professionals. J Spinal Cord Med 2008;31:403–479

21. Youmans J. Current status and future direction of management of spinal cord injury. In: Winn HR, ed. Youmans Neurological Surgery, 6th ed. Philadelphia: Saunders; 2011

6

手术在创伤性SCI中的角色与时机掌握：我们需要知道什么，我们需要做什么

原著　Christopher D. Witiw, Michael G. Fehlings
翻译　张玮玮

■ 概述

急性创伤性脊髓损伤（SCI）是一种非常常见的疾病，并且有为患者带来毁灭性打击与巨大社会经济负担的风险。发生于脊柱的创伤会改变正常的骨与韧带的结构，导致生物功能的不稳定，而且对脊髓有持续性的压力。手术干预的作用就是减少脊柱的压力，修复其结构并且重建其稳定性，以此来减轻持续发生的脊髓损伤，并最大限度地保护神经元。

由于在基础与临床研究上的卓越成果，大量的证明急性脊髓损伤时手术干预的必要性的证据被找到。然而，除了这些证据外，争议也持续性地存在着，最显著的就是围绕着干预的时机掌握。近期大量的临床证据已经解决了一些问题，但还有一些争议存在。

这一章节回顾了目前在急性脊髓损伤后手术干预的证据，并且讨论了这些证据在临床决策时的影响。在病理生理学的基础上，讨论手术所扮演的角色，以及手术减压和稳定的时机。我们回顾了现有的在颈段、腰段与胸腰段的文献，

并着重注意了3种需要特别考虑的病例：中央脊髓综合征、颈椎小关节脱位及合并多发伤的SCI患者。

■ 脊髓损伤的病理生理学

对于急性SCI后手术干预所扮演的角色，尤其是对于干预时间的把握，取决于对于其病理生理学正确的理解。这一部分集中于对于首发损伤和接下来因连锁细胞损害导致的二次损伤的机制的理解。手术作为减轻损伤并促进神经修复的手段，接下来的对于手术的角色与手术时机的讨论，也是建立在这些重要的细胞生理学之上的。

初始损伤

急性SCI初始损伤阶段发生于脊髓受到创伤的瞬间。机械力导致细胞膜、神经轴突、血管的损伤[1]。通常是由于脊柱正常结构的完整性的丢失而导致的挫伤和压伤，也见于其他的损伤机制，如由于极快的加减速造成脊髓的剪切和拉伸损伤[2]。

二次损伤

实验证据表明最终神经的损伤是由初始损伤及二次损伤（时间依赖的发生在初始损伤后的一系列病理生理学过程）共同导致的[3]。二次损伤的早期有时被分类为瞬时（发生损伤后的 2 小时内）、早期急性（损伤后 2 小时到 48 小时）[1]，以及亚急性（从第 3 天到 2 周）。这些过程包括微循环的破坏及白质出血，细胞膜损伤导致的细胞死亡，谷氨酸兴奋毒性及 Na^+、Ca^{2+} 流入导致的离子失调，也可以伴随自主神经功能失调，导致细胞组织缺氧进而死亡[4]。

■ 手术的角色与时机

我们认为脊柱不稳定所带来的持续性的压力和动力效果是造成二次损伤的关键，在脊髓损伤发生的瞬间或者急性期通过去除压缩力和稳定脊柱以消除潜在的进一步损伤的风险的方式来进行干预，可保证获得更好的结果。这一概念加速了大量致力于证明神经预后的结果、减压手术的功能、实施时机的临床前期研究的投入（图 6.1）。这些研究被转化至临床领域，并且有大量证据可以用来指导临床决策。这一部分简要回顾了临床前期的证据，并且从临床角度讨论了其可行性。对于颈段 SCI 的证据更多，并且质量更高，而胸段和胸腰段较少，因此这些部位会分开讨论。

临床前期研究证据

大量临床前期研究成果支持脊髓压缩具有时间依赖的效果。Dimar 等[5]使用大鼠模型，造成大鼠持续性的脊髓压力时间从 0 直到 72 小时，发现压力的作用时间越短，则神经预后越好[6]。Carlson 和他的同事们[6]，使用狗模型比较了对脊髓施加 30 分钟压力与施加 3 小时压力的实验，并且发现 3 小时压缩组有更差的神经预后结果和更严重的损

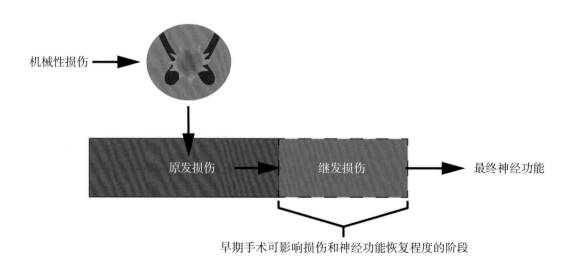

图 6.1 脊髓损伤早期手术对神经功能恢复影响的概念模型。早期手术干预有助于减轻脊髓继发性损伤的不利影响，消除脊髓的压迫力，提供稳定措施，防止持续的动态创伤力量

伤程度。一份近期关于临床前期研究的 Meta 分析指出急性 SCI 的结果表现出与压缩力及持续时间密切相关，并且早期减压手术是一种有效的治疗手段[7]。整体上来说，临床前期实验证据在生物理论上支持通过早期脊髓减压来减少病理生理学上的二次损伤过程[8]。

临床证据

颈　椎

除外临床前期的对于早期减压的支持证据外，在早期对于颈椎 SCI 的研究中[9, 10]，实施减压手术的时间与神经预后结果的联系并未找到。这些研究有着明显的方法局限：如虽然文献及专家的一致意见都建议伤后 24 小时更加适合作为早期手术的界定，但他们使用了伤后 72 小时作为时间框架来区分早期与晚期手术[8, 11]。

为了对 24 小时内手术的功能提供大量的证据，STASCIS（surgical timing in acute spinal cord injury study）[12]开始了相关研究。这一全球性的、多中心的、前瞻性病例研究从 6 个中心纳入 313 例急性颈椎 SCI 患者，通过多种方法控制变量，进行分组对照。分析发现根据美国脊髓损伤协会（ASIA）制订的损伤分级量表，早期接受减压手术的患者的评分至少提高 2 分，为超过 6 个月接受手术患者评分的 2.8 倍（图 6.2）。此外，对于结果的分析指出，早期的减压手术可能与甲泼尼龙具有协同效应。最主要的批评之一是，在早期手术组有大量 AIS 分级为 A 级或 B 级的患者，他们最有可能

受益，且使患者评分增加 2 分或更多[12]。除去这一局限，由 STASCIS 提供的数据代表了最大的前瞻性调查以确定实施减压手术的时机在颈椎 SCI 中发挥的作用。

在这一试验的正向结果之上，我们相信所有颈椎 SCI 的患者在到达医院后应尽快展开影像学评估。只要是患者呼吸循环正常，减压手术最好是在影像学评估后立刻进行。

胸段和胸腰段脊柱

在胸段与胸腰段脊柱急性 SCI 中实施手术干预的时机获得的关注较颈椎较少。有证据表明，与晚期固定相比，早期（＜72 小时）手术使胸部结构固定或许可以减少呼吸支持的天数、患者需要在重症监护的时间、整体的住院周期，并减少死亡率[14, 15]。一个小的、单中心的针对急性胸腰段脊柱损伤接受胸腰段脊柱稳定患者的研究表明，与那些晚期接受手术的患者相比，8 小时之内接受减压手术的患者，可以获得显著的更好的术后 AIS 活动评价分数[16]。

总体上说，可用的关于早期手术干预的效果数据，在多种测量维度上都表现出了进步。尽管证据的质量与强度都不足以与颈部 SCI 相比，我们仍建议相似的处理方法，即在 24 小时之内进行手术干预。

聚焦临床考虑

我们赞同急性 SCI 的患者应该尽可能早的进行手术这一总原则；然而，3 种类型的患者各有特点，这些将在这一部分进行阐述。

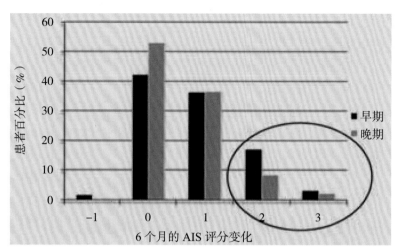

图 6.2　ASIA 和 AIS 评分，对比早期手术减压（24 小时）和晚期手术减压的 6 个月随访。结果发现，早期手术组 19.8% 的患者有 2 分或 2 分以上的改善，而晚期减压组只有 8.8% 的患者有改善［odds ratio（OR），2.57；95% CI 1.11~5.97］［引自 Fehlings MG, Vaccaro A, Wilson JR, et al. Early versus delayed decompression for traumatic cervical spinal cord injury: results of the (surgical timing in acute spinal cord injury study, STASCIS). PLoS ONE 2012; 7:e32037.］

中央脊髓综合征

对于中央脊髓综合征（CCS）的患者的手术决策是一种挑战，因为这些患者经常并不表现出显著的脊柱不稳定，并且自发的神经修复经常可以被观察到。在 CCS 的病例中，有脊柱不稳定或者椎间盘突出的患者，被一致认为是应该进行手术干预的，但是那些由于强直颈椎过度拉伸等经典机制导致的 CCS，在没有证据表明脊柱不稳定的情况下，就会产生手术是否确有效果的疑问。一份 2013 年发表的对于文献的系统回顾中发现，由 4 项小的、单中心的机构进行的回顾性研究中比较了 CCS 患者手术干预与非手术治疗的效果[17]。3 项研究均证明在神经恢复上，手术治疗的效果优于非手术治疗的效果，但是研究纳入患者非常混杂，包括不稳定的创伤及稳定的过度拉伸的创伤。

对于那些采取手术干预的患者来说，施加手术的时机也存在着争议。上面引用的 4 项研究使用了不同的手术时机来定义早期手术，跨度从 24 小时之内到 2 周之内[17]。只有其中的 1 项研究找到了显著的手术干预时机与神经预后之间的联系，但此研究使用 2 周来定义早期手术。总体来说，我们十分需要用以解决这些问题的高质量的前瞻性研究。对于不完全的没有发生不稳定的脊髓损伤的非手术或者早期手术治疗（COSMIC）试验是提供对于早期减压手术在创伤 CCS 中所扮演的角色的高质量线索的保障。旨在比较早期（＜24 小时）手术与非手术治疗的临床结果的多中心随机对照试验于 2013 年开始。

直到高质量的证据可以被用于指导临床决策之前，我们认为患有创伤性 CCS 的有着神经损害（AIS C 级或更差）

的患者，如果在有 MRI 等证据表明脊髓受到压缩力或者不稳定的骨与韧带损伤的情况下，应该在 24 小时之内接受减压手术。有证据表明，当患者病情较轻时，早期手术并不是强制性的。这些患者应该接受减压手术，但是对于手术干预的时机，这些患者可以在损伤后 1 周之内接受。

颈椎小关节脱位

一侧或双侧颈椎小关节脱位也是常见的脊柱损伤。患有颈椎小关节脱位的患者住院时间更长，尽管减压手术一般都会尽快展开，但患者在 1 年后与那些非颈椎小关节脱位的急性 SCI 患者相比，运动功能的恢复更差[18]。除了这点以外，尽可能早的减压手术应该能带来更好的恢复[19]。Newton 等[19] 报道，在一系列有趣的病例中，橄榄球运动员颈椎小关节脱位，8 名运动员中 5 名有完全的 SCI 且在 4 小时之内接受了手术治疗，最后神经完全修复，而再过 4 小时接受治疗的 24 人，没有一人达到相似的效果。

幸运的是，这种损伤模式是比较容易进行减压手术的，通过使用 Gardner-Wells 钳或一个环装的封闭装置，增加基于体重的牵引，并通过侧位 X 线和临床体检等进行连续监测（图 6.3）。对于那些没有额外损伤、虚弱、依从性差、颅骨骨折或者有证据表明寰枕脱位的患者，这一治疗手段可以加快实施。一旦复位，脊柱需要使用环状背心或者继续以 9 kg 牵引重量进行牵引，直到稳定手术实施。

闭合复位之前是否行 MRI 是一个有争议的问题[20]。一些人担心，尝试性地对创伤性椎间盘突出进行闭合复位可能

进一步引起神经退化。其他人则认为等待 MRI 是造成延误治疗的原因之一，以及转移患者至 MRI 可能造成患者进一步的损伤。据估计，有 1/3 至 1/2 的颈椎小关节不全脱位的患者，确实存在椎间盘损伤与突出，但这样的发现并不能清楚阐释闭合复位对于患者预后的影响[21]。

我们认为在患有颈部小关节脱位的 SCI 患者中，只要 MRI 的实施可以确保安全，那么 MRI 应该在闭合复位之前进行。患者应在复位实施、脊柱固定过程中被密切监控，如果神经的状态有改变，那么复位应该立即停止，紧急的 MRI 应该在患者推进手术室进行开放复位前进行。

合并多发伤的脊髓损伤

治疗伴有其他损伤的 SCI 患者是一个相当大的挑战。神经测试经常被多种因素干扰，包括麻醉带来的迟钝或同时发生的脑部损伤、昏迷、粉碎性骨折、周围神经损伤或其他各种原因造成的损伤。此外，这些患者也可能由于心肺功能衰弱而需要立刻的抢救措施干预。

在损伤后短时间内，应根据高级创伤生命支持指导，采取系统的方法进行紧急评价和建立抢救生命的治疗手段[22]。这些患者情况不一，这也就决定了我们不能用一套单一的标准来决定所有患者的手术干预的适合时机。相反的是，在这些情况下临床经验与人们的智慧在临床决策中扮演了重要角色。然而，这里确实有一些证据可以用以指导临床决策。

STASCIS 纳入了具有多发伤的患者，但研究的重点不是患者的多发伤。此外，患有威胁生命的疾病而阻碍了早

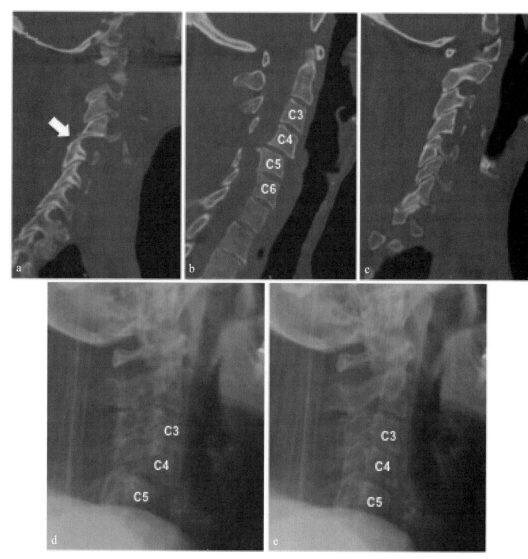

图 6.3　高速机动车辆碰撞导致单侧小关节脱位继发压迫的患者。a. 最初的矢状位 CT，显示小关节脱位（箭头）。b. 正中矢状位 CT 显示外伤性滑脱。c. 左旁矢状位 CT。d. 颈椎在闭合复位前错位。e. 在 11.3 kg 牵引结束闭合复位后颈椎复位

期减压手术实施的患者，被排除于研究之外[12]。调查主要将精力集中于多发伤的患者，通常将 72 小时作为早期和晚期手术的分界，并且运用更多更加通用的方法来评估预后，而不单单是神经恢复。Scaramuzzo 等[23] 发现早期修复（＜ 72

小时）与缩短重症护理监护时间有着联系，患者可以有更短的住院时间、更短的机械通气时间，并且对于输血的需要降低。与这些发现相同的是 Chipman 等[24] 的报道，所有的多发伤患者在术后 72 小时内接受治疗的损伤评分大于 15 的患者

发生并发症的概率较低。

虽然早期手术干预对于神经恢复的影响，特别是在多发伤患者上缺乏证据，但现有的文献还是整体支持有利于整体指标改善和减少并发症的早期手术。我们建议，通过临床检查，当有证据表明由 SCI 造成了神经损伤或 MRI 发现了脊柱压缩，手术干预应该尽可能早期开展（< 24 小时）。如果是在颈段 SCI、不全神经损伤、有证据支持神经功能下降的情况下，减压手术的开展就要更加快速。当然，手术必须在获得多学科团队与管理患者病情的医师一致同意的情况下方可实施。

■ 小结

与脊髓损伤相关的机械力通过直接破坏细胞膜、神经轴突及血管导致原发性损伤。其次是随时间变化的局部病理过程，构成了 SCI 的二次损伤阶段。临床前期研究表明神经预后是由初次损伤和二次损伤共同作用决定的。早期的处于二次损伤阶段的手术干预来去除压缩力并且减轻由脊柱不稳定带来的动态的损伤效果是有生物学依据的。这也就印证了"时间就是脊柱"这一箴言。

针对颈椎 SCI 患者进行的多中心前瞻性临床研究得到的结果也支持这些原则。24 小时内的手术减压与神经预后的改善有着明显的联系。尽管证据的强度并不像胸段与胸腰段那么显著，但是也有少量的临床研究通过多种评价手段证实早期的减压手术会使患者获益。我们相信，患有创伤性 SCI 的患者应尽早进行手术干预是一个普遍的原则。

对于颈部 SCI 出现创伤 CCS 的患者的处理是非常具有挑战性的，因为这些患者经常没有明显的不稳定的证据并可能发生自发的好转。直到针对这个问题的高质量的证据可用于指导临床决策之前，我们相信，这些患者应在 24 小时内减压，如果他们出现严重的神经系统损伤（AIS C 级或更差）。减压手术对于在第一个 24 小时病情不严重的神经损伤的患者不是强制的，在这些情况下，我们一般在受伤后的第一周进行手术。其他带来极大挑战的 2 种患者分别是颈椎小关节脱位及多发伤的患者。颈椎小关节脱位的患者应该立即进行闭合固定，但是 MRI 是否应在固定前进行仍有争议。我们建议如果不是显著拖延治疗时机，那么应采用影像评估。多发伤患者应高度怀疑 SCI，因为临床检查可能不准确。多发伤患者的处理也是一种挑战，因为合并损伤可能阻止手术的开展。如果 SCI 被确认，那么手术干预应尽早进行，理想情况下最好在 24 小时之内，但要多学科的专业团队会诊，以保证其安全。

要点

- 大量的临床证据支持早期手术减压可缓解急性脊髓损伤继发性损伤阶段的有害影响。
- 前瞻性临床研究表明，颈段 SCI 患者在 24 小时内实施手术可改善神经功能结果。我们支持尽快为这些患者进行外科干预。
- 有一些证据表明，对颈段脊髓紧急减压可以协同增强神经保护药物（包括甲泼尼龙）治疗颈脊髓损伤的作用。

- 虽然对胸段或胸腰段脊髓损伤患者早期手术的高质量临床证据仍不足，我们仍认为应尽可能在 24 小时内进行手术干预。
- 创伤性中央脊髓综合征患者的手术干预时机的作用缺乏高质量的证据。我们建议,任何严重的神经损伤(AIS C 级或更差)的患者在 24 小时内进行手术, 而一般损伤患者在损伤第一周内手术。

难点

- MRI 应该在复位前获得, 但不能因做 MRI 检查而延误治疗。
- 患者颈椎小关节脱位闭合复位时应密切监测神经状态, 出现任何恶化则应停止, 转为手术切开复位。
- 多发伤患者应高度怀疑脊髓损伤,只要多学科小组的所有成员认为手术安全, 则手术应在伤后 24 小时内进行。

■ 参考文献

5 篇 "必读" 文献

1. Rowland JW, Hawryluk GW, Kwon B, Fehlings MG. Current status of acute spinal cord injury pathophysiology and emerging therapies: promise on the horizon. Neurosurg Focus 2008;25:E2

2. Sekhon LH, Fehlings MG. Epidemiology, demographics, and pathophysiology of acute spinal cord injury. Spine 2001;26(24, Suppl):S2–S12

3. Carlson GD, Gorden C. Current developments in spinal cord injury research. Spine J 2002;2:116–128

4. Rossignol S, Schwab M, Schwartz M, Fehlings MG. Spinal cord injury: time to move? J Neurosci 2007;27:11782–11792

5. Dimar JR II, Glassman SD, Raque GH, Zhang YP, Shields CB. The influence of spinal canal narrowing and timing of decompression on neurologic recovery after spinal cord contusion in a rat model. Spine 1999;24:1623–1633

6. Carlson GD, Gorden CD, Oliff HS, Pillai JJ, LaManna JC. Sustained spinal cord compression: part I: timedependent effect on long-term pathophysiology. J Bone Joint Surg Am 2003;85-A:86–94

7. Batchelor PE, Wills TE, Skeers P, et al. Meta-analysis of pre-clinical studies of early decompression in acute spinal cord injury: a battle of time and pressure. PLoS ONE 2013;8:e72659

8. Furlan JC, Noonan V, Cadotte DW, Fehlings MG. Timing of decompressive surgery of spinal cord after traumatic spinal cord injury: an evidence-based examination of pre-clinical and clinical studies. J Neurotrauma 2011;28:1371–1399

9. Vaccaro AR, Daugherty RJ, Sheehan TP, et al. Neurologic outcome of early versus late surgery for cervical spinal cord injury. Spine 1997;22:2609–2613

10. McKinley W, Meade MA, Kirshblum S, Barnard B. Outcomes of early surgical management versus late or no surgical intervention after acute spinal cord injury. Arch Phys Med Rehabil 2004;85:1818–1825

11. Fehlings MG, Rabin D, Sears W, Cadotte DW, Aarabi B. Current practice in the timing of surgical intervention in spinal cord injury. Spine 2010;35(21, Suppl): S166–S173

12. Fehlings MG, Vaccaro A, Wilson JR, et al. Early versus delayed decompression for traumatic cervical spinal cord injury: results of the Surgical Timing in Acute Spinal Cord

Injury Study (STASCIS). PLoS ONE 2012; 7:e32037

13. van Middendorp JJ. Letter to the editor regarding: "Early versus delayed decompression for traumatic cervical spinal cord injury: results of the Surgical Timing in Acute Spinal Cord Injury Study (STASCIS)." Spine J 2012;12:540, author reply 541–542

14. Bellabarba C, Fisher C, Chapman JR, Dettori JR, Norvell DC. Does early fracture fixation of thoracolumbar spine fractures decrease morbidity or mortality? Spine 2010;35(9, Suppl):S138–S145

15. Schinkel C, Frangen TM, Kmetic A, Andress HJ, Muhr G; German Trauma Registry. Timing of thoracic spine stabilization in trauma patients: impact on clinical course and outcome. J Trauma 2006;61:156–160, discussion 160

16. Cengiz SL, Kalkan E, Bayir A, Ilik K, Basefer A. Timing of thoracolumbar spine stabilization in trauma patients; impact on neurological outcome and clinical course. A real prospective (RCT) randomized controlled study. Arch Orthop Trauma Surg 2008;128: 959–966

17. Dahdaleh NS, Lawton CD, El Ahmadieh TY, et al. Evidence- based management of central cord syndrome. Neurosurg Focus 2013;35:E6

18. Wilson JR, Vaccaro A, Harrop JS, et al. The impact of facet dislocation on clinical outcomes after cervical spinal cord injury: results of a multicenter North American prospective cohort study. Spine 2013;38: 97–103

19. Newton D, England M, Doll H, Gardner BP. The case for early treatment of dislocations of the cervical spine with cord involvement sustained playing rugby. J Bone Joint Surg Br 2011;93:1646–1652

20. Arnold PM, Brodke DS, Rampersaud YR, et al; Spine Trauma Study Group. Differences between neurosurgeons and orthopedic surgeons in classifying cervical dislocation injuries and making assessment and treatment decisions: a multicenter reliability study. Am J Orthop 2009;38:E156–E161

21. Gelb DE, Hadley MN, Aarabi B, et al. Initial closed reduction of cervical spinal fracture-dislocation injuries. Neurosurgery 2013;72(Suppl 2):73–83

22. Advanced Trauma Life Support. Student Course Manual, 9th ed. Chicago: American College of Surgeons, Committee on Trauma; 2012

23. Scaramuzzo L, Tamburrelli FC, Piervincenzi E, Raggi V, Cicconi S, Proietti L. Percutaneous pedicle screw fixation in polytrauma patients. Eur Spine J 2013; 22(Suppl 6):S933–S938

24. Chipman JG, Deuser WE, Beilman GJ. Early surgery for thoracolumbar spine injuries decreases complications. J Trauma 2004;56:52–59

7

甲泼尼龙作为治疗急性脊髓损伤的有效选择：对文献的重新评估

原著　Michael G. Fehlings, Newton Cho
翻译　李　鲲

■ 概述

直到目前，急性脊髓损伤（SCI）仍是一种难以治疗的严重疾病。根据 2012 年的报道[1]，在美国，急性脊髓损伤的发病率为每百万人 54 例。尽管根据之前的观点，急性脊髓损伤好发于年轻人，但是目前其发病率在年轻人群体中出现了下降而在老年群体中出现了上升[1]。不幸的是，损伤率最高的区域是会引起严重功能损害的颈椎节段[2, 3]。急性脊髓损伤的患者同样也会遭受若干并发症的困扰，包括呼吸系统并发症，如肺不张、肺炎和通气功能障碍。同样，他们要忍受影响日常生活的慢性疼痛，尤其是在复健、工作过程中，并发的尿失禁、排泄功能障碍及压疮可能会导致再次入院治疗，降低患者的生存质量。由于发病群体年龄的增长，急性脊髓损伤治疗的挑战不仅仅在于损伤后即刻的治疗，也在于对并发症的处理。

从这个角度来讲，急性脊髓损伤治疗方法和评估手段的不断提升对于治疗这类疾病有着重要的意义。目前来说，

并没有治愈急性脊髓损伤的方法，但是已有许多研究多年的干预措施。这些措施包括损伤后早期手术减压，这种治疗方法已经在近期的急性脊髓损伤手术时机研究（STASCIS）中被数据证实。此项研究证实，当损伤后 24 小时内接受手术治疗，患者术后 6 个月的神经功能有明显恢复[4]。对于其他的医疗干预手段的研究也一直在进行中，如治疗性低体温、纳洛酮治疗、尼莫地平、GM1 神经节苷脂、利鲁唑、二甲胺四环素（米诺环素）、细胞移植治疗[5]，但是这些治疗手段呈现出了混合结果。

甲泼尼龙琥珀酸钠（MPSS）是急性脊髓损伤治疗研究中最受争议、历史最久远的药物。为研究其对急性脊髓损伤的治疗作用，自 1980 年以来进行了多次随机对照试验，关于这些试验的争论一直持续至今。举例来说，美国神经外科医师协会（AANS）和神经外科医师大会（CNS）指导手册曾经将甲泼尼龙琥珀酸钠作为推荐药物，但现在却反对甲泼尼龙琥珀酸钠的使用（Ⅰ级推荐）。然而，作为使用甲泼尼龙琥珀酸钠的证

据，2002 年的第一版操作指南并未建议禁止使用甲泼尼龙琥珀酸钠。这进一步说明了对于手术和使用甲泼尼龙琥珀酸钠之间的关系缺乏一个明确的了解。近期的急性脊髓损伤手术时机研究致力于观察颈椎节段的早期手术减压治疗合并使用甲泼尼龙琥珀酸钠对于减少并发症发病率的效果及手术和甲泼尼龙琥珀酸钠之间可能的增益作用。不久前的一份 Cochrane 系统评价同样强调了甲泼尼龙琥珀酸钠在治疗急性脊髓损伤的潜力，但这份研究并未被指导手册收录。总体来说，急性脊髓损伤病情复杂，甲泼尼龙琥珀酸钠在胸腰椎急性脊髓损伤时的作用机制仍未被完全阐明，所以，对于治疗过程中不推荐使用甲泼尼龙琥珀酸钠，临床医生的意见并不统一。

甲泼尼龙在脊髓损伤中的证据

临床前研究

甲泼尼龙已在许多临床前试验中进行评估，针对其提出了多种作用机制。研究证实，在损伤后使用甲泼尼龙琥珀酸钠可减少损伤造成的脊髓神经纤维的丢失[6]，而这可能是由于其逆转了钙离子内流及因钙内流引起的蛋白酶激活[6]。在猫的脊髓损伤模型中，早期使用甲泼尼龙琥珀酸钠可以稳定损伤后脊髓血流，防止局部缺血，这可能由于其促进花生四烯酸的生成抑制了血管收缩性的前列腺素释放、稳定生物膜引起的[7, 8]。甲泼尼龙琥珀酸钠同样也会减少这类过氧化，从而使得包括 Na^+/K^+ ATP 酶在内的神经细胞膜酶类稳定[9]。近期的一项使

用双光子成像的体内实验证实使用甲泼尼龙可以减少炎症细胞生成、钙离子内流及轴突损伤[10]。当然，这些临床前试验的结果为甲泼尼龙和甲泼尼龙琥珀酸钠的临床试验打下了基础，最终得以进行国家急性脊髓损伤临床研究 I、II、III 期。

国家急性脊髓损伤研究 I 期

国家急性脊髓损伤 I 期是一个检测高剂量及低剂量甲泼尼龙琥珀酸钠对于急性脊髓损伤后 6 周及 6 个月的神经修复作用的双盲随机试验[11]。共有 9 家医院参与此项研究。纳入标准是诊断为急性脊髓损伤的患者。感觉丧失（针刺及轻触觉）或者损伤平面以下的运动功能丧失被认定为急性脊髓损伤，而仅有神经根症状或者马尾症状的患者则被排除。共有 330 例患者被随机分为 2 个类固醇治疗组，最终有 24 例患者未被纳入统计。随机分组后，患者分别被初次注射 100 mg 或者 1 000 mg 甲泼尼龙琥珀酸钠，然后 10 天内，每 6 小时分别静脉注射 25 mg 或者 250 mg 甲泼尼龙琥珀酸钠。作者于损伤后 6 周（30~96 天）、6 个月（170~240 天）及 1 年（365~425 天）分别进行了神经检查，对运动功能、针刺反应、轻触觉分别进行评分。在运动功能障碍、针刺试验及轻触觉方面，多元变量分析在 6 周及 6 个月均未发现明显差异。在高剂量组，伤口感染发生率为低剂量组的 3.6 倍（$P=0.01$），但并未对生存造成影响，尽管在发病最初 14 天内，高剂量组死亡率为 5.9%，低剂量组为 1.9%。总的来说，这项试验证明了高

剂量的甲泼尼龙琥珀酸钠治疗并没有优势，并且增加了感染率及潜在的致死危险。这项试验的缺点是并未设置对照组，故无法获得关于甲泼尼龙琥珀酸钠有效性的直接结论。

国家急性脊髓损伤研究 II 期

国家脊髓损伤研究 II 期建立在 I 期研究的基础上，使用更高剂量的甲泼尼龙琥珀酸钠，增加了一个安慰剂组和一个纳洛酮治疗组[12]。使用更高剂量的甲泼尼龙琥酸钠是建立在说明之前使用剂量未达到治疗标准的研究数据之上的。患者分组如下：①甲泼尼龙琥珀酸钠治疗组和纳洛酮安慰剂组；②甲泼尼龙琥珀酸钠安慰剂组和纳洛酮治疗组；③甲泼尼龙琥珀酸钠安慰剂组和纳洛酮安慰剂组。甲泼尼龙琥珀酸钠治疗组在 15 分钟内给予大剂量 30 mg/kg，间隔 45 分钟，然后在接下来的 23 小时内给予维持剂量 5.4 mg/（kg·h），在患者允许下，使用同 I 期试验相同的方法分别于 6 周(42~49天）和 6 个月（180~210 天）检测神经功能，但只检测右侧躯体。在第 6 周时，甲泼尼龙琥珀酸钠治疗组和安慰剂组针刺试验（6.7 ：4.8，$P=0.079$）和轻触觉评分（6.1 ： 3.9，$P=0.066$）有明显的统计学提高，但是运动功能评分没有显著差异。但是在受伤后 8 小时内进行治疗的患者在运动功能评分上有显著提高（10.6 ：7.2，$P=0.048$）。在 6 个月时，甲泼尼龙琥珀酸钠在治疗组的患者在针刺试验（10.0 ：6.6，$P=0.012$）和轻触觉评分（8.7 ：5.9，$P=0.042$）对比安慰剂组同样具有显著差异，8 小时内进行

治疗的患者也在运动功能评分上显著提高（16.0 ：11.2，$P=0.033$）。不同于国家急性脊髓损伤研究 I 期，甲泼尼龙琥珀酸钠治疗组和安慰剂组在伤口感染、消化道出血和死亡率上并无显著差异。总体来说，这项试验虽然证明了患者在 8 小时内接受甲泼尼龙琥珀酸钠治疗会显著提高运动功能恢复，但其主要数据分析并未证实甲泼尼龙琥珀酸钠的有效性。

国家急性脊髓损伤研究 III 期

国家急性脊髓损伤研究 III 期随机对照试验致力于研究是否甲泼尼龙琥珀酸钠的 48 小时维持剂量相较于 24 小时的治疗方案更有疗效[13]。甲磺酸替拉西沙坦是一种被证实的脂质过氧化抑制剂。此次试验共随机选择 499 例患者。接受甲泼尼龙琥珀酸钠 48 小时治疗的患者，采取 5.4 mg/（kg·h）持续注射。在随机分组前，所有的患者都接受了初始大剂量甲泼尼龙琥珀酸钠治疗（20~40 mg/kg）。同 II 期试验，运动功能、针刺试验和轻触觉分别于损伤后即刻、6 周和 6 个月进行检查。由于强调自顾（self-care），受伤后 6 周以及 6 个月也进行了针对括约肌控制力、活动能力、移动能力、交流和社会认同的功能独立性评价(FIM)。研究发现，相较于 24 小时治疗，在伤后 3~8 小时接受为期 48 小时的甲泼尼龙琥珀酸钠治疗的患者，6 周（12.5 ： 7.6，$P=0.04$）及 6 个月时（17.6 ： 11.2，$P=0.01$），患者运动功能恢复明显。在感觉方面，并未发现明显差异。与 24 小时治疗组相比，48 小时治疗小组在 FIM 评分（$P=0.08$）、自顾（$P=0.03$）及括约肌功能（$P=0.01$）

方面有提高。生存率在两组之间并无差异。然而，48 小时治疗组败血症发病率高于 24 小时治疗组（5.8% 48 小时甲泼尼龙琥珀酸钠治疗组∶0 甲磺酸替拉西沙坦治疗组∶2.6% 24 小时甲泼尼龙琥珀酸钠治疗组）。

国家急性脊髓损伤研究Ⅱ期结果的复查

若干研究对于国家急性脊髓损伤研究所提出的问题进行了进一步的探索。1994 年，在一项刊登于日本杂志的多中心研究中，158 例患者被随机分为国家急性脊髓损伤研究Ⅱ期类固醇治疗法组和类固醇治疗法组（无安慰剂）[14]。所有患者在脊髓损伤 8 小时内接受了类固醇治疗。在为期 6 个月的随访中，虽然没有统计学差异［95% 置信区间（C1），−1.73~9.53］，但是接受了甲泼尼龙治疗的患者运动功能比未接受治疗的患者提高了 3.9%（计算方法与国家急性脊髓损伤研究Ⅱ期相同）。不幸的是，此项研究未设置安慰剂组，并非单盲或者双盲，并且在随访中患者数量明显下降（74% 的患者全程参与为期 6 个月的随访）。

一项由法国研究人员发起的致力于研究神经修复情况的单中心随机对照研究，对损伤后 8 小时内接受甲泼尼龙琥珀酸钠[15]、尼莫地平治疗的患者与未接受治疗的患者，进行了为期 1 年的研究对比。共有 106 例患者参与了此项研究并随机分组。治疗开始时和 1 年之后的神经功能检查采用的是 ASIA 评分，接受甲泼尼龙琥珀酸钠治疗的患者在治疗第一个小时接受剂量为 30 mg/kg，然后在剩余的

23 小时接受剂量为 5.4 mg/（kg·h）。脊髓损伤 1 年后，治疗组间的 ASIA 评分没有差异；治疗组中 46% 的患者经历过高血糖症，而未治疗组仅为 3%，这具有明显差异。总而言之，在神经损伤修复方面，甲泼尼龙琥珀酸钠治疗组与未治疗组相比，并没有明显的治疗作用，而在此项实验中，所使用的治疗剂量和方案与国家急性脊髓损伤研究Ⅱ期相同，所以此项研究的结论与国家急性脊髓损伤研究Ⅱ期相悖。然而，值得争议的是，此项研究中的患者数量较少且潜在动力不足。

另一项由 Matsumoto 等开展的研究[16]，致力于评估在急性脊髓损伤中，高剂量甲泼尼龙琥珀酸钠治疗与安慰剂组在并发症上的异同。对于急性脊髓损伤患者，分别采取甲泼尼龙琥珀酸钠和安慰剂治疗。针对颈椎急性脊髓损伤的患者采取国家急性脊髓损伤研究Ⅱ期甲泼尼龙琥珀酸钠治疗方案或者安慰剂治疗。有 23 例患者接受了 2 种治疗。两组之间在肺部并发症（甲泼尼龙琥珀酸钠治疗组 8 例∶安慰剂组 1 例，P=0.009）和消化系统并发症（甲泼尼龙琥珀酸钠 4 例∶安慰剂组 0 例，P=0.036）有明显差异。作者总结认为患有颈椎急性脊髓损伤的患者易患肺部和消化系统并发症，同时作者也承认此项研究样本过小。此外，在安慰剂组，有大量患者的脊髓损伤较治疗组轻，这也许会对研究结果中安慰剂组并发症较少有影响。综合来讲，在国家急性脊髓损伤研究Ⅱ期后进行的若干可靠研究发现了相反的结论，这或许可以证明甲泼尼龙对于治疗效果并不如国家急性脊髓损伤Ⅱ期的预期，然而这

些试验或多或少受到相关因素限制，不能得到一个明确的反驳甲泼尼龙的结论。

Cochrane 系统评价

一项关于在急性脊髓损伤中使用激素类药物的 Cochrane 系统评价于 2012 年发布[17]。共有 8 项关于在急性脊髓损伤中使用激素类药物的研究，其中 7 项使用了甲泼尼龙琥珀酸钠。总体来说，在使用国家急性脊髓损伤 II 期治疗方案的研究中，甲泼尼龙琥珀酸钠组的治疗效果相较于安慰剂组和未治疗组，并未发现差异。仅在将损伤后 8 小时内接受治疗的患者纳入研究时，甲泼尼龙琥珀酸钠治疗组相较于安慰剂组和未治疗组在恢复的最终阶段，运动功能经均数加权后有 4.6% 的提升（95% 置信区间，0.58~7.55）（图 7.1）。在考虑 48 小时较 24 小时治疗优势方面，仅有国家急性脊髓损伤 III 期一项研究，所以并无新的发现。安慰剂组、未治疗组和甲泼尼龙琥珀酸钠治疗组在总死亡率方面并无差异。总而言之，系统评价的结论说明，在 III 期随机试验中，仅有损伤后 8 小时内高剂量的甲泼尼龙琥珀酸钠疗法对于治疗有效，若将治疗时间延长至 48 小时，并且开始治疗时间为损伤后 3~8 小时，会取得更好的疗效。

急性脊髓损伤手术时机研究

Wilson 等[18]应用急性脊髓损伤手术时机研究（STASCIS）的数据研究了颈椎急性脊髓损伤并发症的相关情况。急性脊髓损伤手术时机研究证明了早期手术减压（24 小时内）对于神经功能恢复

有积极效果[4]。此项并发症研究一共分析了 411 例患者的心肺功能、手术指征、血栓、感染和压疮的发生发展情况。共发现了 5 项与预后相关的因素（$P<0.10$），其中包含了激素类药物治疗的阙如 [比值比（OR）0.56；95% 置信区间，0.35~0.90；$P=0.02$；表 7.1]。由于很多患者接受过手术减压治疗，我们可假设手术治疗和激素类治疗之间有协同作用。根据急性脊髓损伤手术时机研究结果制作的多元退变模型证实，根据手术时机选择、急性脊髓损伤状态（完全或者部分）及激素类药物的使用可以预测患者神经恢复情况预后[4]。尽管此项研究有一些不足之处，如仅研究了感染率较腰椎、胸椎低的颈椎急性损伤研究，未在接受激素治疗与未接受激素治疗患者之间对比，但此项研究发现了在手术治疗和激素治疗之间可能存在的协同作用，这是此前的研究所没有涉及的。

总而言之，对于在急性脊髓损伤中使用甲泼尼龙的证据是较为混杂的。但是，有些未纳入研究的近期随机对照试验和 Cochrane meta 分析证实，损伤后 8 小时内高剂量的甲泼尼龙琥珀酸钠疗法可以显著提高运动功能，若将治疗时间延长至 48 小时，并且开始治疗时间为损伤后 3~8 小时，会取得更好的疗效。同样的，并未有研究证明甲泼尼龙治疗与并发症和生存率的相关性。

■ 对现有手册的调查

美国神经外科医师协会（AANS）和神经外科医师大会（CNS）共同推出的 2 个指导手册分别给出对于使用甲泼尼龙

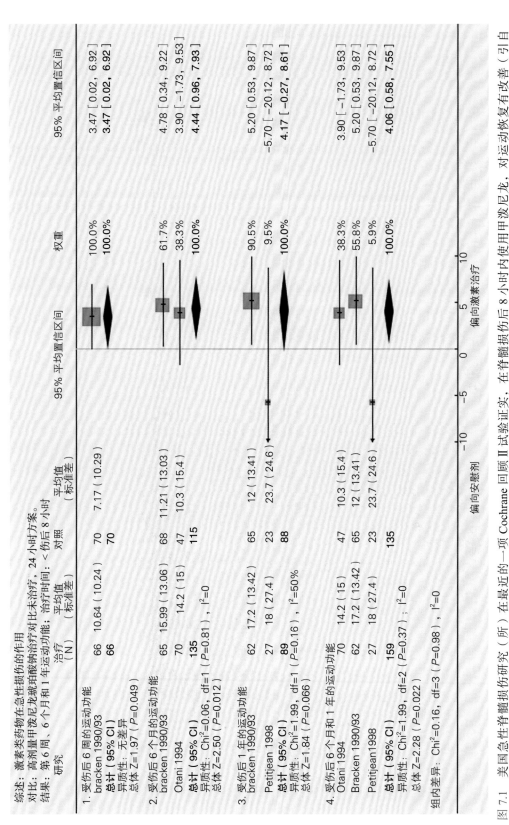

综述：激素类药物在急性损伤的作用
对比：高剂量甲泼尼龙琥珀酸钠治疗对比未治疗，24 小时方案。
结果：第 6 周、6 个月和 1 年运动功能；治疗时间：< 伤后 8 小时

研究	治疗 （N）	平均值 （标准差）	对照	平均值 （标准差）	95% 平均置信区间	平均值 （标准差）	权重	95% 平均置信区间
1. 受伤后 6 周的运动功能								
bracken 1990/93	66	10.64（10.24）	70	7.17（10.29）			100.0%	3.47 [0.02，6.92]
总计（95% CI)	66		70				100.0%	3.47 [0.02，6.92]
异质性：无差异								
总体 Z=1.97（P=0.049）								
2. 受伤后 6 个月的运动功能								
bracken 1990/93	65	15.99（13.06）	68	11.21（13.03）			61.7%	4.78 [0.34，9.22]
Otani 1994	70	14.2（15）	47	10.3（15.4）			38.3%	3.90 [−1.73，9.53]
总计（95% CI)	135		115				100.0%	4.44 [0.96，7.93]
异质性：Chi²=0.06，df=1（P=0.81），I²=0								
总体 Z=2.50（P=0.012）								
3. 受伤后 1 年的运动功能								
bracken 1990/93	62	17.2（13.42）	65	12（13.41）			90.5%	5.20 [0.53，9.87]
Petitjean 1998	27	18（27.4）	23	23.7（24.6）			9.5%	−5.70 [−20.12，8.72]
总计（95% CI)	89		88				100.0%	4.17 [−0.27，8.61]
异质性：Chi²=1.99，df=1（P=0.16），I²=50%								
总体 Z=1.84（P=0.066）								
4. 受伤后 6 个月和 1 年的运动功能								
Otani 1994	70	14.2（15）	47	10.3（15.4）			38.3%	3.90 [−1.73，9.53]
Bracken 1990/93	62	17.2（13.42）	65	12（13.41）			55.8%	5.20 [0.53，9.87]
Petitjean1998	27	18（27.4）	23	23.7（24.6）			5.9%	−5.70 [−20.12，8.72]
总计（95% CI)	159		135				100.0%	4.06 [0.58，7.55]
异质性：Chi²=1.99，df=2（P=0.37）；I²=0								
总体 Z=2.28（P=0.022）								

组内差异：Chi²=0.16，df=3（P=0.98），I²=0

偏向安慰剂　　偏向激素治疗

图 7.1 美国急性脊髓损伤研究（所）在最近的一项 Cochrane 回顾 II 试验证实，在脊髓损伤后 8 小时内使用甲泼尼龙，对运动恢复有改善（引自 Bracken MB. Steroids for acute spinal cord injury. Cochrane Database Syst Rev 2012;1:CD001046）

表 7.1　脊髓损伤手术时机研究结果（STASCIS）

因素	风险比	95% 置信区间	P 值
年龄	1.02	1.00~1.03	0.047
入院 AIS 等级			< 0.01
A	9.44	4.90~18.16	
B	4.76	2.22~10.18	
C	2.00	0.95~4.19	
D*	1.00		
激素使用	0.56	0.35~0.90	0.02
合并疾病			0.02
无	0.46	0.24~0.91	
有*	1.00		
高能、低能损伤	1.57	0.96~2.56	0.07

引自 Wilson JR，Arnold PM，Singh A，Kalsi-Ryan S，Fehlings MG. Clinical prediction model for acute inpatient complications after traumatic cervical spinal cord injury: a subanalysis from the Surgical Timing in Acute Spinal Cord Injury Study. J Neurosurg Spine 2012;17(1, Suppl):46-51.
注意：资料表示手术和激素使用有协同效果
* 文献查询

相反的指导。在 2002 年，基于使用甲泼尼龙的不良影响较有益的临床作用更具有一致性，甲泼尼龙仅作为急性脊髓损伤治疗的选择性使用药物[19]。而 2013 年，指导手册不推荐甲泼尼龙作为急性脊髓损伤的推荐用药（Ⅰ级建议）[20]。然而，观察自 2002 年以来的研究结果，我们认为手册中的改变并非必要。

2013 年版指导手册收录了自上版发布后的 9 个新研究。这些研究混合了Ⅱ、Ⅲ级证据[20]。3 项新研究证实使用甲泼尼龙琥珀酸钠的患者会有更好的神经恢复。Lee 等[21]进行了一项 111 例患者的回顾性研究，研究证实完全性急性脊髓损伤患者中，接受治疗的 16 例中 11 例症状有所改善，而未接受治疗的 7 例没

有改善。Tsutsumi 等[22]的回顾性研究证实，在 70 例接受 5 年以上治疗的颈椎急性脊髓损伤患者中，与未接受甲泼尼龙琥珀酸钠治疗的患者对比，治疗的患者在 ASIA 运动评分上，有 18 分以上的恢复。Aito 等[23]在他们的回顾性研究证实，在过去 24 年内发病的 65 例患者中，接受过甲泼尼龙琥珀酸钠治疗的患者对比未接受此种治疗的患者更可能出现神经功能恢复（P=0.05）。类似的，3 项研究证实了接受甲泼尼龙琥珀酸钠治疗的患者更可能出现并发症。根据 Ito 等[24]的研究证实，接受此种治疗的患者感染率显著增高，Suberviola 等[25]的前瞻性病例对照研究发现[26]，在接受甲泼尼龙琥珀酸钠治疗的 5 例急性脊髓损伤与 3 例

未接受治疗的患者间，呼吸系统感染、总感染率和早期高血糖症及急性皮质类固醇疾病发病率升高，但是生存率没有差异。

同样，自 2002 年以来关于甲泼尼龙琥珀酸钠的研究结论混杂。不管怎样，非随机分组的研究并不能提供充足的证据提出 I 级建议不提倡使用激素类药物。仅有 Leypold 等[27]的研究精确修正了神经功能评定的基线，此项研究未能发现使用激素类治疗与神经功能病理和并发症有显著关系。与此相反的是，国家急性脊髓损伤研究和 Cochrane 系统评价得到的结果，提供了最高等级的证据证明在急性脊髓损伤治疗中使用甲泼尼龙琥珀酸钠的有效性，但具有争议。

脊髓损伤的异质性也是在最新的指导手册中没有完全阐明的问题。更具体来说，对于不同级别的急性脊髓损伤来说，甲泼尼龙琥珀酸钠治疗效果是否不同。Evaniew 等[28]最新的研究试图解答这个问题。他们通过调查在 Rick Hansen 脊髓损伤档案馆的档案，寻找接受国家急性脊髓损伤研究 II 期方案治疗的患者，利用倾向评分来区分患者的神经损伤等级。他们发现当将损伤解剖平面和严重性加入分析中时，未发现颈椎和胸椎患者使用甲泼尼龙琥珀酸钠可以提高运动恢复评分。不幸的是，此项研究的患者数量很少，仅有 46 例患者接受了甲泼尼龙琥珀酸钠治疗，所以难以得到肯定的结论。在甲泼尼龙琥珀酸钠治疗领域，脊髓损伤异质性仍是一个未阐明的问题。此外，在最新的排斥使用甲泼尼龙琥珀酸钠的指导手册中，此问题并未被清楚阐明。

■ 小结

依据现有的数据，我们认为甲泼尼龙琥珀酸钠应作为治疗的选择用药，尤其对于接受过手术减压的颈椎脊髓损伤患者。自 2002 年以来，出现了新的证据证实甲泼尼龙琥珀酸钠的使用具有治疗效果并且不会增加致死率，但这些研究中包括了具有固有风险和偏倚的非随机对照试验，缺乏调整的神经功能基线，所有这些并不能支持严格的证据否定在脊髓损伤中使用激素类药物。现有的随机对照试验和 meta 分析提供了证据，证明在损伤后 8 小时使用国家急性脊髓损伤研究 II 期方案可以提高神经功能恢复。此外，近期急性脊髓损伤手术时机研究的数据证实，早期手术减压治疗和使用类固醇可能对于减轻颈椎脊髓损伤患者的并发症有协同作用。关于甲泼尼龙琥珀酸钠治疗和脊髓损伤异质性之间的关系并没有被完整地提出并解决。现阶段，我们认为关于使用甲泼尼龙琥珀酸钠的决定应由治疗医师结合新指南酌情做出。新的指导手册将医师置于一个法律上尴尬的位置，尤其在处理术中和医源性脊髓损伤时。根据新的指导手册，I 级建议是不使用甲泼尼龙琥珀酸钠。然而，根据我们的研究，我们并不这样认为。尽管甲泼尼龙琥珀酸钠并不是治疗脊髓损伤必需的药物，但我们认为它的使用应该根据患者个体状况由医师谨慎选择。

要点

◆ 由美国神经外科医师协会（AANS）和神经外科医师大会（CNS）于2013年发布的最新指导手册提出的Ⅰ级建议是在脊髓损伤中不使用甲泼尼龙琥珀酸钠。

◆ 关于甲泼尼龙使用的标志性研究包括国家急性脊髓损伤研究Ⅰ、Ⅱ、Ⅲ期，这些研究证实，损伤后8小时接受甲泼尼龙治疗会对神经修复有益。国家急性脊髓损伤研究Ⅲ期证实，在伤后3~8小时接受激素治疗的患者，将治疗时间延长至48小时对治疗有益。

◆ 一项在2012年发布的Cochrane系统评价进一步证明了若在伤后8小时内接受甲泼尼龙治疗，会促进神经功能恢复。在接受甲泼尼龙治疗患者与未接受治疗患者之间，其死亡率、感染和胃肠道大出血的发生率并无差异。

◆ 我们认为，在2002年指导手册推出后，通过发表的Ⅱ、Ⅲ级研究并不能得出一个不支持使用甲泼尼龙的Ⅰ级建议。

◆ 最新的指导手册未能具体研究脊髓损伤的异质性。有一些证据证明减压手术和激素治疗之间可能有协同作用。这些问题需要充分研究后才能做出不推荐使用的建议。

◆ 实际上，医师被置于一个两难的境地，尤其在面对术中或者医源性脊髓损伤问题时，因为最新的治疗手册认为甲泼尼龙在治疗时根本不应被考虑。

难点

◆ 要充分考虑正反双方对于是否可应用甲泼尼龙治疗SCI的证据。

◆ 也许甲泼尼龙不是脊髓损伤的必须用药，但是不应被完全排除。

◆ 在排除甲泼尼龙使用前，关于脊髓损伤异质性及手术治疗和甲泼尼龙之间的协同作用同样应该仔细研究。

■ 参考文献

1. Jain NB, Ayers GD, Peterson EN, et al. Traumatic spinal cord injury in the United States, 1993-2012. JAMA 2015;313:2236–2243

2. Pickett GE, Campos-Benitez M, Keller JL, Duggal N. Epidemiology of traumatic spinal cord injury in Canada. Spine 2006;31:799–805

3. Couris CM, Guilcher SJT, Munce SEP, et al. Characteristics of adults with incident traumatic spinal cord injury in Ontario, Canada. Spinal Cord 2010;48:39–44

4. Fehlings MG, Vaccaro A, Wilson JR, et al. Early versus delayed decompression for traumatic cervical spinal cord injury: results of the Surgical Timing in Acute Spinal Cord Injury Study (STASCIS). PLoS ONE 2012; 7:e32037

5. Wilson JR, Forgione N, Fehlings MG. Emerging therapies for acute traumatic spinal cord injury. CMAJ 2013;185:485–492

6. Braughler JM, Hall ED. Effects of multi-dose methylprednisolone sodium succinate administration on injured cat spinal cord neurofilament degradation and energy metabolism. J Neurosurg 1984;61:290–295

7. Anderson DK, Means ED, Waters TR, Green ES. Microvascular perfusion and metabolism in injured spinal cord after methylprednisolone treatment. J Neurosurg 1982;56:106–113

8. Hall ED, Wolf DL, Braughler JM. Effects of a single large dose of methylprednisolone sodium succinate on experimental posttraumatic spinal cord ischemia. Dose-response and time-action analysis. J Neurosurg 1984;61:124–130

9. Hall ED, Braughler JM. Effects of intravenous methylprednisolone on spinal cord lipid peroxidation and Na^{++} K$^+$)-ATPase activity. Dose-response analysis during 1st hour after contusion injury in the cat. J Neurosurg 1982;57:247–253

10. Tang P, Zhang Y, Chen C, et al. In vivo two-photon imaging of axonal dieback, blood flow, and calcium influx with methylprednisolone therapy after spinal cord injury. Sci Rep 2015;5:9691

11. Bracken MB, Collins WF, Freeman DF, et al. Efficacy of methylprednisolone in acute spinal cord injury. JAMA 1984;251:45–52

12. Bracken MB, Shepard MJ, Collins WF, et al. A randomized, controlled trial of methylprednisolone or naloxone in the treatment of acute spinal-cord injury. Results of the Second National Acute Spinal Cord Injury Study. N Engl J Med 1990;322:1405–1411

13. Bracken MB, Shepard MJ, Holford TR, et al. Administration of methylprednisolone for 24 or 48 hours or tirilazad mesylate for 48 hours in the treatment of acute spinal cord injury. Results of the Third National Acute Spinal Cord Injury Randomized Controlled Trial. National Acute Spinal Cord Injury Study. JAMA 1997; 277:1597–1604

14. Otani K, Abe H, Kadoya S. Beneficial effects of methylprednisolone sodium succinate in the treatment of acute spinal cord injury. Sekitsy Sekizui 1994;7: 633–647

15. Pointillart V, Petitjean ME, Wiart L, et al. Pharmacological therapy of spinal cord injury during the acute phase. Spinal Cord 2000;38:71–76

16. Matsumoto T, Tamaki T, Kawakami M, Yoshida M, Ando M, Yamada H. Early complications of high-dose methylprednisolone sodium succinate treatment in the follow-up of acute cervical spinal cord injury. Spine 2001;26:426–430

17. Bracken MB. Steroids for acute spinal cord injury. Cochrane Database Syst Rev 2012;1:CD001046

18. Wilson JR, Arnold PM, Singh A, Kalsi-Ryan S, Fehlings MG. Clinical prediction model for acute inpatient complications after traumatic cervical spinal cord injury: a subanalysis from the Surgical Timing in Acute Spinal Cord Injury Study. J Neurosurg Spine 2012;17(1, Suppl):46–51

19. Hadley M, Walters B, Grabb P, et al. Pharmacological therapy after acute cervical spinal cord injury. Neurosurgery 2002;50:563–569, discussion 569–570

20. Hurlbert RJ, Hadley MN, Walters BC, et al. Pharmacological therapy for acute spinal cord injury. Neurosurgery 2013;72(3, Suppl 2):93–105

21. Lee HC, Cho DY, Lee WY, Chuang HC. Pitfalls in treatment of acute cervical spinal cord injury using highdose methylprednisolone: a retrospect audit of 111 patients. Surg Neurol 2007; 68(suppl 1):37–42

22. Tsutsumi S. Ueta T, Shiba K, Yamamoto S, Takagishi K. Effects of the Second National Acute Spinal Cord Injury Study of high-dose methylprednisolone therapy on acute cervical spinal cord injury—results in spinal injuries center. Spine 2006;31(26):2992-2996

23. Aito S, D'Andrea M, Werhagen L. Spinal cord injuries due to diving accidents. Spinal Cord 2005;43(2): 109–116

24. Ito Y, Sugimoto Y, Tomioka M, Kai N, Tanaka M. Does high dose methylprednisolone sodium succinate really improve neurological status in patient with acute cervical cord injury?: A prospective study about neurological recovery and early complications. Spine

2009;34(20):2121–2124

25. Suberviola B, González-Castro A, Llorca J, Ortiz- Melón F, Miňambres E. Early complications of highdose methylprednisolone in acute spinal cord injury patients. Injury 2008;39(7):748–752

26. Qian T, Guo X, Levi AD, Vanni S, Shebert RT, Sipski ML. High-dose methylprednisolone may cause myopathy in acute spinal cord injury patients. Spinal Cord 2005;43(4):199–203

27. Leypold BG, Flanders AE, Schwartz ED, Burns AS. The impact of methylprednisolone on lesion severity following spinal cord injury. Spine 2007;32:373–378, discussion 379–381

28. Evaniew N, Noonan VK, Fallah N, et al; RHSCIR Network. Methylprednisolone for the treatment of patients with acute spinal cord injuries: A propensity score-matched cohort study from a Canadian multi-center spinal cord injury registry. J Neurotrauma 2015;32:1674–1683

8

脊髓损伤的神经保护，什么是未来

原著　Christopher S. Ahuja, Michael G. Fehlings
翻译　梁卓文

■ 概述

脊髓损伤的神经保护策略是原发性和继发性损伤的概念。原发性损伤构成脊髓、神经根和血管的刺激机械力。继发性损伤包括随后的炎症、兴奋性毒性、细胞凋亡的级联反应及缺血缺氧事件（图8.1）。针对二次损伤开展的临床前研究

和转化试验试图改善这一恶劣环境中细胞的存活以最大限度地发挥神经保护治疗（图8.2）。

本章的第一部分总结了正在进行和完成的临床试验的文献，并强调其病理生理基础（表8.1）。第二部分讨论在未来10年有临床转化潜力的临床前研究。

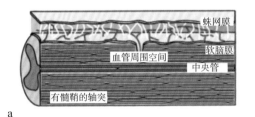

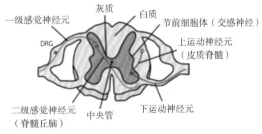

图8.1　脊髓损伤后不同时期脊髓的纵向和横面表现

a. 正常脊髓。b. 急性期。这一阶段的特征是由于中枢轴突断裂和原发性损伤所致脱髓鞘。灰质和白质出血是常见的。脑灰质胶质细胞和感觉（红色）、自主神经（绿色）、运动神经元（蓝色）坏死，伴随轴突肿胀和A–β蛋白积累（提示轴突运输失败）。小胶质细胞由于坏死的副产物而激活，分泌炎性细胞因子和一氧化氮，进一步损伤组织并引发全身炎症细胞。交感神经节前神经元坏死（绿色）引起自主神经功能障碍。c. 亚急性期。出血和水肿持续，导致渐进的低灌注/缺血区（红区）。这使坏死持续，并引发细胞凋亡。巨噬细胞（绿色）浸润，造成局部损伤。在损伤中心，下运动神经元细胞体的急性坏死导致残存轴突的降解（蓝色虚线）。一级感觉神经元轴突切断造成细胞体枯梢（背根神经节，DRG）。在损伤中心，断裂的上运动神经元轴突导致远端退化（在尾部横面的蓝色虚线）。切断的感觉神经纤维在损伤中心造成轴突的尾部枯死（尾段红色虚线）。经过几周进展，出血、水肿结束，小胶质细胞/巨噬细胞吞噬细胞和出血碎片。少突胶质细胞的凋亡与炎症和白质的兴奋性，促进脱髓鞘。根据对脑损伤程度，成纤维细胞（橙色）增殖并浸润脊髓，导致细胞外基质（ECM）的重构。（未完见下页）

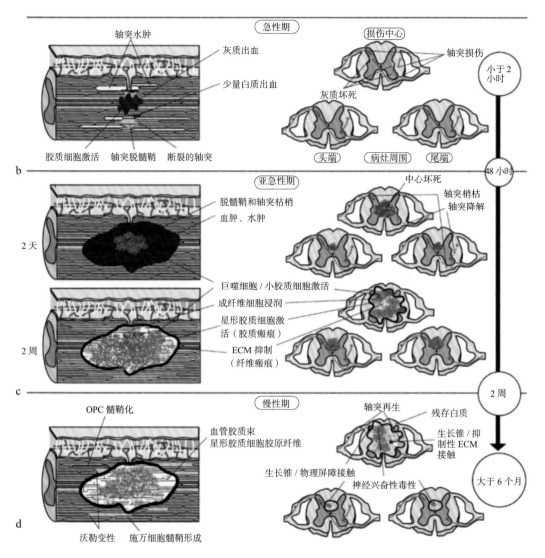

图 8.1（续）　星形胶质细胞增生，起到封闭损伤的作用，形成胶质瘢痕（空腔的黑色轮廓）。巨噬细胞不断渗透和吞噬碎片。在损伤程度上，大多数感觉和运动神经元消失了。在损伤部位上方和下方的运动、感觉和自主轴突切断，其远端（相对于细胞体）退化，近端收缩。血管生成也发生（未示出）。d. 慢性期。其余碎片从病灶清除，小胶质细胞 / 巨噬细胞仍然活跃，导致神经性疼痛。再生感觉神经元和运动神经元（虚线）与胶质瘢痕中的物理屏障或纤维瘢痕中的抑制性化学信号（由于硫酸软骨素蛋白多糖和髓磷脂相关蛋白）相遇。注意下边缘幸存的组织存在不同程度的脱髓鞘，代表一个可能的治疗目标。病变部位可见巨噬细胞、血管神经胶质束、星形胶质细胞和胶原纤维。髓鞘再生可能通过施万细胞或少突胶质前体细胞（OPC）实现。时间窗主要基于啮齿类动物模型的临床前研究。据估计，人类急性损伤持续 2 周，亚急性损伤从 2 周至 6 个月，慢性损伤超过 6 个月（改编自 Austin J, Rowland J, Fehlings M. Pathophysiology of spinal cord injury. In: Fehlings M, Vaccaro A, Boakye M, Rossignol S, Ditunno J, Burns A, eds. Essentials of Spinal Cord Injury. New York: Thieme; 2013:44–45）

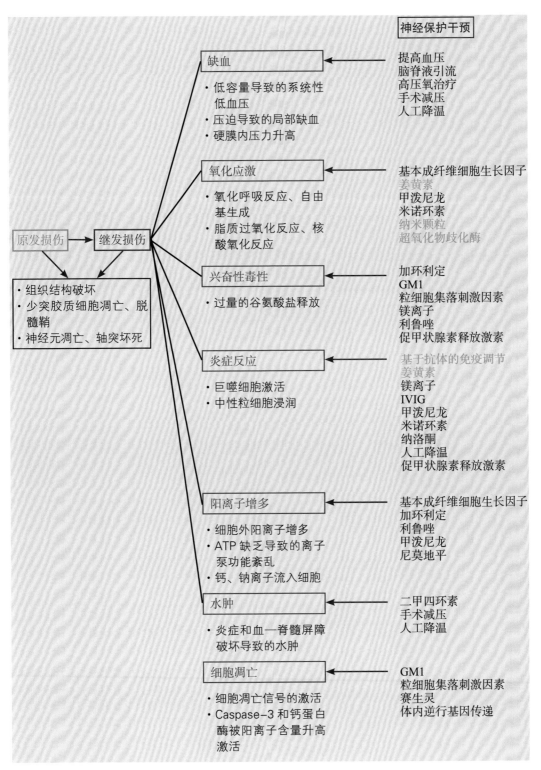

图 8.2 急性外伤性脊髓损伤后继发性损伤的机制。临床或临床前试验中潜在的神经保护策略说明了其作用机制。蓝色为临床试验，绿色是有希望的临床前研究。为了说明目的，这些过程和它们的级联介质的复杂相互作用被省略

表 8.1 急性脊髓损伤的神经保护措施临床试验

干预措施	机制	试验名称	参试人数	分组	完成时间	结论
非药物治疗						
平均动脉压(MAP)≥ 85 mmHg	增加脊髓灌注	MAPS	100	MAP ≥ 85 mmHg×7天;MAP ≥ 65 mmHg×7天	2017†	N/A
手术减压	促进微循环	STASCIS	313	早期手术(<24小时);延期手术(>24小时)	2012	ASIA 评分提高2级:19.8% 早期手术组;8.8% 延期手术组
药物治疗(三期临床试验)						
甲泼尼龙琥珀酸钠(MPSS)	抑制炎性细胞因子,减轻过氧化物对神经元细胞膜损伤,提高抗炎酶的转录	NASCIS II	487	MPSS[首先按30 mg/kg给药,然后按5.4 mg/(kg·h)持续给药23小时];纳洛酮[首先按5.4 mg/kg给药,然后按4.5 mg/(kg·h)持续给药23小时];安慰剂	1990	受伤8小时内给予治疗可提高运动功能恢复;之后给药没有显著差异
		NASCIS III	499	MPSS[按5.4 mg/(kg·h)持续给药24小时];MPSS[按5.4 mg/(kg·h)持续给药48小时];甲磺酸酯(按每6小时按2.5 mg/kg持续给药48小时)	1997	受伤3~8小时内给予治疗可提高运动功能恢复;之后没给药有显著差异
米诺环素(Minocycline)	抑制小胶质细胞激活和促炎性蛋白的转录	MASC	248*	米诺环素(按以下递减剂量每12小时给药1次:800 mg, 700 mg, 600 mg, 500 mg, 然后按400 mg BID持续给药5天);安慰剂	2018†	N/A
纳洛酮(Naloxone)	抑制小胶质细胞激活和促炎性蛋白和过氧化物的释放	NASCIS II	487	MPSS[首先按30 mg/kg给药,然后按5.4 mg/(kg·h)持续给药23小时];纳洛酮[首先按5.4 mg/kg给药,然后按4.5 mg/(kg·h)持续给药23小时];安慰剂	1990	无显著差异

（续表）

干预措施	机制	试验名称	参试人数	分组	完成时间	结论
利鲁唑（Riluzole）	抗神经兴奋性毒性分子，阻断钠离子通道，阻断突触的谷氨酰胺吸收和释放	RISCIS	351*	利鲁唑（按 100 mg BID 给药 1 天，然后按 50 mg BID 持续给药 13 天）；安慰剂	2017†	N/A
赛生灵（Cethrin）	阻断 Rho-ROCK 信号通路	赛生灵在急性颈髓损伤中的应用	N/A	高剂量赛生灵；低剂量赛生灵；安慰剂	2016†	N/A
尼莫地平（Nimodipine）	阻断钙离子通道	急性脊髓损伤的药物治疗	100	尼莫地平 [首先按 0.015 mg/（kg·h）持续给药 2 小时，然后按 0.03 mg/（kg·h）持续给药 7 天]；MPSS [首先按 30 mg/kg 给药，然后按 5.4 mg/（kg·h）持续给药 23 小时]；尼莫地平 +MPSS；安慰剂	1998	无显著差异
甲磺酸酯（Tirilazad mesylate）	抑制神经元细胞膜过氧化反应	NASCIS Ⅲ	499	MPSS [按 5.4 mg/（kg·h）持续给药 24 小时]；MPSS[按 5.4 mg/（kg·h）持续给药 48 小时]；甲磺酸酯（按每 6 小时 2.5 mg/kg 给药，持续 48 小时）	1997	无显著差异
神经节苷脂（GM1-ganglioside）	激活神经诱导因子，促进神经元存活，修复	Sygen 的多中心急性脊髓损伤研究	797	Sygen（按 300 mg 给药，然后按 100 mg/d 持续给药 56 天）；Sygen（按 600 mg 给药，然后按 200 mg/d 持续给药 56 天）；安慰剂	2001	无显著差异

* 预期注册人数见 http://www.clinicaltrials.gov.
† 预期研究完成时间

■ 正在进行和已完成的临床试验

手术减压

脊髓原发性损伤后，脊髓水肿、椎管狭窄及脊柱不稳导致脊髓受压和反复的损害。因此，损伤急性期的外科手术减压和脊柱结构稳定非常关键。多中心的临床试验已经证明了早期减压对神经细胞存活及神经功能恢复意义重大。2012 年，在一项前瞻性、多中心的外科手术治疗急性脊髓损伤的队列研究中（N=313），评估了早期手术（< 24 小时，N=182）和晚期手术（> 24 小时，N=131）的治疗效果，其中 222 例患者随访 6 个月。根据美国脊髓损伤协会（ASIA）制订的损伤评级（A~E），早期减压组 19.8% 的患者有 2 个或以上等级的提高，而晚期减压组只有 8.8%[1]。在另一项同样外科治疗急性脊髓损伤的前瞻性研究中，早期手术（≤ 24 小时，N=35）在出院时 27% 的患者 AIS 评分提高了 2 个级别[2]，而晚期手术组（> 24 小时，N=49）患者只有 3%。此外，在 2015 年的一项急性脊髓外科手术治疗的队列研究中（N=450），AIS 评级为 B/C/D 3 个等级的患者，24 小时以内得到手术治疗的患者术后较对照组运动功能评分平均高 6.3[3]。这些研究都为急性脊髓损伤早期手术减压提供了有利的证据。

为确定手术的最佳时间及不同人群中的效果，进一步的临床研究正在开展。2017 年 3 月欧洲 AOSpine 组织正在进行一项多中心、前瞻性、观察性临床研究，分为 ≤ 12 小时和 >12 小时 <14 天不同的研究组，比较急性脊髓损伤不同手术时间之间的疗效差异。在亚洲，东京大学进行的一项关于急性脊髓损伤并颈椎管狭窄的最佳手术时机（< 24 小时：>14 天）的研究正在开展，该研究选择 ASIA 分级为 C 级的患者，预计研究终点为 2018 年 12 月[4]。

增高血压

急性脊髓损伤会导致受损平面以下的交感功能减退，导致静脉回流减少，血液分布改变，生理的补偿功能是心脏收缩力和心率上调以提高血压。但是高位脊髓损伤将使这个机制失调。严重的时候导致神经源性休克。广泛的血管损伤在多发创伤的患者中常见。

多种类型的创伤往往伴有预后较差的系统性低血压。临床研究数据表明，脑外伤及脊髓损伤后，即使短时期的低血压也会造成预后较差的神经病理结果。严重的损伤可以引起血管痉挛、血管内血栓形成、微血管闭塞，导致脊髓神经系统的负反馈调节系统紊乱继而出现系统性低血压[5]。

多个前瞻性和回顾性研究已取得 Ⅲ 级临床证据，支持提出脊髓损伤患者平均动脉压应作为常规治疗策略。20 世纪 90 年代的很多研究也证实脊髓损伤后将患者的平均动脉压维持在 11.3~12 kPa（85~90 mmHg）即可改善患者功能预后。大量文献回顾也未见适度增加脊髓损伤患者平均动脉压出现明显的不良事件。而美国神经外科医师协会（AANS）目前提供的 Ⅲ 级建议认为脊髓损伤后应该尽快纠正低血压［收缩压 <12 kPa（90 mmHg）］，在损伤后 7 天内使平均动脉

压维持在 11.3~12 kPa（85~90 mmHg）可改善脊髓血流灌注[6]。该建议虽然目前普遍被临床采用，但最佳目标压力和维持治疗时间仍需进一步研究。

激 素

甲泼尼龙琥珀酸钠（MPSS）是一种强效的合成糖皮质激素，可与胞浆内受体高效亲和从而影响花生四烯酸和黏附因子等炎症因子及代谢产物并上调抗炎酶类的表达转录。在脊髓损伤临床前试验中，观察到 MPSS 可以对抗氧化应激和增加少突胶质细胞及运动神经元的存活数量。在过去 30 年，由于 MPSS 在自身免疫性疾病和其他炎性疾病的成功应用，大量关于 MPSS 对脊髓损伤的临床研究也在不断深入[7]。

既往 AANS/CNS 推荐 MPSS 作为 SCI 的治疗手段之一，但最新指南提供了 I 级临床证据并改变了这一观点[6]。我们总结了多个已完成的关于 MPSS 治疗 SCI 的临床研究，得出各不相同的研究结论，可能是由于不同的患病人群、颈段和胸段损伤的病理生理差异及干预时机差异造成。因此我们强调对于 SCI 人群的异质性要有充分的认识从而制订更为合理的治疗方案。

1984 年，美国发表的评估甲泼尼龙琥珀酸钠（MPSS）治疗 SCI 的全国急性脊髓损伤研究是一项多中心、双盲、随机的大型临床研究（N=330）。研究显示低剂量（首剂量 100 mg+25 mg/6 h）和高剂量（首剂量 1 000 mg+250 mg/6 h）的 MPSS 治疗方案在研究终点（10 天）对于改善患者神经功能评分上无明显差异。但后续的动物研究表明，即使是高剂量治疗方案也可能并没有达到有效保护神经细胞所需的血药浓度[8]。

在 1990 年发表的一项临床随机对比试验（N=487）中（II 级），将患者分为大剂量 MPSS 治疗组（1 天）、纳洛酮治疗组[5.4 mg/kg 静脉注射，4.5 mg/（kg·h）维持 23 小时]和安慰剂治疗组，结果 3 组间的运动功能评分无显著差异，但是 MPSS 组的轻触觉和针刺觉较其他组明显改善，作者认为 SCI 早期的药物治疗是有必要的。采用事后分析得出：损伤后 8 小时为一个时间窗，8 小时内给予早期治疗可明显改善患者感觉和运动功能评分[9]。尽管后期有多个临床随机对照研究想进一步证实早期治疗时间窗，但是由于受到方法学的限制导致一些积极的发现无法被肯定。

为了更深入的研究脊髓损伤后的继发性损伤，一项类似的国际的、双盲、随机的高等级（III 级）关于 MPSS 治疗 SCI 的临床研究（N=499）已经开展，患者被分为短期治疗组[30 mg/kg 静脉注射，5.4 mg/（kg·h）维持 24 小时]和长时间治疗组[30 mg/kg 静脉注射，5.4 mg/（kg·h）维持 48 小时]，长时间治疗组显示出更好的功能改善趋势，但也出现了更高的肺炎和败血症患病率。作者同时进一步分析了治疗组时间—治疗关系，认为治疗时间窗为损伤后 3 小时。在 48 小时治疗组中，损伤后 3~8 小时内即给予 MPSS 治疗的一部分患者运动功能评分明显高于 24 小时治疗组[10]。2012 年，关于类固醇治疗 SCI 的汇集多个临床研究数据的一项高质量的荟萃分析显示，在大于 6 个月的随访中，损伤后 8 小时内给予 MMPS 治疗可以显著改善预后[11]。尽管此荟萃分析具有高质量的临床质量和结论，但是未被收录在2013版的AANS/CNS SCI治疗指南中[6]。更多关于MPSS治疗SCI的内容详见第7章。

低体温治疗

在心搏骤停和缺血缺氧脑病的神经保护中，低体温疗法已显示出其临床有效性。低温技术包括冷却血管内血液、体表降温和血管内导管降温技术。监测患者对降温过程的反应，如发抖、血管收缩、凝血功能异常、心律失常和疼痛，安全、快速和可持续的降温治疗至关重要。因此治疗过程需要专业受训的重症监护室工作人员来监测，熟悉掌握治疗过程并给予患者适当的镇静、镇痛、麻醉和核心体温监测及随时处理并发症。

低温治疗的生理学效应是通过低温使机体内分子运动减缓并显著降低生物酶的催化反应速率从而降低机体组织整体的代谢率来实现的。低温状态下，组织的氧耗、糖代谢、中枢神经系统血流、神经炎性因子、细胞凋亡、自由基（超氧化物、过氧亚硝酸盐、过氧化氢）、血栓烷 A_2 水平及血—脊髓屏障的通透性都明显降低。临床研究显示，体温每下降 1℃ O_2 消耗和 CO_2 产生量下降6%~10%（人体温度在33℃时下降25%~40%）[12, 13]。这些令人鼓舞的研究结果鼓励更多关于低温保护神经系统的研究被开展[13]。

这些理想的研究数据促使迈阿密治疗脊髓损伤项目组于2009年完成了一项前瞻性系统性评估亚低温对急性脊髓损伤治疗的研究[14]。参与研究的14名患者在治疗后1年时显现出神经功能改善且没有出现额外不良事件[4]。该项目组的进一步计划是研究快速降温对急性脊髓损伤是否同样有效，这是一个Ⅱ/Ⅲ期临床试验，200例患者在伤后6小时内开始降温，目前该研究正在审批中。我们希望这项更大规模的临床试验能够解答低温疗法对急性脊髓损伤患者短期和长期治疗的临床疗效及低温疗法的潜在风险等一系列问题。

目前在心搏骤停的患者中，通过筛选合适病例和严密检测下使用低温疗法在保护中枢神经系统功能中已经取得成功。如果适应证选择恰当，低温治疗在将来对于SCI是一项有价值的科学辅助保护疗法。

利鲁唑

利鲁唑，属苯并噻唑类化合物，是一种FDA批准的用于治疗肌萎缩侧索硬化患者的口服药，可延长存活期或推迟气管切开的时间。利鲁唑可拮抗受损神经元上河豚毒素敏感的钠通道及谷氨酸在突触前释放，并能与受体结合防止谷氨酸的激活，而这些因素可导致神经元的兴奋毒性和凋亡。

2014年，北美临床试验注册中心开展了一项利鲁唑治疗SCI的Ⅰ期安全性研究。治疗组并未出现过多的不良反应。研究发现利用利鲁唑治疗的完全性脊髓损伤患者（AISA A 级）在90天时转变为不完全损伤（AISA B级或更好），为对照组的2倍（50%：24%）。基于以上令人兴奋的结果，北美临床试验中心通过ASIA评分量表、脊髓独立性评定量表和疼痛量表评估挑选350例患者，开展了利鲁唑在脊髓损伤中作用的 Ⅱ / Ⅲ期临床随机对照实验[4]。

米诺环素

米诺环素是一种高度脂溶性四环素类抗生素，其具有中枢神经的高渗透性。米诺环素可抑制小胶质细胞的活化和炎性因子的转录，如环氧合酶–2（COX–2）、肿瘤坏死因子–α（TNF–α）、白介素–1β（IL–1β）。动物研究表明米诺环素可以减少少突胶质细胞和神经元的凋亡，减轻炎症反应及病变范围，从而改善运动功能。

基于动物实验令人鼓舞的试验结果，2012年开展了一项Ⅱ期的单中心、双盲、随机临床试验，这项研究将急性脊髓损伤患者分为两组，治疗组（静脉注射米诺环素7天，N=27）和安慰剂组（N=25），治疗组确保血清和脑脊液中的药物稳态水平。研究结果认为虽然两组间的治疗结果数据并无统计学意义，但治疗组运动功能评分有改善趋势，并且连续7天的用药并无明显不良反应。由于这些正面的治疗效果，目前关于米诺环素治疗急性脊髓损伤的研究已进入Ⅲ期临床试验，研究将比较损伤12小时内即开始米诺环素治疗与安慰剂治疗组的差别，并与多项临床研究结果进行比较，预计于2018年6月份结束[4]。

赛生灵 — C3 转移酶

Rho是一组相对分子质量大约为20~25kD的鸟苷三磷酸（guanosine triphosphate, GTP）结合蛋白，具有GTP酶活性，是细胞骨架生长和细胞运动的

有力抑制剂，在脊髓损伤后细胞凋亡中起重要作用。通过Rho相关蛋白激酶（ROCK）诱导神经元收缩和生长锥崩溃。赛生灵（Cethrin）作为一种新型的Rho抑制剂，是纤维蛋白黏合剂整合的可透过性C3转移酶，能够自由穿过细胞膜。研究表明其可抑制Rho或其下游分子，比如Rho相关蛋白激酶（ROCK），能引起轴突生长和功能的恢复。而赛生灵能够抑制Rho活性，对大鼠SCI模型具有神经保护和功能修复的作用[17]。

2011年关于赛生灵临床治疗SCI的结果显示，给药剂量在0.3~9 mg/kg时，耐受性和安全性较好；其给药剂量为3 mg/kg时，能够显著改善患者的损伤程度，增强功能恢复[17]。基于以上研究结果，2016年开展了一项关于赛生灵治疗SCI的多中心、双盲、随机的大型临床研究，研究筛选C4~C6水平损伤，ASIA评分A~B级的患者，分为低剂量组、高剂量组和安慰剂组，根据患者治疗后的ASIA评分、脊髓独立测量量表Ⅲ、肌力、感觉及情感评分系统进行疗效评估[4]。

促甲状腺激素释放激素

促甲状腺激素释放激素（TRH）是下丘脑合成及分泌的一种下丘脑激素，它可以促进垂体促甲状腺激素的合成与分泌。TRH是下丘脑—垂体稳态机制的重要组成成分，具有强烈的兴奋性质。其神经保护作用机制源于拮抗损伤环境中血小板活化因子、兴奋性毒素及白三烯。

在临床前期测试中已经证明TRH可以改善脑损伤和脊髓损伤患者后期的运动功能。1995年，在一项随机、双盲的

SCI（N=20）TRH 治疗研究中，不完全脊髓损伤患者（N=6）的运动功能、感觉及 SBCIS 评分有显著提高[18]。但是该实验后期失访患者较多，因此需要规模更大的临床试验来验证 TRH 在 SCI 中的作用。

脑脊液引流

SCI 后脊髓缺血可显著增加细胞死亡和神经功能障碍。脊髓血流由流入动脉压、流出静脉压及鞘内压力共同维持，提升平均动脉压可增加血管灌注，同时行腰大池持续脑脊液引流可减轻脊髓鞘内及微血管压力，有利于预防 SCI 后受伤部位的低灌注导致的缺血缺氧。

预防性引流目前已经有临床应用案例，比如在主动脉瘤手术后预防性脑脊液引流可降低脊髓的缺血及神经功能障碍的发病率。但在 2009 年的一项 SCI 临床随机研究中（N=22），认为单纯的脑脊液引流减压并未有明确的疗效或严重的并发症[19]。然而这项研究设计本身就有缺陷，并不能真正说明问题。

最近在猪 SCI 模型实验表明，当使用脑脊液引流与增加平均动脉压组合实施时，脊髓流量增加了 24%[20]。基于这些有希望的结果，2015 年 8 月开始关于急性 SCI 后持续脑脊液引流和增加平均动脉压的 ⅡB 期随机对照试验，以观察该疗法的确切作用。在该方案中，治疗开始于手术减压期间并在损伤后继续 5 天。鞘内目标压力为 1.3 kPa（10 mmHg），MAP 目标压力为 13 ~14.7 kPa（100~110 mmHg）。预计到 2017 年 12 月结束[4]。

成纤维细胞生长因子

成纤维细胞生长因子（FGF）家族由肝素结合蛋白组成，其在有丝分裂、血管生成、胚胎发育、伤口愈合和组织增殖中起关键作用。FGF 已经用于阿尔茨海默病和帕金森病的临床前模型，通过稳定细胞内钙水平和抑制氧自由基产生来中断兴奋性毒性神经变性级联反应。在多种动物的 SCI 模型中，通过微量泵持续向鞘内注射 FGF 可改善其呼吸功能和运动功能，并增强内源性细胞的存活[21]。基于这些研究结果，一项关于 FGF 类似物——SUN13838 对于 SCI 治疗的 Ⅰ / Ⅱ 期多中心、随机、双盲的临床研究（N=164）已开始，以评估 FGF 类药物的安全性及疗效[4]。

肝细胞生长因子

肝细胞生长因子（HGF）是促进成熟肝细胞有丝分裂和肝血管发生的 c-Met 受体的配体，并增加细胞活力。人 HGF 质粒 DNA 治疗在治疗心肌梗死和持续的冠状动脉疾病缺血的临床试验中显现出改善血管生成并保护心肌细胞的作用。最近中枢神经系统疾病研究显示 HGF 在脑卒中动物模型中也有保护作用，应用 HGF 后显示其可增加局部血管生成改善微循环并防止血—脊髓屏障的内皮细胞进一步降解，从而减轻继发性损伤而改善预后[22, 23]。

这一发现也适用于 SCI 模型，研究表明外源性 HGF 促进神经元和少突胶质细胞的存活并改善运动功能。此外，在髓鞘内注射 HGF 的 SCI 动物中，损伤部位的空洞面积减少，腹角运动神经元数量增加，caspase-3 活化被抑制[23]。其他研究也证实重组人 HGF 可促进非人灵长类动物颈髓损伤部位的血管生成和改善上肢功能，这是实施临床前试验中重要的一个验证步骤[22]。

基于以上研究结果，髓鞘内注射 HGF 治疗 SCI 的 I 期临床试验已展开，预计 2017 年完成[4]。

高压氧疗法

全身性低灌注、微血管压迫和自动调节机制的丧失是导致缺血性继发性损伤的重要因素。组织缺氧会触发低效的无氧呼吸，并导致超氧化物、过氧化氢和一氧化氮水平升高。这些分子对脂质、蛋白质和 DNA 造成氧化损伤，进一步促进继发性损伤。而一氧化氮在血管紧张的激活、神经元之间通讯和血小板功能中起关键作用。

高压氧（HBO）治疗患者时，加压至 2~3 个大气压的高压舱中呼吸 100% 的氧气可使得肺泡毛细血管氧吸收曲线上移，全身组织中氧分压增加。理论上，这种改善微循环中的氧气输送可以减少缺血并有助于维持有氧代谢。一氧化氮可以通过用氧氧化成亚硝酸盐和硝酸盐来清除。此外，HBO 疗法显示出可以增加抗氧化酶（超氧化物歧化酶）和过氧化氢酶的水平而清除体内自由基[24]。

临床前研究显示，在脊髓损伤极早（＜4 小时）或早期（4 小时至＜24 小时）的 HBO 治疗中，运动功能评分和存活神经元数量有所增加，同时组织病理学发现组织坏死面积、出血范围和炎症标志

物减少。关于 HBO 治疗 SCI 的临床试验报道很少，因为 HBO 治疗对于严重创伤患者难以实施，严重患者的安全也难以保障。20 世纪 80 年代发表了几个小型研究，表明 HBO 治疗可能对 SCI 有益。2000 年对 34 例过度伸展型颈髓脊髓损伤的患者进行回顾性研究发现，接受 HBO 治疗的患者的结局略有改善，但这可能与患者的选择有关（损伤严重程度较低的患者是 HBO 治疗的候选人）。目前未有报道或注册有关 HBO 治疗 SCI 的进一步研究[25]。

粒细胞集落刺激因子

粒细胞集落刺激因子（G-CSF）是作为一种类似激素可以刺激骨髓产生粒细胞的糖蛋白细胞因子。它能刺激成熟中性粒细胞及其前体增殖、分化和存活。最近的研究证据表明，G-CSF 可以增强缺血环境中心肌细胞和 CNS 中神经细胞的存活。此外，已经在脑和脊髓组织中发现了 G-CSF 受体，G-CSF 作为神经营养因子促进神经发育和抑制谷氨酸诱导的神经细胞凋亡。这些性质已经在中枢神经系统疾病（如卒中）的临床前期和早期临床试验取得成功。这项工作已经进一步扩展到啮齿类动物 SCI 模型的临床前试验。

体内试验表明，用外源性 G-CSF 治疗的小鼠 SCI 模型中，受损脊髓中存活的神经元数量明显增加。免疫组织化学分析显示治疗小鼠神经元凋亡减少、炎症细胞因子 IL-1β 和 TNF-α 表达降低。此外，受损的脊髓白质中含有更多数量表达抗凋亡 Bcl-X1 蛋白的少突胶质

细胞。最重要的是，这些变化改善了 SCI 动物的运动功能。

与其他药物相比，G-CSF 应用于 SCI 可能更容易进行。在临床上，其已经被证明用于化疗期间的造血刺激是安全的，并正在积极试验性治疗缺血性中风。为了进一步证实其安全性和有效性，2012 年完成的 Ⅰ/ⅡA 期临床试验比较了低剂量 G-CSF[5 μg/（kg·d），5 天]与高剂量 G-CSF[10 μg/（kg·d），5 天]治疗 SCI。发现低剂量和高剂量组患者 AIS 评分均有所改善，而在高剂量组中则有较高程度的改善，研究中没有遇到严重的不良事件。然而，重要的是要注意，这项研究缺乏适当的控制且存在固有的选择偏倚[26]。在 2015 年进行的另一项 Ⅰ/ⅡA 期临床试验中，将 10 μg/（kg·d）×5 天 G-CSF 治疗组（N=28）与另一个采用高剂量的 MPSS 治疗组（N=34）进行比较[27]。G-CSF 组 AIS 评级为 B 或 C 级的患者与 MPSS 组相比，评级提高了 17.9%。对于未来的试验来说，前瞻性、随机性、安慰剂对照方式的采用将是对疗效客观评价的重要手段，适当的治疗窗口也需要进一步的探索[28]。

镁制剂

在兴奋毒性—凋亡级联反应中，N-甲基-D-天冬氨酸（NMDA）和非 NMDA 受体作为关键分子与兴奋性氨基酸结合起作用。中性粒细胞浸润也涉及残存神经细胞和结构的二次损伤。镁（Mg）作为 NMDA 受体拮抗剂而被广泛研究，在脑损伤、心肌梗死和器官移植实验模型中已经证实其抗凋亡特性。

在啮齿类动物的 SCI 模型中，Mg 制剂可减轻中性粒细胞浸润，增加少突胶质细胞存活从而改善预后。这种疗效尤其在损伤后 4 小时内用药最为显著，后期损伤部位面积减少，运动功能提高。虽然临床中有静脉注射用氯化镁和硫酸镁制剂，但其在中枢神经系统难以达到保护神经元的有效浓度[28]。

在大鼠 SCI 模型研究中发现，氯化镁与聚乙二醇（PEG3350）赋形剂可有效提高 Mg 在中枢神经的浓度。一个关于聚乙二醇化镁（1 次/6 小时，治疗 6 次）治疗 SCI 的双盲、随机、安慰剂对照的 Ⅱ 期临床试验中（N=16），ASIA 评分为 A/B/C 级的患者在伤后 12 小时内静脉注射聚乙二醇化镁，研究结果目前尚未发表。

纳洛酮

纳洛酮是纯粹的阿片受体拮抗剂，可逆转阿片激动剂的所有作用。在临床前期试验中，其显示出抑制小胶质细胞和其释放 TNF-α、IL-1β 和神经毒性超氧化物自由基等炎性因子。1985 年发表的一项研究发现纳洛酮可改善患者的神经诱发电位和体感电位[29]。而 1990 年 NASCIS Ⅱ 完成的甲泼尼龙与纳洛酮一项随机、双盲、多中心的临床研究中，认为纳洛酮不能改善 SCI 后的神经功能[9]。后期再无已注册或报道纳洛酮治疗 SCI 的大型研究。

加环利定

脊髓损伤后谷氨酸盐介导的兴奋性毒性是神经元损失的重要原因。加环利定是一种非竞争性的 NMDA 受体拮抗剂，其阻断受体活化位点以减少与细胞外过量谷氨酸发生的钙兴奋性内流。

这也是兴奋性氨基酸拮抗剂治疗 SCI 的理论依据。但在 1999 年完成的 II 期临床试验中，比较了 3 种不同剂量的加环利定治疗组与安慰剂组之间的疗效（N=280）[30]，结果显示两组之间无显著性差异。近年来没有对加环利定治疗 SCI 做进一步的研究。

尼莫地平

尼莫地平是一种常用的预防蛛网膜下腔出血后脑血管痉挛的二氢吡啶类钙通道阻滞剂。钙通道阻滞剂可减少兴奋毒性级联中钙离子的流入。1998 年完成的 III 期 RCT（N=100）实验中未能发现单独使用尼莫地平或与甲泼尼龙组合可显著改善 SCI 患者预后[30]。目前未见有关尼莫地平治疗 SCI 的进一步研究报道。

神经节苷脂

单唾液酸四己糖神经节苷脂（GM1）是 CNS 细胞膜中存在的鞘糖脂。GM1 通过激活神经营养因子受体酪氨酸激酶从而对神经细胞的可塑性、存活和修复具有重要作用。这种效应在神经生长因子的存在下是协同的，并且已经在帕金森病、卒中和亨廷顿病的多个临床前试验中被成功证实。1991 年的一项关于 GM1 治疗 SCI 的 II 期临床随机试验（N=37）显示，SCI 后患者每天使用 GM1 治疗，患者 1 年时 ASIA 运动功能评分明显提高[31]。这促使 2001 年开展了规模更大的关于 GM1 治疗 SCI 的多中心、随机、

双盲的 III 期临床试验（N=797），但是研究结果显示 GM1 治疗组与对照组相比，后期在运动和感觉评分上改善并无显著差异[32]。目前也没有关于 GM1 用于急性 SCI 的更多研究。AANS/CNS 在急性脊髓损伤治疗指南的 I 级推荐中不建议 GM1 用于治疗急性 SCI。

■ 临床前研究

基于抗体的免疫调节剂

SCI 后的炎症级联反应是炎性细胞、炎性因子和细胞碎片的复杂相互作用。细胞激活后可以转化为 M1 型和 M2 型，SCI 后巨噬细胞激活可吞噬细胞碎片和坏死组织，有利于残存细胞的存活，但是如果过度的炎性反应则会加重细胞的凋亡及神经轴突的枯萎。特别是 M2 型巨噬细胞有高效的溶酶体活性、清除胶质瘢痕和细胞碎片的能力。在大鼠 SCI 模型中，使用抗 IL-6 受体抗体治疗已被证明可改善 SCI 大鼠的运动功能。这种改善的病理生理学基础可能与损伤部位巨噬细胞由 M1 型更多地转化为 M2 型有关。当然抗 IL-6 受体抗体还有其他重要作用，包括减少 TNF-α 和中性粒细胞向损伤处的迁移[33]。

基于白介素或其他信号分子受体抗体的免疫调节已形成未来研究的重要领域。而且鉴于大量可用治疗的潜在目标分子的存在，这种治疗策略必将在未来取得令人振奋的发现。

静脉注射免疫球蛋白 G

注射用免疫球蛋白 G（IVIG）是从

血液中提取的一种免疫球蛋白（IgG）。免疫球蛋白已被成功和安全地用于治疗多种神经系统自身免疫性疾病，如格林—巴利综合征和慢性脱髓鞘性多发神经病。IVIG 在啮齿类动物 SCI 模型中可显著降低 IL-1β、IL-6 和趋化因子（MCP-1）的表达水平。在大鼠 SCI 模型中，IVIG 可显著改善后肢运动功能和神经传导功能[34]。

尽管 IVIG 治疗 SCI 的作用机制仍然未被阐明，但是近期的研究表明，IVIG 可通过干扰中性粒细胞的黏附和诱导其凋亡来减轻中性粒细胞的浸润。其他机制包括对吞噬作用很重的 Fcγ 受体的调节及对活化的补体片段的清除。免疫调节的多重作用、在 SCI 中研究中的良好疗效和数十年的临床应用，使得 IVIG 成为未来具有前途的神经保护剂。然而，首先必须在临床前模型中建立剂量范围和治疗窗口；其次，IVIG 治疗 SCI 的具体机制需要被进一步的阐释[35]。

纳米颗粒

纳米颗粒是尺寸在 1~100 纳米的由任何物质构成的均匀颗粒。它们本身可以是反应物也可与各种药物、酶、抗体和荧光染料结合。尽管多种药物已成功实现使用纳米颗粒作为载体（如 MPSS、米诺环素、DNA 质粒、神经营养因子等），但本章重点讨论利用纳米颗粒作为氧化还原剂，特别是稀土氧化物纳米颗粒（如铈）、纳米金、碳纳米管和碳富勒烯/球的抗氧化性能。

目前体外和体内研究已经证明这些纳米颗粒通过自由基清除来减轻氧化应激的神经保护能力。巴克敏斯特富勒烯

C60 颗粒特别能够通过清除过氧化氢和超氧化物分子来减少脂质过氧化。研究还表明，铈可通过减少小胶质细胞的活化和 NO、IL-1β 的释放，具有抗炎作用[36]。在未来 10 年内有关纳米颗粒对受损脊髓的神经保护作用的进一步临床前研究预计会进一步开展。

卵磷脂化超氧化物歧化酶

脊髓损伤后随着二次损伤的级联反应发展，花生四烯酸代谢物和黄嘌呤氧化酶活化等一系列自由基的产生，进一步加重了损伤部位的氧化应激，脂质过氧化、蛋白质变性和膜分解导致进一步的细胞功能障碍和死亡。超氧化物歧化酶（SOD）是一种众所周知的超临界阴离子清除剂，已被有效应用于缺血性 SCI 模型，但其缺点是半衰期短和组织亲和力低。卵磷脂化是将卵磷脂分子与物质共价键结合的过程，卵磷脂化的 SOD（PC-SOD）具有更长的半衰期和更强的组织亲和力。在 SCI 动物模型中静脉注射 PC-SOD 显示脂质过氧化降低、炎性 IL-1β 降低、运动功能评分改善[37]。

虽然 SOD 在卒中、TBI 和炎性肠病模型方面表现出良好的治疗作用。但在临床应用于 SCI 前，需要进一步研究 SOD 在机体中的作用机制和全身效应。

姜黄素

姜黄素是在姜黄中发现的二芳基庚酸多酚，在南亚是一种常用的抗感染药。姜黄素在心肌、肝和脑损伤的缺血再灌注模型中已经证明了抗氧化和抗炎作用。一种可能的机制是诱导 Nrf2，而 Nrf2 是一种具有调节性控制几种细胞保护蛋白

（包括抗氧化蛋白谷胱甘肽－S－转移酶）的转录因子。同时姜黄素本身也充当有效的羟基自由基清除剂[38]。

在啮齿类动物 SCI 研究中表明，腹膜内给予姜黄素可以改善运动、减轻脊髓水肿、减少活化星形胶质细胞的数量、降低细胞凋亡率。此外，姜黄素的使用与 Nrf2、SOD、过氧化氢酶和谷胱甘肽的活性增加有关[38]。这些有希望的结果证实了姜黄素作为有效的抗氧化剂的作用，并突出显示需要进一步研究阐明其作用机制、药动学和全身效应。

基因修饰

通过重组病毒载体的逆行基因递送是一个不断发展的新领域，使得人们能够更深入地研究动物模型中的基因表达过程，并且可以看到特定研究目的蛋白的翻译表达。最近的实验表明，通过腺病毒载体（AdV）的逆行基因递送可以诱导大鼠脊髓中有效产生脑源性神经营养因子（BDNF）。将 AdV-BDNF 注射到大鼠的胸锁乳突肌中，发现其通过外周神经可逆行轴突浆液转运到脊髓组织中。同时详细的一系列实验验证发现外周器官中没有基因表达，这表明病毒载体没有进入体循环，只是在正常和损伤的轴索细胞中发现递送基因和 BDNF 的表达。通过基因转染可观察到 SCI 大鼠神经细胞凋亡明显减轻[39]。

虽然这些研究已经成功地显示逆行基因修饰治疗 SCI 的可行性和有效性，但仍有许多问题需要进一步研究探讨。特别是转染基因表达的长期控制尚不明确，病毒载体在许多临床相关模型中的安全性仍然是未知的，人们对与基因转染相关的表观遗传学改变尚未有充分的了解[39]。

■ 小结

对于创伤性脊髓损伤后的神经保护干预措施是基于继发性损伤的病理生理机制建立的。损伤后立即发生的出血、水肿和全身性低血压可导致脊髓损伤后的低灌注。缺血性细胞进行低效的无氧代谢，并迅速耗尽存储的能源供应。缺血和坏死细胞产生有害的氧自由基、释放兴奋性神经递质，这种恶劣的环境加重损伤后神经细胞的凋亡。同时，小胶质细胞在损伤部位增殖，释放促炎性细胞因子，如中性粒细胞和巨噬细胞等炎症细胞。这种级联扩散的炎症反应进一步导致神经胶质细胞和神经元的损失。

目前多个有前景的临床和临床前研究针对二次级联免疫损伤制订了相应的治疗策略。手术减压和脑脊液引流机械性地减轻神经细胞和脉管系统的持续性压力；增加全身血压，避免低血压，有助于保持对脊髓实质的血液灌注。纳米颗粒和卵磷脂化的 SOD 作为自由基清除剂可有效地减轻免疫级联反应。抗炎制剂 MPSS、IVIG 和米诺环素可控制免疫细胞的浸润和炎性因子的释放。而神经营养因子、G-CSF 等可抗细胞凋亡，增加细胞的存活。

本章第一部分总结了有关 SCI 神经保护的正在进行与完成的文献和临床试验，强调了这些治疗的病理生理学基础。第二部分通过回顾新的临床策略，展望未来 10 年关于 SCI 神经保护的临床转化。

要点

- 了解继发性损伤的病理生理机制对研发保护策略至关重要。需要进一步的研究来确定遗传背景的影响、颈椎与胸椎病理学差异对损伤机制的影响。
- 维持平均动脉压高于 11.3 kPa（85 mmHg）和早期手术是唯一临床证实有效的脊髓损伤的神经保护策略。
- 有前景的有关神经保护作用的临床试验包括利鲁唑（RISCIS）、低温治疗（ARCTIC）、赛生灵、米诺环素（MASC）。

难点

- 不要把脊髓损伤作为单一实体。外伤性脊髓损伤包括异质性的患者、不同的损伤和病理生理机制。脊髓损伤最有效的治疗方法无疑是综合性策略。
- 不要忽视负面的神经保护相关的试验，它们为研究知情患者的方法论与共同讨论点方面提供了经验教训。
- 药物治疗是辅助措施，不应被视为适当和及时的外科干预的替代品。

■ 参考文献

5 篇 "必读" 文献

1. Fehlings MG, Vaccaro A, Wilson JR, et al. Early versus delayed decompression for traumatic cervical spinal cord injury: results of the Surgical Timing in Acute Spinal Cord Injury Study (STASCIS). PLoS ONE 2012; 7:e32037

2. Wilson JR, Singh A, Craven C, et al. Early versus late surgery for traumatic spinal cord injury: the results of a prospective Canadian cohort study. Spinal Cord 2012;50:840–843

3. Dvorak MFNV, Noonan VK, Fallah N, et al; RHSCIR Network. The influence of time from injury to surgery on motor recovery and length of hospital stay in acute traumatic spinal cord injury: an observational Canadian cohort study. J Neurotrauma 2015;32:645– 654

4. Clinical Trials.gov. https://clinicaltrials.gov/. Accessed July 21, 2015

5. Wilson JR, Forgione N, Fehlings MG. Emerging therapies for acute traumatic spinal cord injury. CMAJ 2013;185:485–492

6. Resnick DK. Updated Guidelines for the Management of Acute Cervical Spine and Spinal Cord Injury. Neurosurgery 2013; 72(Suppl 2):1

7. Fehlings MG, Wilson JR, Cho N. Methylprednisolone for the treatment of acute spinal cord injury: counterpoint. Neurosurgery 2014;61(1, Suppl 1):36–42

8. Bracken MB, Collins WF, Freeman DF, et al. Efficacy of methylprednisolone in acute spinal cord injury. JAMA 1984;251:45–52

9. Bracken MB, Shepard MJ, Collins WF, et al. A randomized, controlled trial of methylprednisolone or naloxone in the treatment of acute spinal-cord injury. Results of the Second National Acute Spinal Cord Injury Study. N Engl J Med 1990;322:1405–1411

10. Bracken MB, Shepard MJ, Holford TR, et al. Administration of methylprednisolone for 24 or 48 hours or tirilazad mesylate for 48 hours in the treatment of acute spinal cord injury. Results of the Third National Acute Spinal Cord Injury Randomized Controlled Trial. National Acute Spinal Cord Injury Study. JAMA 1997;277:1597–1604

11. Bracken M. Steroids for acute spinal cord injury. Cochrane Database Syst Rev 2012 Jan 18;1:CD001046

12. Seder DB, Van der Kloot TE. Methods of cooling: practical aspects of therapeutic

temperature management. Crit Care Med 2009;37(7, Suppl):S211– S222

13. Batchelor PE, Skeers P, Antonic A, et al. Systematic review and meta-analysis of therapeutic hypothermia in animal models of spinal cord injury. PLoS ONE 2013;8:e71317

14. Levi AD, Green BA, Wang MY, et al. Clinical application of modest hypothermia after spinal cord injury. J Neurotrauma 2009;26:407–415

15. Grossman RG, Fehlings MG, Frankowski RF, et al. A prospective, multicenter, phase I matched-comparison group trial of safety, pharmacokinetics, and preliminary efficacy of riluzole in patients with traumatic spinal cord injury. J Neurotrauma 2014;31:239–255

16. Casha S, Zygun D, McGowan MD, Bains I, Yong VW, Hurlbert RJ. Results of a phase II placebo-controlled randomized trial of minocycline in acute spinal cord injury. Brain 2012;135(Pt 4):1224–1236

17. Fehlings MG, Theodore N, Harrop J, et al. A phase I/IIa clinical trial of a recombinant Rho protein antagonist in acute spinal cord injury. J Neurotrauma 2011;28: 787–796

18. Pitts LH, Ross A, Chase GA, Faden AI. Treatment with thyrotropin-releasing hormone (TRH) in patients with traumatic spinal cord injuries. J Neurotrauma 1995;12:235–243

19. Kwon BK, Curt A, Belanger LM, et al. Intrathecal pressure monitoring and cerebrospinal fluid drainage in acute spinal cord injury: a prospective randomized trial. J Neurosurg Spine 2009;10:181–193

20. Martirosyan NL, Kalani MY, Bichard WD, et al. Cerebrospinal fluid drainage and induced hypertension improve spinal cord perfusion after acute spinal cord injury in pigs. Neurosurgery 2015;76:461–468, discussion 468–469

21. Siddiqui AM, Khazaei M, Fehlings MG. Translating mechanisms of neuroprotection, regeneration, and repair to treatment of spinal cord injury. Prog Brain Res 2015;218:15–54

22. Kitamura K, Fujiyoshi K, Yamane J, et al. Human hepatocyte growth factor promotes functional recovery in primates after spinal cord injury. PLoS ONE 2011;6:e27706

23. Kitamura K, Iwanami A, Fujiyoshi K, et al. Recombinant human hepatocyte growth factor promotes functional recovery after spinal cord injury. In: Uchida K, Nakamura M, Ozawa H, Katoh S, Toyama Y, eds. Neuroprotection and Regeneration of the Spinal Cord. Tokyo: Springer; 2014:147–167

24. Huang H, Xue L, Zhang X, et al. Hyperbaric oxygen therapy provides neuroprotection following spinal cord injury in a rat model. Int J Clin Exp Pathol 2013;6:1337–1342

25. Falavigna ATA, Velho M, Kleber F. Effects of hyperbaric oxygen therapy after spinal cord injury: systematic review. Coluna. 2009;8:330

26. Takahashi H, Yamazaki M, Okawa A, et al. Neuroprotective therapy using granulocyte colony-stimulating factor for acute spinal cord injury: a phase I/IIa clinical trial. Eur Spine J 2012;21:2580–2587

27. Kamiya K, Koda M, Furuya T, et al. Neuroprotective therapy with granulocyte colony-stimulating factor in acute spinal cord injury: a comparison with highdose methylprednisolone as a historical control. Eur Spine J 2015;24:963–967

28. Kaptanoglu E, Beskonakli E, Solaroglu I, Kilinc A, Taskin Y. Magnesium sulfate treatment in experimental spinal cord injury: emphasis on vascular changes and early clinical results. Neurosurg Rev 2003;26: 283–287

29. Flamm ES, Young W, Collins WF, Piepmeier J, Clifton GL, Fischer B. A phase I trial of naloxone treatment in acute spinal cord injury. J Neurosurg 1985; 63:390–397

30. Hawryluk GW, Rowland J, Kwon BK, Fehlings MG. Protection and repair of the injured spinal cord: a review of completed, ongoing, and planned clinical trials for acute spinal cord injury. Neurosurg Focus 2008;25:E14

31. Geisler FH, Dorsey FC, Coleman WP. Recovery of Motor Function After Spinal-Cord Injury—a randomized, placebo-controlled trial with GM-1 ganglioside. N Engl J Med 1991;324:1829–1838

32. Geisler FH, Coleman WP, Grieco G, Poonian D; Sygen Study Group. The Sygen multicenter acute spinal cord injury study. Spine 2001;26(24, Suppl):S87–S98

33. Guerrero AR, Uchida K, Nakajima H, et al. Blockade of interleukin-6 effects on cytokine profiles and macrophage activation after spinal cord injury in mice. In: Uchida K, Nakamura M, Ozawa H, Katoh S, Toyama Y, eds. Neuroprotection and Regeneration of the Spinal Cord. Tokyo: Springer; 2014:203–212

34. Nguyen DH, Cho N, Satkunendrarajah K, Austin JW, Wang J, Fehlings MG. Immunoglobulin G (IgG) attenuates neuroinflammation and improves neurobe-havioral recovery after cervical spinal cord injury. J Neuroinflammation 2012;9:224

35. Tzekou A, Fehlings MG. Treatment of spinal cord injury with intravenous immunoglobulin G: preliminary evidence and future pers-pectives. J Clin Immunol 2014;34(Suppl 1):S132–S138

36. Papa S, Rossi F, Ferrari R, et al. Selective nanovector mediated treatment of activated proinflammatory microglia/macrophages in spinal cord injury. ACS Nano 2013;7:9881–9895

37. Takenaga M, Ohta Y, Tokura Y, et al. Lecithinized superoxide dismutase (PC-SOD) improved spinal cord injury-induced motor dysfunction through suppression of oxidative stress and enhancement of neurotrophic factor production. J Control Release 2006; 110:283–289

38. Wang YF, Zu JN, Li J, Chen C, Xi CY, Yan JL. Curcumin promotes the spinal cord repair via inhibition of glial scar formation and inflammation. Neurosci Lett 2014;560:51–56

39. Gransee HM, Zhan WZ, Sieck GC, Mantilla CB. Localized delivery of brain-derived neurotrophic factor-expressing mesenchymal stem cells enhances functional recovery following cervical spinal cord injury. J Neurotrauma 2015;32:185–193

9

水凝胶生物材料在脊髓修复和再生的应用

原著　Manuel Ingo Günther, Thomas Schackel, Norbert Weidner, Armin Blesch
翻译　孙嘉锴

■ 概述

　　由于成年哺乳动物脊髓的再生限制，脊髓损伤导致大部分不可逆的损害和功能退化。尽管在过去 30 年中取得了相当大的进展，但目前仍不存在促进损伤脊髓修复的有效方法。神经元和神经胶质的损失及脊髓下行、上行系统和脊髓内束的破坏导致运动、感觉和自主神经功能障碍。促进脊髓损伤（SCI）后恢复的方法包括刺激受损神经元的内在再生能力、中和生长抑制因子、降解抑制性细胞外基质（ECM）、调节炎症反应及在病变部位提供促进轴突生长的分子和基质。后者最初集中于细胞移植领域，其提供轴突延伸过程中穿过损伤部位的底物，并且在鉴定细胞以适用于替代损伤部位损失的组织方面取得了实质性进展。然而，仍有些障碍，包括细胞存活不良、对细胞移植的潜在免疫反应、肿瘤形成的风险和细胞产品的监管障碍、使细胞治疗的临床转化复杂化。因此，诸如可以至少模拟移植细胞的一些作用或改善细胞对轴突再生的生理学影响的生物材料，其产品将具有很高价值。不同材料可以效仿细胞和细胞外基质在物质上支持内源性细胞和三维（3D）基质中轴突再生，这种不同材料的移植已成为深入研究的领域。此外，生物材料还可以用作药物递送装置以补充和增强细胞移植策略（表 9.1）。

　　能够在损伤的脊髓中成功实施的生物材料，其应有几个特别相关的特征。材料应该具有生物相容性，不会使植入物或降解产物产生毒性或免疫反应，否则可能诱发纤维性瘢痕形成并阻碍脊髓再生。植入的材料应该能够填充囊性腔，并整合到周围的宿主脊髓中，为细胞提供可利用的底物，并且沿纵向方向引导损伤轴突的生长以桥接病变间隙。再生轴突正常运作的另一个重要前提是支持宿主来源或移植的髓鞘细胞。营养物和氧与周围软组织交换，并且当使用较大的支架时，新血管形成是损伤脊髓中成功整合的关键。通过植入材料的生长因子和神经营养因子的持续释放在进一步增强轴突生长和细胞存活中也有作用。最后，由于脊髓损伤的不规则形状，采用非侵入性手段植入通过自组装在原位获得最终 3D 结构的生物材料将优于预先确定尺寸和外观的材料（图 9.1）。

表 9.1 不同水凝胶生物材料的特性比较和联合应用

名称	来源	化学特性	交联方式	结构	降解	联合应用
PEG	合成	线性聚醚	共聚和化学交联	各向异性	-	SC
				各向同性	+	NT-3, BDNF
pHEMA	合成	线性聚甲基丙烯酸酯	化学交联	各向同性	-	bFGF, 表面修饰
pHPMA	合成	线性聚甲基丙烯酸酯	化学交联	各向同性	-	其他生物材料和趋化因子
				各向同性	-	表面修饰
PLA	合成	线性聚醚	盐浸，二氧化碳发泡，冻干	各向异性，微孔	+	OEC, NA
				各向异性，超细纤维层	+	神经营养因子，SC
				各向异性，通道	-	纤维蛋白
				各向同性	-	SC
PLGA	合成	线性聚酯	盐浸，二氧化碳发泡，冻干	各向异性，通道	+	PLL, NSC
				各向同性	+	NSC, SC
琼脂糖	天然（海藻）	线性多糖	自发的，临界点干燥，冷冻干燥	各向同性	+	BDNF
				各向异性	+	甲泼尼龙，ChABC, NT-3
				各向异性，通道	-	表达 BDNF- 和 NT-3 的 BMSC, NT-3 病毒载体

（续表）

名称	来源	化学特性	交联方式	结构	降解	联合应用
藻酸盐	天然（海藻）	线性多糖	离子凝胶、化学交联，穿透聚合物网络	胶囊	−	表达 BDNF 的成纤维细胞
				各向同性	+	Fibrinogen, GDNF, VEGF
壳聚糖	天然（甲壳动物）	线性多糖	化学交联，穿透聚合物网络	各向异性，通道	−	NPC, 表达 BDNF 的 BMSC
				各向异性，通道	−	神经支架，层粘连蛋白包被 NPC，纤维蛋白 / 层粘连蛋白 + 联丁酰基 cAMP, NPC + 神经营养因子混合物
胶原蛋白	天然（骨和软骨）	三螺旋蛋白	自发、静电纺丝、化学交联	各向同性	+	Laminin, SC
				各向异性，对齐的纤维	−	BDNF, EGFR 抗体
纤维蛋白	天然（纤维蛋白）	凝固蛋白原片段、纤维蛋白原纤维	纤维蛋白原片段自发凝胶化	各向异性，蜂窝状	−	BMSC
				各向异性，通道		
				各向异性，通道 + 对齐的纤维	−	NT-3
				各向同性	+	ChABC, 纤维蛋白原, NSC, 肝素 + NT-3, 肝素 + NT-3 + PDGF +NPC, 周围神经支架 +aFGF, aFGF
透明质酸	天然（细胞外基质）	线性多糖	自发、化学改性 / 交联	各向同性	+	PDGF, NPC
				各向同性	−	
基质胶	天然（基底膜）	蛋白混合	自发	各向同性	+	SC
自组装肽	合成	特定肽	自发	各向同性对齐的纤维	+	NSC

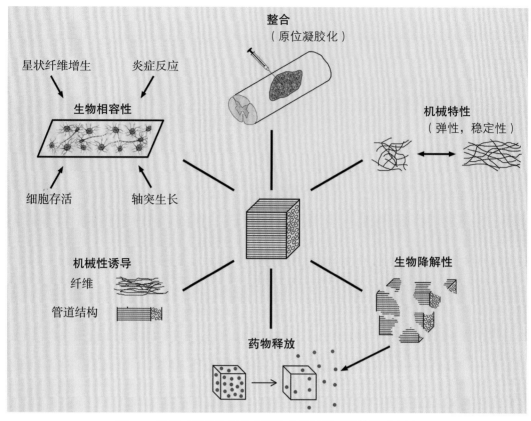

图 9.1　适用于脊柱修复的水凝胶生物材料不同特性示意图

尽管迄今为止没有可用的单一生物材料可以满足所有这些标准，但是水凝胶具有的一些令人感兴趣的特性使得其特别适合应用在神经系统中。产生水凝胶的各种可用材料，调节物理（如稳定性、弹性）和化学（如降解、表面改性）参数的可能性及其高含水量使得其能够进行调节以模拟脊髓及其细胞外基质的关键特征。实际上，软组织的细胞外基质是由蛋白质、蛋白聚糖和黏多糖大分子的混合物组成的天然水凝胶，其在具有高水含量的 3D 网络中交联。因此，水凝胶提供的细胞外基质有利于细胞和轴突的化学和生物学信号，这可能会促进轴突再生和 SCI 后的功能恢复。

水凝胶的优点和一般性质

水凝胶代表液体和固体之间的过渡，并且是由一种或多种分散的组分和水组成的弹性、粘连、胶体分散系统。在微观尺度上，凝胶是混杂的，但在宏观尺度上大多数情况是各向同性的。常见的水凝胶主要由水组成，通常仅含有非常少量的胶凝剂（通常小于 2%）。宏观结构（包括孔径）和机械特性（如水凝胶的弹性）由聚合物分子的浓度和分子量及聚合物之间的化学键的数量和强度所决定。由于它们的亲水性质，水凝胶表现出低界面张力和良好的组织整合性，并且使得促细胞迁移成为优于其他旧材料的特点。除了水凝胶的化学和结构性质，通过用蛋白质和肽包被的表面修饰可以增强生物相容性和细胞黏附，并且减少免疫应答和瘢痕形成。水凝胶也可以采用逐层包被、微米/纳米颗粒或注射等形式用作药物释放系统。源自生物大分子的凝胶通常显示出比来自合成聚合物的凝胶更高的生物相容性，因为它们具有调节细胞行为的内在生物活性。然而，由于弱化学键引起快速生物降解导致的稳定性不足可能需要天然生物材料的化学稳定。在周围神经系统（PNS）再生的动物模型中关于水凝胶的研究比在中枢神经系统（CNS）损伤中的应用进展更快，并且一些正在进行和完成的临床试验已经使用通道重新连接横断的神经纤维[1]。在脊髓损伤中，仅提供轴突生长的底物的生物材料不可能在没有任何额外干预的情况下恢复功能。与PNS不同，CNS仅具有有限的再生潜能，并且脊髓损伤区域和周围的环境抑制，以及缺乏适当的轴突生长刺激等进一步限制了神经再生。而水凝胶则非常适合跨空腔和实质内囊肿重新连接脊髓残端。对于不规则形状的损伤空腔，较为理想的是在损伤部位直接注射原位自成形水凝胶，其可用作轴突生长的人工底物。然而，这样的水凝胶及在植入之前凝胶化的许多修复支架缺乏指导轴突再生的各向异性结构。

基于聚合物的化学背景，水凝胶可以分为两大类：由合成聚合物制成的水凝胶和由天然聚合物制成的水凝胶。每一大类也可以基于它们的化学组分、改性或定向性质进一步细分。

合成高分子水凝胶

水凝胶，特别是由合成高分子制成的水凝胶最重要的性质之一是它们的生物相容性。在体内安全使用的水凝胶，其最常见的合成高分子是以聚乙二醇、甲基丙烯酸酯或衍生自丙交酯/乙交酯的脂族聚酯为基础的。

聚乙二醇

聚乙二醇（PEG）是线性的、液体的、亲水聚醚，其黏度取决于链的长度。末端羟基官能化后的化学变化和交联导致形成具有可调性质的稳定的水凝胶，如渗透性、分子扩散系数、水含量、弹性和降解速率。由于其亲水性质，PEG可作为促融合剂并且可以通过重新密封细胞膜和保护线粒体来修复机械损伤的细胞。在慢性脊髓横断中，PEG已显示可以改善轴突再生、血管形成和星形胶质细胞与施万细胞的渗透，并且能够实现较小的功能改善[2]。尽管PEG对机械损伤的细胞具有积极的影响，但是液体PEG不能作为结构支撑，并且必须进行化学修饰和交联才能形成稳定的水凝胶基质。然而，具有通道结构的共价交联的寡聚（聚乙二醇延胡索酸酯）在甚至用施万细胞接种时，都不能促进大量轴突再生[3]。功能化PEG例如丙烯酸酯化的聚乳酸（PLA）–b–PEG–b–PLA大分子和可注射的聚（N-异丙基丙烯酰胺）–g-聚乙二醇水凝胶（PNIPAAm–g–PEG）已被用于促生长因子释放，进而促进运动功能的适当恢复[4]。然而，产生这些影响的基础似乎是神经保护或侧索萌芽而不是轴突再生。在体外增强细胞黏附和轴突生长的肽结合 PEG 的功能化应当考虑应用在未来的体内研究中。

聚（甲基丙烯酸 –2– 羟基乙酯）（pHEMA）和聚（2– 羟丙基甲基丙烯酰胺）（pHPMA）

pHEMA 和 pHPMA 是分别通过甲基丙烯酸 –2– 羟基乙酯和2– 羟丙基甲基丙烯酰胺的聚合制备的线性亲水聚合物。不可生物降解的多孔生物相容性水凝胶可以通过交联制备，并且它们的性质可以通过与其他丙烯酸衍生物的共聚、交联密度的变化或化学修饰来调节。具有类似脊髓组织的力学性能的多孔 pHEMA 水凝胶支持血管生成并可能减少星形胶质增生。然而，未修饰的 pHEMA 水凝胶仅具有很小的潜能成为轴突再生的底物，更不用说与生长因子组合。

通过与其他单体的共聚，可以产生具有优异性能的带正电荷的 pHEMA 水凝胶，并且能提供血管和轴突的基质。肝素复合碱性成纤维细胞生长因子 –2（FGF–2）可以静电连接到水凝胶，它可能具有促进轴突生长、血管扩展和功能恢复的作用，但是没有任何组织学证据证明轴突生长穿过损伤部位[5]。pHEMA 水凝胶也已被不同的生物分子修饰，如具有不同弹性模量的胆固醇修饰的超多孔 pHEMA 水凝胶，其证明了血管、轴突和施万细胞的向内生长。除了多孔海绵，pHEMA 及聚（甲基丙烯酸 –2– 羟基乙酯 – 共 – 甲基丙烯酸甲酯）（pHEMA–MMA）通道已经被用于促进组织修复，通过其横面可观察到周围神经、纤维蛋白胶和

FGF– 1/ 肝素。当用胶原、纤维蛋白、基质胶、甲基纤维素或更小的填充生长因子［FGF–1 或神经营养因子 –3（NT–3）］的 pHEMAMMA 管填充 pHEMA–MMA 管时，可导致通道内轴突密度增加[6]。具有高度多孔结构的交联的 pHPMA 水凝胶商品名为神经胶™（NeuroGel En Marche Association, Crolles, France），它具有类似神经组织的力学特性，并且可在脊髓损伤中稳定存在长达 21 个月[7]。在脊髓损伤的大鼠和猫完整的横面中，可在移植的凝胶中观察到有髓轴突、血管和 ECM。然而，没有证据表明轴突长距离生长时进入或通过基质。

总之，pHEMA 作为植入物似乎不足以支持接种的细胞生长、血管生成和轴突再生。通过共聚、化学修饰或与其他材料的组合改变物理特性可以增强其在 SCI 研究中的未来应用的潜力。多孔 pHPMA 水凝胶已经显示出一些潜力，但可用数据表明它只促进轴突随机取向生长的适度增加，而不是通过植入促进轴突再生，所以需要更多的数据来评估这些临床应用的价值。

聚乳酸（PLA）和聚乳酸 – 羟基乙酸共聚物（PLGA）

PLA（聚乳酸）、PLA 与 PGA（聚乙醇酸）的共聚物 PLGA 都是线性脂肪酸聚酯，具有生物降解性和生物相容性。具有可调孔隙大小、结构和降解率的高度多孔水凝胶可以通过不同的技术制作形成，包括盐浸析、二氧化碳发泡和冷冻干燥。PLA 水凝胶海绵已经被作为受损伤的脊髓中多种细胞的支架，其结果是出现了相当低的细胞生存率[8]。可降

解的 PLA-b-PHEMA 嵌段共聚物诱发有限的轴突生长[9]。据报道，在横向半切除损害中，聚合了多聚赖氨酸并种植了永生化小鼠神经干细胞（NSC）系的 PLGA 内植物可以促进鼠的功能恢复[10]。然而，这一效果中轴突再生的迹象非常有限。在一个小灵长类动物研究中，相似的种植了 hNSC 的 PLGA 海绵几乎在 7 周后完全分解，显示了就是有也非常有限的细胞生存率[11]。一个由体内治疗（Cambridge，MA）赞助的 I 期临床研究从 2014 年起开始评估这类水凝胶在人类急性脊髓损伤中的安全性和可行性。研究目的在于揭示 PLGA 内植物在急性脊髓感觉运动完全损伤植入后的安全性和可行性（http://clinicaltrials.gov/show/NCT02138110）。迄今为止未见不利影响的报道，表明这种材料的良好生物相容性。

除了随机多孔结构的水凝胶，包含纵向导向微孔、顺畅有序的纤维、为再生轴突提供导向基质管道的 PLA 或 PLGA 支架已被研究，比如大微孔之间通过网状小微孔互相联结的具有纵向导向作用的 PLA 海绵。前景很好的体外研究结果表明顺畅有序的 PLA 超细纤维可以促进线性神经突的生长。创建一个 3D 支架，超细纤维可以被混入其中的管道，但是支架内部的巨大内腔需要结合细胞播种或其他生物材料。充满了顺畅有序的纤维蛋白凝胶的超细纤维管道比充满随机导向纤维的管道或者 PLA 薄膜更能够促进脊柱横断伤的轴间轴突生长[12]。

管道中充满神经膜细胞（施万细胞）的大孔隙 PLA 可以支持血管化组织桥梁形成，该血管化组织桥梁中带有髓鞘的轴突穿过完全横断的大鼠脊髓。然而，移植支架的不稳定性对轴突再生有害[13]。包含多管道结构的 PLGA 支架已被用于一些促进再生的研究中。虽然这些支架中充满跨越横断损伤的组织桥的线性管道结构，但是大部分水凝胶仍然高度多孔，可使细胞浸润、管道外轴突无导向性再生[14]。神经干细胞和施万细胞可以在支架上共同生存，并促进轴突向损伤区域再生[15, 16]。不论细胞移植与否，都没有跨过损伤区域的轴突再生和功能改善。然而，在小鼠颈外侧半切术模型中，绿色荧光蛋白（GFP）标记的轴突似乎穿过一个类似的 PLGA 桥再生了。这些轴突或者组织丢失/胶质瘢痕形成是否导致功能的略微恢复仍不清楚[17]。多孔多通道支架也被用作神经生长因子的局部基因传递、促进轴突延长进入损伤区域的基质[18]。

虽然脂肪族聚酯在医学领域广泛应用，并且是很好的药物缓释载体，但是，由于硬度和弹性形变的局限性、种植细胞的生存率相对较低、快速降解和潜在的结构支持损失等特征，它们在软组织工程中的应用具有局限性。

天然高分子水凝胶

天然高分子水凝胶形成的基础为碳水化合物、黏多糖和蛋白质/肽，这类材料已经在脊髓损伤动物模型中被大量研究。哺乳动物细胞外基质或由哺乳动物细胞系产生的胶原蛋白和透明质酸、植物来源的聚合物琼脂糖和藻酸盐、从节肢动物体内提取的壳聚糖都属于这一类。

通常在提取中或者提取后会对天然聚合物进行化学变构，之后不同的聚合物会被合成为一种新的生物材料。

琼脂糖

琼脂糖通常从海藻中提取，在接近沸腾的水中溶解，冷却后形成凝胶。其他制备琼脂糖凝胶的方法还有临界点干燥法和冻干法，这些方法可以制造具有不同孔径的高度多孔的水凝胶，孔径的大小取决于使用的方法和琼脂糖的浓度。凝胶硬度可以通过改变琼脂糖的浓度而改变。琼脂糖支架具有生物相容性，它们的微观结构可以在受伤的脊髓中维持至少几周[19]。

羟乙基化琼脂糖制备的琼脂糖水凝胶可以在低于17℃的环境中30秒完成稠化，以填补形状不规则的脊髓损伤。这种材料可以用作释放神经营养因子的脂质微管的载体[20]，也可以用作PLGA纳米离子的载体，PLGA纳米离子可以局部释放甲泼尼龙、热稳定软骨素酶ABC和NT-3或者这些药物组合的[21, 22]。总之，这些策略的结果便是炎症的消退和神经轴突像预期的那样生长。但是，轴突无法在整个受损区域扩展贯穿，也无法进入远端脊髓。

为了给再生的轴突提供物理引导，具有平行管道结构的琼脂糖水凝胶可以通过定向冷冻干燥法或具有均匀管道的模板支架制作而成。充填管道的是含有脑源性神经营养因子（BDNF）的胶原基质，BDNF可以显著地促进管道内再生神经轴突的数量[19]。同样的，在管道内种植分泌BDNF的骨髓间充质干细胞（BMSC）可以促进轴突（包括下行轴突）

在支架管道内生长[23]，但是轴突不会跨越病变部位形成桥接。即使在脊柱感觉轴突损伤的模型中，复合有分泌NT-3细胞、感觉轴突内在增长能力的激活物、慢病毒转导的NT-3末梢梯度，都不能使轴突桥接进入脊髓实质形成新的连接[24]。因此，一个非均质的管道结构可促进强壮的线性轴突再生进入支架管道，但是在植入物界面形成的活性细胞基质和脊髓实质限制损伤部位以外的再生。这个问题不是琼脂糖支架所特有的，而是一个旨在促进轴突桥接病变部位的所有生物材料整体遇到的障碍。

藻酸盐

藻酸盐是一种提取自褐藻属的杂聚肽多糖[25]。藻酸盐与Na^+这样的单价阳离子形成的盐可溶于水。通过与多价阳离子（如Ca^{2+}、Sr^{2+}）进行离子交换，水凝胶可以离子交联制备生成。类似的效果可以通过多糖链的化学交联获得。凝胶的硬度取决于整体分子量、藻酸盐的浓度和不同单体区块的分布。相比于富含甘露糖醛酸的藻酸盐，富含古罗糖醛酸的藻酸盐可以通过离子交联法获得更结实、更柔软的水凝胶。交联剂的类型和交联密度也会影响水凝胶的力学性能。由于羧酸根的原因，海藻酸在生理条件下带负电荷，这对细胞和神经轴突的生长产生了不利影响。但是，海藻酸水凝胶可以涂上带正电的分子，如多聚鸟氨酸，或者用化学改性方法从而掩盖其带有负电荷的表面[26]。藻酸盐基本上是不能生物降解的，但是通过离子交联法（不是化学交联法）制备的藻酸盐凝胶可以通过将多价阳离子交联成单价阳离子而溶解成单个高分子。

在一些实验中，藻酸盐水凝胶被用来封装分泌脑源性神经营养因子（BDNF）的成纤维细胞，把细胞从宿主的免疫系统中分离出来，从而增强它们的生存率。BDNF 的持续分泌能促进被宿主薄壁组织环绕的神经轴突的再生，促进功能恢复[27]。可注射性藻酸盐水凝胶也被用作一个缓释与 PLGA 基微粒或者壳聚糖—葡聚糖硫酸酯纳米粒子结合的生长因子的基质，促进神经突的生长或内皮细胞的渗透。可注射性藻酸盐水凝胶的缺点是高浓度的、用来胶化藻酸盐的二价阳离子，如 Ca^{2+}，具有细胞毒性。

具有通道结构的藻酸盐支架可以促进脊髓横断大鼠线性轴突再生。这种支架的制造首先通过定向扩散二价阳离子，随后聚合六亚甲基二异氰酸酯使之形成相互穿插的聚脲网络，这种相互穿插的聚脲网络使支架稳定成形。在内嗅—海马切片培养模型及有脊柱病变的成年大鼠中，带有直径 27 μm 毛细血管的藻酸盐支架促进轴突的纵向再生[28]。之前的研究发现，琼脂糖基水凝胶管道、具有管道结构的藻酸盐可以引导轴突与管道壁向尾端并行深入，上述的研究结果与这些发现相似。结合了可以释放脑源性神经营养因子的骨髓间充质干细胞后，轴突可以自通道内延伸得更远；这一效果比病变部位仅仅填充了细胞的组别要好得多。后者中，轴突向随机的方向生长[29]。如上所述，轴突桥接进入远端脊髓的现象还没有观测到，化学稳定的藻酸盐支架在体内 6 周后仍未降解。

这些实验结果表明，藻酸盐水凝胶可以提供一个宽松的脊髓轴突再生的微环境。藻酸盐支架的有益作用是可以通过用蛋白质涂层遮蔽带有负电荷的水凝胶表面加以提升。结合了细胞种植、生长因子释放和使用了带有并行管道结构水凝胶的藻酸盐支架可以促进轴突的导向性再生。然而，水凝胶周围活性细胞层的形成仍然是一个有待克服的障碍。

壳聚糖

壳聚糖，一种脱乙酰作用产生的线性多糖甲壳素，来自甲壳类动物和昆虫的外骨骼，它的水溶性根据脱乙酰作用的程度而定[30]。壳聚糖及其降解产物具有明显的神经保护和抗氧化作用[30]。壳聚糖基水凝胶的机械性能可以通过化学交联或者添加另外一种聚合物网贯穿壳聚糖基质而调整改变。

带有管道结构的壳聚糖水凝胶已经在脊髓损伤中用于引导轴突生长的支架。它们不会引起慢性免疫反应，可以在脊髓中保持稳定至少 12 个月[31]。压缩损伤后，移植了周围神经移植物 1 周或 4 周的壳聚糖管道，经过 14 周体内培养，可以在体内包含一个带有大量有鞘神经轴突的组织桥[32]。同样，种植在层粘连蛋白涂层支架里面的神经祖细胞（NPC）生存、分化为神经胶质，宿主轴突和血管扩张进入支架[33]。几种使用壳聚糖管道的组合策略已被验证具有增强 NPC 生存的作用，包括含有二丁酰环磷酸腺苷的 PLGA 纳米微粒胶囊[34]。尽管提供跨越病变部位的组织桥，支架远处的轴突生长和移动功能的恢复尚未观察到。虽然稳定的壳聚糖支架提供长期的结构性支持，其生物可降解性的丢失仍然令人担忧。综上所述，只有结合（干）细胞或周围神经移植，壳聚糖水凝胶才能够为跨越病变部位的组织桥提供一个支架作用。

胶原蛋白

胶原蛋白是哺乳动物中最丰富的蛋白质之一，也是一个重要的结构性细胞外基质蛋白，通过细胞架构和生化信号支持细胞生存。这种蛋白质主要以 3 股螺旋纤维（1 型胶原）形式出现，可以形成一种自组装水凝胶，具有生物可降解性，因此经常以交联来稳定其结构和物理特性。支架的刚度及其降解速率取决于分子的化学性质和用于交联的微粒浓度。胶原蛋白是最适合用在医学领域的生物材料之一。胶原蛋白基质已经被用作支架、各种细胞的移植载体和生长因子释放的载体，促进施万细胞的生存，增加向支架内生长的轴突的数量[35]。

胶原蛋白基生物材料也被用于移植转基因成纤维细胞，进而表达神经营养因子（McCall 等的综述[36]）。尽管一些研究向脊髓移植交联胶原蛋白支架结合不同的促进轴突生长策略（Nogo 蛋白受体、软骨素酶 ABC、干细胞），但是向病灶萌发的轴突的数量相当有限。由顺滑均匀的胶原长丝组成的胶原蛋白支架是一个促进轴突由头端向尾端再生的很好的选择[37]。在支架中，将脑源性神经营养因子与胶原蛋白的结合域结合，可促进轴突生长，可能在犬的脊髓完全横断模型中还有一些功能恢复[38]。其他能够促进轴突生长的方法可能是胶原蛋白水凝胶，蜂窝状结构的[39]、管道结构的[40]或者是与纤维方向一致的大孔径

管道状的[41]。尽管结合骨髓间充质干细胞或质粒基神经营养因子 -3 递送体等方法比单纯病灶对照组更能促进轴突萌发和前爪的一些功能的恢复，但是轴突的再生不能穿越支架，轴突的定向生长也没有观测到。

纤维蛋白

纤维蛋白是参与凝血的一个重要因子，是由凝血酶介导纤维蛋白原裂解成纤维蛋白单体而形成的，纤维蛋白单体自发构成纤维进而生成纤维蛋白水凝胶。这种酶反应可以用于生物双组分胶，快速生物降解可以通过添加蛋白酶抑制剂而得到遏制[42]。

纤维蛋白水凝胶植入到脊髓损伤区域能够促进一些神经突的萌发，似乎还可以减少病变周围星形胶质细胞的增生[43]。结合纤连蛋白，萌芽进入水凝胶的轴突会轻微地增加[44]。用鲑鱼纤维蛋白替代哺乳动物纤维蛋白有可能促进轴突萌发[45]。通过皮质中敲除 PTEN 基因来促进神经元固有生长能力，在背侧半切除的模型中注射鲑鱼纤维蛋白可促进皮质脊髓轴突的生长，还能在一定程度上恢复自主运动功能[46]。纤维蛋白水凝胶也被用来放置在硬膜外释放软骨素酶 ABC，降低受抑制的硫酸软骨素蛋白聚糖（CSPG），效果要比脑内注射好[47]。

纤维蛋白胶也被用作细胞移植的基质。混合细胞悬浮在纤维蛋白原和凝血酶溶液形成凝胶可增强细胞的生存。在全横断的病灶处，神经干细胞与鸡尾酒生长因子一起嵌入到这样的一个基质显示良好的生存和广泛的长距离轴突生长[48]。纤维蛋白的快速降解对于持续释

放药物并不理想。因此，通过固定化肝素临时绑定肝素—绑定生长因子，化学改性纤维蛋白应运而生。这种改性水凝胶释放神经营养因子会导致小的、剂量依存的轴突萌发[49]。此外，在释放神经营养因子 –3 和血小板源性生长因子的纤维蛋白基质中，神经祖细胞和胚胎干细胞源性祖运动神经元的生存和增殖被提高了[50-52]。

纤维蛋白胶被广泛用于研究周围神经移植。研究显示，在周围神经植入带有酸性 FGF–1 的纤维蛋白胶后，大鼠脊髓全断模型的功能会得到提高[53]。基于这一临床前研究结果，Ⅰ期临床试验已经实施。慢性脊髓损伤患者在椎板切除术后植入包含 FGF–1 纤维蛋白胶、一个结合有 FGF–1 和纤维蛋白胶的辅助助推器，并在术后 3 个月和 6 个月进行鞘内注射。虽然这种治疗的可行性和安全性技术已经确定，但该疗法的疗效还有待进一步验证[54]。

因此，纤维蛋白水凝胶已被证明是高度生物相容性和生物可降解的。虽然纤维蛋白不能够支持大量的轴突再生，但是结合持续释放生长因子和细胞疗法，它可以成为一个促进组织再生的有用的工具。

透明质酸

黏多糖透明质酸是中枢神经系统细胞外基质的一个主要的结构成分。透明质酸是一个线性二糖聚合物，能吸收大量的水。减少其高水溶性和快速生物降解，并调整其刚度，可以通过羧酸酯化葡萄糖醛酸亚组[55]、交联透明质酸链[56]或结合其他材料如甲基纤维素实现[57]。

在轴突再生方面，没有证据表明化学交联透明质酸水凝胶植入受伤的脊髓，在不受其降解性支配的前提下，可以为轴突再生提供一个结构支架。然而，透明质酸，特别是混合透明质酸和甲基纤维素，具有潜在减少瘢痕和蛛网膜下腔炎症的作用，从而导致运动功能适度增加[57]或作为持续释放药物如生长因子的基质[8]。体外和体内实验也表明注射玻尿酸—甲基纤维素水凝胶具有作为细胞输送系统的潜能。神经祖细胞纳入水凝胶可以减少空穴现象，比没有基质的细胞注射能促进更多的神经元萌发[59]。几种不同的共价交联透明质酸水凝胶已被生产出来，它们被用来提高力学特性但似乎不允许轴突生长。然而，注入鞘内空间，共价交联水凝胶则具有生物相容性，是释放生长因子的潜在基质[60]。

基质胶

基质胶 ™（Corning Life Sciences, Durham, NC）是一种提取于小鼠肉瘤细胞系的可溶性基底膜蛋白。它是由 1 800 多个蛋白质组成的混合物，包括细胞外基质成分、各种生长因子和与生长因子绑定和信号相关的蛋白质[61]。批次之间的确切成分各不相同，是一个重大的缺点，使其难以复制结果和限制了临床应用。基底胶在 4℃可溶，在 37℃形成一个三维凝胶，它是理想的塑形细胞培养皿表面覆盖物，可注射到脊髓损伤空腔。单独的基质胶仅具有有限的潜在促进脊髓受伤的轴突再生功能，但它已证明作为细胞移植基质可以提高移植细胞的存活。使用施万细胞进行的研究也表明，体内凝胶化的效果优于基质胶的注射[62]。

基底膜基质被用来填充半透过性的聚丙烯腈/聚氯乙烯（PAN/PVC）共聚物的内腔，结合施万细胞、无髓鞘和有髓鞘的轴突、血管，扩展到整个移植物。也有一些证据表明轴突能跨越移植生长，并在末端脊髓提供生长因子的情况下重新长入未受损的宿主组织[36]。

自组装肽

肽两亲化合物（PA）代表一类肽型生物分子，可以自发地自组装成定义良好的纳米结构，如小纤维、纳米纤维、球形微粒或囊泡。在生理媒介或水溶液中，自组装是指在一定条件下（如pH值、温度、离子强度），互补的两亲性肽结构的离子或疏水性等分子间相互作用[63]。对于组织工程和生物医学应用，生物活性肽抗原表位可以被纳入自组装肽（SAP），在细胞表面表达，影响细胞生存、细胞行为和细胞分化[64, 65]。自组装肽（SAP）嵌入细胞后显示有望恢复脊髓损伤后的功能；肽两亲化合物嵌入细胞后显示层粘连蛋白抗原决定基IKVAV促进轴突再生，抑制神经胶质瘢痕形成，增加了少突胶质细胞分化，部分恢复运动功能[66]。最近研究显示，结合了生物活性的自组装蛋白和神经干细胞也可通过减少颈髓损伤后空囊现象和运动神经元坏死而改善前肢运动功能[67]。

■ 结论

来源于天然和合成聚合物的各种各样的生物材料在脊髓损伤再生中的功效已被研究。虽然已很好地明确了完全合成材料的化学和物理性质，但是，它们往往要被改性，以更好地满足脊髓损伤的生物学特性。更多的研究研究了来源于天然聚合物的材料在脊髓受伤中的表现。不受它们的起源限制，水凝胶可以作为支架在病变部位提供结构或定向支持，可以作为细胞移植的基质，可以作为释放生长因子的载体，可以作为基因载体，可以作为脊髓损伤后促进轴突再生、减少组织流失的药物治疗的载体。几项使用生物材料的研究报道了功能恢复，这些研究很多都难以解释，缺乏全面的数据，因此无法令人信服地描述观察到的对行为影响的潜在机制。事实上，没有结论性的出版物清晰地证明不使用任何额外的联合治疗的生物材料可以提升功能。对于已发表的结合了其他治疗的生物材料，功能恢复通常是最少量的，只有非常少量的实验动物被观察到或者组织学数据并不能说明或者不能为观察到的现象提供解释。因此，毫不奇怪，尽管这一领域取得了巨大进步，但是只有少数材料走向更大的动物实验或临床研究。然而，可想而知，在损伤模型中，更好地对人类受伤的神经病理机制详细的进行研究，如脊髓挫伤或挤压伤，将在不久的将来开始，因为生物材料和结合其他治疗方法的知识正在迅速增加。

■ 小结

适合移植到脊髓损伤的生物材料在过去10年中已取得相当大的进展。水凝胶基材料以其生化和物理性质可以调整以匹配脊髓的硬度和弹性、表面可以改性进而呈现更好的生物相容性，是全能型的材料。天然的或合成的聚合物，如自组装肽可以支持移植的或自体源性细胞的生存。非均质结构的材料如藻酸盐和琼脂糖能够促进轴突定向再生，一些材料已经呈现出促进局部药物传递的前景。因此，水凝胶可以作为并行管道、组合疗法的平台，这些都可以有效地促进功能恢复，尤其是在严重的脊髓损伤后。本章总结了水凝胶聚合物结合细胞和药物输送在脊髓损伤治疗中的最新进展，讨论了一些当前面临的挑战。

要点

- 多种多样具有良好生物相容性的生物材料是可用的。
- 通过物理引导的方法使神经轴突在水凝胶管道里生长是可行的。
- 在许多案例中，生物材料与细胞相结合的疗法比单纯细胞疗法的效果更好。
- 在脊髓损伤修复中，通过化学和生物化学修饰，水凝胶在对细胞和药物的传递方面已经取得了实质性的进展。

难点

- 在动物实验模型中，对于功能恢复的很多发现和结果，其机制尚不清楚。
- 生物材料本身在促进轴突跨越脊髓损伤病灶再生方面似乎不能胜任。
- 在脊髓损伤修复中，向临床转化的生物材料非常有限。

■ 参考文献

5篇"必读"文献

1. Gu X, Ding F, Yang Y, Liu J. Construction of tissue engineered nerve grafts and their application in peripheral nerve regeneration. Prog Neurobiol 2011; 93:204–230

2. Estrada V, Brazda N, Schmitz C, et al. Long-lasting significant functional improvement in chronic severe spinal cord injury following scar resection and polyethylene glycol implantation. Neurobiol Dis 2014; 67:165–179

3. Hakim JS, Esmaeili Rad M, Grahn PJ, et al. Positively charged oligo[poly(ethylene glycol) fumarate] scaffold implantation results in a permissive lesion environment after spinal cord injury in rat. Tissue Eng Part A 2015;21:2099–2114

4. Piantino J, Burdick JA, Goldberg D, Langer R, Benowitz LI. An injectable, biodegradable hydrogel for trophic factor delivery enhances axonal rewiring and improves performance after spinal cord injury. Exp Neurol 2006;201:359–367

5. Chen B, He J, Yang H, et al. Repair of spinal cord injury by implantation of bFGF-incorporated HEMAMOETACL hydrogel in rats. Sci Rep 2015;5:9017

6. Tsai EC, Dalton PD, Shoichet MS, Tator CH. Matrix inclusion within synthetic hydrogel guidance channels improves specific supraspinal and local axonal regeneration after complete spinal cord transection. Biomaterials 2006;27:519–533

7. Woerly S, Doan VD, Sosa N, de Vellis J, Espinosa A. Reconstruction of the transected cat spinal cord following NeuroGel implantation: axonal tracing, immunohistochemical and ultrastructural studies. Int J Dev Neurosci 2001;19:63–83

8. Deumens R, Koopmans GC, Honig WM, et al. Olfactory ensheathing cells, olfactory nerve fibroblasts and biomatrices to promote long-distance axon regrowth and functional recovery in the dorsally hemisected adult rat spinal cord. Exp Neurol 2006;200:89–103

9. Pertici V, Trimaille T, Laurin J, et al. Repair of the injured spinal cord by implantation of a synthetic degradable block copolymer in rat. Biomaterials 2014;35:6248–6258

10. Teng YD, Lavik EB, Qu X, et al. Functional recovery following traumatic spinal cord injury mediated by a unique polymer scaffold seeded with neural stem cells. Proc Natl Acad Sci U S A 2002;99:3024–3029

11. Pritchard CD, Slotkin JR, Yu D, et al. Establishing a model spinal cord injury in the African green monkey for the preclinical evaluation of biodegradable polymer scaffolds seeded with human neural stem cells. J Neurosci Methods 2010;188:258–269

12. Hurtado A, Cregg JM, Wang HB, et al. Robust CNS regeneration after complete spinal cord transection using aligned poly-L-lactic acid microfibers. Biomaterials 2011;32:6068–6079

13. Oudega M, Gautier SE, Chapon P, et al. Axonal regeneration into Schwann cell grafts within resorbable poly(alpha-hydroxyacid) guidance channels in the adult rat spinal cord. Biomaterials 2001;22:1125– 1136

14. Yang Y, De Laporte L, Zelivyanskaya ML, et al. Multiple channel bridges for spinal cord injury: cellular characterization of host response. Tissue Eng Part A 2009;15:3283–3295

15. Olson HE, Rooney GE, Gross L, et al. Neural stem cell- and Schwann cell-loaded biodegradable polymer scaffolds support axonal regeneration in the transected spinal cord. Tissue Eng Part A 2009;15:1797– 1805

16. Chen BK, Knight AM, de Ruiter GCW, et al. Axon regeneration through scaffold into distal spinal cord after transection. J Neurotrauma 2009;26:1759–1771

17. Pawar K, Cummings BJ, Thomas A, et al. Biomaterial bridges enable regeneration and re-entry of corticospinal tract axons into the caudal spinal cord after SCI: Association with recovery of forelimb function. Biomaterials 2015;65:1–12

18. Tuinstra HM, Aviles MO, Shin S, et al. Multifunctional, multichannel bridges that deliver neurotrophin encoding lentivirus for regeneration following spinal cord injury. Biomaterials 2012;33:1618–1626

19. Stokols S, Tuszynski MH. Freeze-dried agarose scaffolds with uniaxial channels stimulate and guide linear axonal growth following spinal cord injury. Biomaterials 2006;27:443–451

20. Jain A, Kim YT, McKeon RJ, Bellamkonda RV. In situ gelling hydrogels for conformal repair of spinal cord defects, and local delivery of BDNF after spinal cord injury. Biomaterials 2006;27:497–504

21. Lee H, McKeon RJ, Bellamkonda RV. Sustained delivery of thermostabilized chABC enhances axonal sprouting and functional recovery after spinal cord injury. Proc Natl Acad Sci U S A 2010;107:3340–3345

22. Chvatal SA, Kim YT, Bratt-Leal AM, Lee H, Bellamkonda RV. Spatial distribution and acute anti-inflammatory effects of methylprednisolone after sustained local delivery to the contused spinal cord. Biomaterials 2008;29:1967–1975

23. Gao M, Lu P, Bednark B, et al. Templated agarose scaffolds for the support of motor axon regeneration into sites of complete spinal cord transection. Biomaterials 2013;34:1529–1536

24. Gros T, Sakamoto JS, Blesch A, Havton LA, Tuszynski MH. Regeneration of long-tract axons through sites of spinal cord injury using templated agarose scaffolds. Biomaterials 2010;31:6719–6729

25. Augst AD, Kong HJ, Mooney DJ. Alginate hydrogels as biomaterials. Macromol Biosci 2006;6:623–633

26. Tobias CA, Dhoot NO, Wheatley MA, Tessler A, Murray M, Fischer I. Grafting of encapsulated BDNF-producing fibroblasts into the injured spinal cord without immune suppression in adult rats. J Neurotrauma 2001;18:287–301

27. Tobias CA, Han SS, Shumsky JS, et al. Alginate encapsulated BDNF-producing fibroblast grafts permit recovery of function after spinal cord injury in the absence of immune suppression. J Neurotrauma 2005;22: 138–156

28. Prang P, Müller R, Eljaouhari A, et al. The promotion of oriented axonal regrowth in the injured spinal cord by alginate-based anisotropic capillary hydrogels. Biomaterials 2006;27:3560–3569

29. Günther MI, Weidner N, Müller R, Blesch A. Cell-seeded alginate hydrogel scaffolds promote directed linear axonal regeneration in the injured rat spinal cord. Acta Biomater 2015;27:140–150

30. Zou P, Yang X, Wang J, et al. Advances in characterisation and biological activities of chitosan and chitosan oligosaccharides. Food Chem 2016;190:1174–1181

31. Kim H, Tator CH, Shoichet MS. Chitosan implants in the rat spinal cord: biocompatibility and biodegradation. J Biomed Mater Res A 2011;97:395–404

32. Nomura H, Baladie B, Katayama Y, Morshead CM, Shoichet MS, Tator CH. Delayed implantation of intramedullary chitosan channels containing nerve grafts promotes extensive axonal regeneration after spinal cord injury. Neurosurgery 2008;63:127–141, discussion 141–143

33. Nomura H, Zahir T, Kim H, et al. Extramedullary chitosan channels promote survival of transplanted neural stem and progenitor cells and create a tissue bridge after complete spinal cord transection. Tissue Eng Part A 2008;14:649–665

34. Kim H, Zahir T, Tator CH, Shoichet MS. Effects of dibutyryl cyclic-AMP on survival and neuronal differentiation of neural stem/progenitor cells transplanted into spinal cord injured rats. PLoS ONE 2011;6:e21744

35. Patel V, Joseph G, Patel A, et al. Suspension matrices for improved Schwann-cell survival after implantation into the injured rat spinal cord. J Neurotrauma 2010;27:789–801

36. McCall J, Weidner N, Blesch A. Neurotrophic factors in combinatorial approaches for spinal cord regeneration. Cell Tissue Res 2012;349:27–37

37. Liu T, Houle JD, Xu J, Chan BP, Chew SY. Nanofibrous collagen nerve conduits for spinal cord repair. Tissue Eng Part A 2012;18:1057–1066

38. Han S, Wang B, Jin W, et al. The linear-ordered collagen scaffold-BDNF complex significantly promotes functional recovery after completely transected spinal cord injury in canine. Biomaterials 2015;41: 89–96

39. Onuma-Ukegawa M, Bhatt K, Hirai T, et al. Bone marrow stromal cells combined with a honeycomb collagen sponge facilitate neurite elongation in vitro and neural restoration in the hemisected rat spinal cord. Cell Transplant 2015;24:1283–1297

40. Altinova H, Möllers S, Führmann T, et al. Functional improvement following implantation of a microstructured, type-I collagen scaffold into experimental injuries of the adult rat spinal cord. Brain Res 2014;1585:37–50

41. Yao L, Daly W, Newland B, et al. Improved axonal regeneration of transected spinal cord mediated by multichannel collagen conduits functionalized with neurotrophin-3 gene. Gene Ther 2013;20:1149– 1157

42. Lorentz KM, Kontos S, Frey P, Hubbell JA. Engineered aprotinin for improved stability of fibrin biomaterials. Biomaterials 2011;32:430–438

43. Johnson PJ, Parker SR, Sakiyama-Elbert SE. Fibrinbased tissue engineering scaffolds

enhance neural fiber sprouting and delay the accumulation of reactive astrocytes at the lesion in a subacute model of spinal cord injury. J Biomed Mater Res A 2010;92: 152–163

44. King VR, Alovskaya A, Wei DY, Brown RA, Priestley JV. The use of injectable forms of fibrin and fibronectin to support axonal ingrowth after spinal cord injury. Biomaterials 2010;31:4447–4456

45. Sharp KG, Dickson AR, Marchenko SA, et al. Salmon fibrin treatment of spinal cord injury promotes functional recovery and density of serotonergic innervation. Exp Neurol 2012;235:345–356

46. Lewandowski G, Steward O. AAVshRNA-mediated suppression of PTEN in adult rats in combination with salmon fibrin administration enables regenerative growth of corticospinal axons and enhances recovery of voluntary motor function after cervical spinal cord injury. J Neurosci 2014;34:9951–9962

47. Hyatt AJ, Wang D, Kwok JC, Fawcett JW, Martin KR. Controlled release of chondroitinase ABC from fibrin gel reduces the level of inhibitory glycosaminoglycan chains in lesioned spinal cord. J Control Release 2010;147:24–29

48. Lu P, Wang Y, Graham L, et al. Long-distance growth and connectivity of neural stem cells after severe spinal cord injury. Cell 2012;150:1264–1273

49. Taylor SJ, Rosenzweig ES, McDonald JW III, Sakiyama-Elbert SE. Delivery of neurotrophin-3 from fibrin injury. J Control Release 2006;113:226–235

50. Johnson PJ, Tatara A, McCreedy DA, Shiu A, Sakiyama-Elbert SE. Tissue-engineered fibrin scaffolds containing neural progenitors enhance functional recovery in a subacute model of SCI. Soft Matter 2010;6:5127– 5137

51. Johnson PJ, Tatara A, Shiu A, Sakiyama-Elbert SE. Controlled release of neurotrophin-3 and platelet-derived growth factor from fibrin scaffolds containing neural progenitor cells enhances survival and differentiation into neurons in a subacute model of SCI. Cell Transplant 2010;19:89–101

52. McCreedy DA, Wilems TS, Xu H, et al. Survival, differentiation, and migration of high-purity mouse embryonic stem cell-derived progenitor motor neurons in fibrin scaffolds after sub-acute spinal cord injury. Biomater Sci 2014;2:1672–1682

53. Cheng H, Cao Y, Olson L. Spinal cord repair in adult paraplegic rats: partial restoration of hind limb function. Science 1996;273:510–513

54. Wu JC, Huang WC, Chen YC, et al. Acidic fibroblast growth factor for repair of human spinal cord injury: a clinical trial. J Neurosurg Spine 2011;15:216–227

55. Campoccia D, Doherty P, Radice M, Brun P, Abatangelo G, Williams DF. Semisynthetic resorbable materials from hyaluronan esterification. Biomaterials 1998;19:2101–2127

56. Bencherif SA, Srinivasan A, Horkay F, Hollinger JO, Matyjaszewski K, Washburn NR. Influence of the degree of methacrylation on hyaluronic acid hydrogels properties. Biomaterials 2008;29:1739–1749

57. Austin JW, Kang CE, Baumann MD, et al. The effects of intrathecal injection of a hyaluronan-based hydrogel on inflammation, scarring and neurobehavioural outcomes in a rat model of severe spinal cord injury associated with arachnoiditis. Biomaterials 2012;33: 4555– 4564

58. Gupta D, Tator CH, Shoichet MS. Fast-gelling injectable blend of hyaluronan and methylcellulose for intrathecal, localized delivery to the injured spinal cord. Biomaterials 2006;27:2370–2379

59. Mothe AJ, Tam RY, Zahir T, Tator CH, Shoichet MS. Repair of the injured spinal cord by transplantation of neural stem cells in a hyaluronan-based hydrogel. Biomaterials 2013;34:3775–3783

60. Führmann T, Obermeyer J, Tator CH, Shoichet MS. Click-crosslinked injectable hyaluronic acid hydrogel is safe and biocompatible in the intrathecal space for ultimate use in regenerative strategies of the injured spinal cord. Methods 2015;84:60–69

61. Hughes CS, Postovit LM, Lajoie GA. Matrigel: a complex protein mixture required for optimal growth of cell culture. Proteomics 2010; 10:1886–1890

62. Williams RR, Henao M, Pearse DD, Bunge MB. Permissive Schwann cell graft/spinal cord interfaces for axon regeneration. Cell Transplant 2015;24:115–131

63. Dehsorkhi A, Castelletto V, Hamley IW. Self-assembling amphiphilic peptides. J Pept Sci 2014;20:453– 467

64. Silva GA, Czeisler C, Niece KL, et al. Selective differentiation of neural progenitor cells by high-epitope density nanofibers. Science 2004;303:1352–1355

65. Webber MJ, Tongers J, Renault MA, Roncalli JG, Losordo DW, Stupp SI. Development of bioactive peptide amphiphiles for therapeutic cell delivery. Acta Biomater 2010;6:3–11

66. Tysseling-Mattiace VM, Sahni V, Niece KL, et al. Self-assembling nanofibers inhibit glial scar formation and promote axon elongation after spinal cord injury. J Neurosci 2008;28:3814–3823

67. Iwasaki M, Wilcox JT, Nishimura Y, et al. Synergistic effects of self-assembling peptide and neural stem/ progenitor cells to promote tissue repair and forelimb functional recovery in cervical spinal cord injury. Biomaterials 2014;35:2617–2629

10

神经干细胞移植用于脊髓修复

原著　Ina K. Simeonova, Beatrice Sandner, Norbert Weidner
翻译　郝宇鑫

■ 概述

每隔几个月，我们都会见到新型治疗方法用于治疗各种神经功能障碍疾病的报道，包括脊髓损伤（SCI）。仔细分析这些报道，我们会发现这些治疗方法都已经获得了相关的循证医学结果。但是，这些结果却并不能证明这些新型的技术在未来可以成为一种临床应用的治疗方法。然而，近些年也有一些重要进展，这些进展一步步向临床应用方向推进。因此，这一章总结了基于神经干细胞移植治疗策略的临床前及临床研究现状。

在创伤性脊柱损伤中，持续的压迫及脊髓和马尾挫伤是最常见的损伤脊髓的病因。结果，上行和下行的长神经元轴突通路被横断或脱髓鞘损伤，同时，损伤导致神经元细胞死亡。根据损伤程度和严重程度，导致深部感觉（下肢或四肢轻瘫）和自主功能障碍（膀胱、肠、性、心血管、呼吸功能不全）。

与周围神经系统不同，中枢神经系统（CNS）的轴突被切断将不能再生，退化神经元也不会被替换（图 10.1a）。髓鞘再生只发生在有限的程度上。此外，关键因素如退化的损伤脊髓组织连续玻璃化瘢痕形成和囊腔形成、生长抑制因子的表达上调、缺乏足够的自身轴突再生能力等都妨碍了其组织自身修复[1]。

不完全性脊髓损伤，神经功能的恢复可以通过针对身体功能恢复的神经行为干预实现。其恢复性取决于其不完全损伤的程度。在完全性 SCI 患者中，丢失的感觉和自主功能将不能恢复。SCI 专业中心可以提供全面的康复护理，能使每个患者获得个体化治疗策略（如使用轮椅替代丢失的行走能力，间歇性自我导尿排空膀胱）。在这种情况下，只有强大的再生疗法能够重建功能恢复的结构基础。囊性病变的缺陷，需要桥接合适的底物，使再生的轴突通过病变部位，抑制分子需要被阻止，轴突的自身生长能力需要提高，同时再生轴突需要再次有髓化[2]。

大家普遍认为，需要联合这些不同的机制以实现 SCI 后的相关结构和功能恢复。一个组合的策略，其中包括中和抑制因子、促进轴突生长的内在能力、支架 / 细胞替代丢失的脊髓组织，其原则上是可行的。然而，考虑到临床转化方式监管方面的问题，这样的组合方法将变得难以实现。理想情况下，一个组合治疗策略可以整合到干细胞移植而无须考虑其他多种因素、细胞或基质。

神经干细胞移植的基本原理

干细胞治疗脊髓损伤需要解决以下几个问题：干细胞需要能够再髓鞘化损伤脊髓的轴突；幸免的轴突需要再髓鞘化或再生的轴突需要髓鞘化以恢复其自身神经传导功能。近期的干细胞移植策略是采用胚胎或胎儿脊髓来源的神经干细胞[3]，靶向这一机制，且已经应用在 Ⅰ/Ⅱ 期临床试验，最先是由 Geron Corp. 执行（Menlo Park, CA），随后由 Asterias Biotherapeutics（Fremont, CA）接办[4]。然而，这一策略仅仅着眼于幸免的轴突髓鞘再生，不太可能产生实质性的功能恢复。恢复功能的最显著的方式应该是提高长距离再生（图 10.1b）。然而，这一治疗策略也十分困难。一个典型的囊性（流体充盈的）病变缺陷必须通过一个适当的细胞桥填充，这有利于轴突再生通过损伤部分，并使这些再生的轴突爬向自己先前的目标神经元。最后，这些轴突必须适当有髓化。

正如上面提到的，仅提供轴突再生的细胞桥可能不足以引起大量的轴突再生。细胞外基质和髓鞘相关的轴突生长抑制分子需要被阻断，并且神经内在再生能力需要增强。另一个概念仍有待证明其功能。作为一种先决条件，移植到损伤部位的神经干细胞或祖细胞应成为神经元。随后，需要再生轴突连接到移植物来源的神经元，它们生长在宿主脊髓并再连接去神经化的神经元，从而作为"接力"神经元（图 10.1c）。这是在研究不完全性 SCI 的干细胞移植和自发恢复时提出的一种中继机制，以恢复运动功能[5~7]。然而，这种机制是否真的正确尚未确定。

神经干细胞为基础的治疗作用机制

到目前为止，只有十分有限的证据能够清楚、明确地表明轴突可以长距离再生，使目标脱髓鞘轴突能够再生或有髓化以改善功能。循证医学表明，上行感觉轴突可以通过干细胞移植到宿主脊髓及再支配靶神经元在脑干的生长因子过度表达再生[8]。对于长的下行运动通路如皮质脊髓束再生，一些神经胶质分化的神经干/祖细胞可以支持其再生，但大量的长距离再生并与靶神经元的连接尚未得到证实[9~11]。

疗效稳定性

除了确认相关的功能修复的结构机制，另一个挑战在于诱导受伤成年哺乳动物中枢神经系统强大的再生反应。最近的一项研究首次证明，大规模的轴突长距离生长可在成年大鼠脊髓完全横断后实现，通过 E14 大鼠脊髓或胎儿脊髓来源干细胞，结合生长因子混合物和纤维蛋白原/凝血酶可以更好地实现移植物存活[5]。正如上面提到的，在这项研究中提出一个中继机制，根据 Basso、Beattie、Bresnahan（BBB）开放领域运动功能评定量表解释所观察到的改善下肢运动功能的机制。

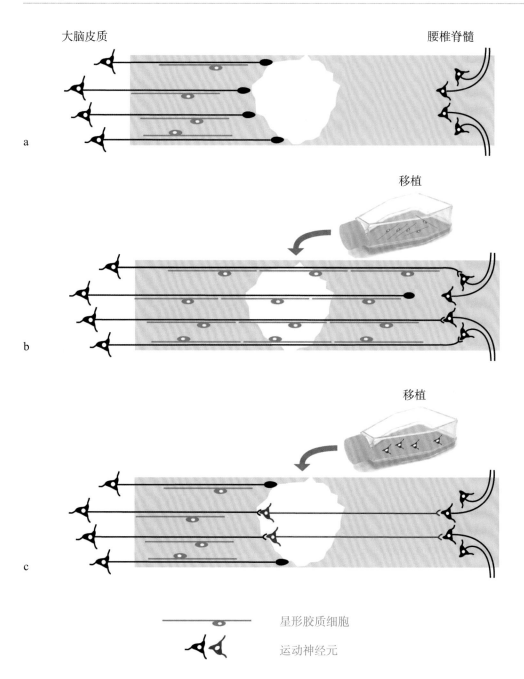

图 10.1　脊髓损伤（灰色）的下行运动通路（皮质脊髓束）。a.外伤性脊髓损伤来自位于运动皮质神经元轴突横断（囊性病变缺损显示为白色），从而与位于损伤部位尾端的下运动神经元的连接中断，对功能性的影响取决于损伤的程度。b.适用于神经干/祖细胞，如星形胶质细胞（绿色），可以帮助桥接囊性病变缺损。c.另外，再生轴突下行连接干细胞移植分化所得到的神经元，连接下运动神经元

神经传递概念

脊髓损伤后经典的结构修复机制要求横断的下行运动或上行感觉通路再生通过病变部位后，达到邻近的宿主脊髓，再次支配其之前的目标神经元。目前，极少研究表明受伤的轴突可以大规模长距离再生通过受伤位点。在某些情况下，一些轴突已确定进入脊髓但是只能再生很短的距离。另一种策略（神经元"接力"形成）是应用移植物能够在损伤部位再生神经元并桥接横断的轴突与目标神经元功能的能力。在这种情况下，切断的轴突不需要再生很长的距离，而可以选择/操纵移植物来源的神经元进行长距离的轴突生长分支。这样的接力机制已经在皮质脊髓束自发结构重排时得到证明[7]。必须进行具体任务训练，以将该接力机制功能集成到整个回路中[6]。该概念在C1脊柱横断模型中得到证明，借助从大鼠E14神经前体细胞移植的神经元，与宿主感觉轴突形成突触[12]。移植的受限性神经元前体细胞在尾侧脑干附近的背柱核中分化并形成突触。电生理记录证实了这个新形成网络的功能相关性。如前所述，一个重新审视的NSC移植方法（分离E14大鼠脊髓的同时结合各种生长因子）导致移植物源性神经元的强劲的轴突生长，与宿主脊髓形成突触，宿主切断的轴突沿着移植神经元生长被终止[5]。下肢运动功能的部分恢复已经报道，被选择性消融的移植物源神经元摒弃，这提示存在一个潜在的功能恢复中转机制。然而，动物并没有进行专门训练；因此，可想而知，观察到的下肢运动功能与痉挛状态相关联，而不是自主运动

功能的恢复。此外，再横断后运动功能的损伤可以归因脊髓休克，自主下肢功能是痉挛状态的瞬时损伤而不是接力连续破坏与损失。总之，中转机制概念被证实是一个原则，但仍有待临床相关的SCI动物模型进行证实。

一个非独立机构进行了重复的研究，确认了来源于NSC和健壮轴突的胎儿脊髓移植可以神经分化，并长入宿主组织[13]。但是，没有观察到功能恢复。在完全横断模型中，胎儿细胞移植物内检测到了纤维分裂。这可能阻碍重新连接，也可以解释功能恢复不佳。此外，在这个重复研究中，发现移植细胞沿脑膜远程达到移植部位，这提示需要关注移植细胞的不可控移植风险，甚至肿瘤形成的风险。

综上所述，在受伤的成年哺乳动物脊髓研究中，来源于一个确定发展阶段的NSC移植可以再生和重新连接，尽管有髓鞘和细胞外基质的大量表达，这可能与最坏情况下的损伤模型的阻碍因子有关。这些最近的发现是非常有前途的。然而，在未来的研究中，许多问题有待解决：移植细胞确实能够连接位于头端和尾端病变部位的CNS区域？即使是有结构的重连，这会促使功能重连吗？将神经干细胞移植，尤其是当使用诱导多能干细胞（iPSC）的来源，在长期内是安全的。

神经干细胞移植的细胞来源

干细胞的来源，如骨髓间充质干细胞或基质细胞已被广泛研究，但缺乏生成神经细胞（神经元、神经胶质细胞）

的能力[14]。NSC 可以从成人 CNS 获得，允许自体移植[11, 15]。然而，成人 NSC 只能从中枢神经系统活检获得，它们分化成神经元移植到受伤的脊髓的能力很差。最有希望的 NSC 来源如下：

1. 原发性神经干细胞是从胚胎脊髓获得，其有定义的发展阶段（如 E14 大鼠，对应于 6 至 10 孕周的人类）；脊髓片段可以从胎儿脊髓分离，分离后原代细胞立即移植。

2. 胎儿脊髓衍生的细胞系：胎儿脊髓的碎片分离，永生化，通过多种通道传代培养，可以产生几乎无限量的 NSC 以供移植使用。

3. NSC 来自未分化的胚胎细胞团或 iPSC：未分化的胚胎细胞或成年体细胞（如皮肤成纤维细胞重新分化为多能干细胞）在体外可传代并分化成神经干细胞。

胚胎脊髓的初级来源神经元干细胞

移植分离的胚胎脊髓（来源于未修饰或传代的体外初级 NSC）的主要优点在于衍生的初级 NSC 在体外未经修饰或增殖，具有"天然"确定的发展阶段，未复制和分化的细胞可以在体外移植。在大鼠，只有确定的发展阶段（E14）的 NSC 能够在受伤脊髓广泛增殖[5]。无体外操作，不受控制的细胞增殖和肿瘤形成的风险要低得多。一个主要的缺点是胎儿脊髓来源的细胞必须从各自的供体（流产）中获得并运到移植部位[16]。根据材料来源的不同的条件，所得到的 NSC 的质量也会变化。此外，出于伦理的原因，并不是每个国家都允许利用胎儿或胚胎

源 NSC。同种异体胎儿移植物受者需要免疫抑制剂治疗以避免移植物排斥。在帕金森病的研究中已经积累了关于这种干细胞来源的大量经验[16]。目前，一个由欧盟资助的联盟正在研究用胎儿中脑源性细胞移植替代帕金森病患者多巴胺能神经胶体蛋白受体的可行性和有效性（http://www. transeuro.org.uk）。

胎儿大脑或脊髓来源的细胞系

来自胎儿大脑或脊髓的细胞系也从流产胎儿中获得。然而，用少数的堕胎来源材料足以在中心实验室培养产生充足的 NSC，并保持相同的高质量标准。当然，细胞繁殖和分化所需要的体外操作有细胞生长不受控制的风险。此外，繁殖的细胞必须进行分化，以产生一个确定类型的在适当的发展阶段的 NSC。伦理问题和接受移植者的免疫抑制问题也适用于胎儿神经干细胞系。神经干细胞可以获得类似自发性胎儿脊髓来源的再生效果[17]。这种方式目前正在进行 I 期临床试验研究，美国脊髓损伤协会（ASIA）损伤分级（AIS）A 级的脊髓损伤患者被纳入。

神经干细胞来源的诱导多能干细胞

终末分化体细胞通过 4 个转录因子（Oct3/4、Sox2、c-Myc、Klf4 或者 Oct3/4、Sox2、Nanog、Lin28）重新编程转化为多能胚胎干细胞（ESC）样细胞，可以获得 iPSC[18-21]。与 ESC 类似，iPSC 可以产生所有三个胚层的后代[18]。如上所述，从患者的体细胞分离的 iPSC（如皮肤来源的成纤维细胞）能够自体

移植，从而避免了伦理问题和免疫抑制药物处理[22]（图10.2）。然而，潜在的表观遗传学改变、不恰当的重组和染色体畸变的可能性成为需要解决的障碍[23~25]。每个iPSC来源的细胞在该细胞可以被临床应用之前，都需要评估其潜在肿瘤形成方面的风险[26]。

主要障碍在于复杂和耗时的细胞分离、重新编程、仿造和分化步骤，以获得所需的NSC，这与伤后早期移植的观点相悖。图10.2示意使用诱导多能干细胞（iPSC）的细胞移植策略。体细胞被

独立于脊髓损伤（SCI）患者（如通过皮肤活检）。使用一个确定的传递方法（基因或蛋白质的交付），4个转录因子Sox2、Oct3/4、Klf4和c-myc被引入，获得体细胞，去诱导去分化，再进化为iPSC细胞。后者的方法有潜力产生人体所有类型的细胞和身体组织。通过与特定因子的培养，诱导分化为神经干细胞（NSC），也能产生神经元和神经胶质细胞。最终，患者来源的NSC或其分化的后代可以移植并促进脊髓再生。人胶质细胞的产生需要6个月[27]。沿着这条

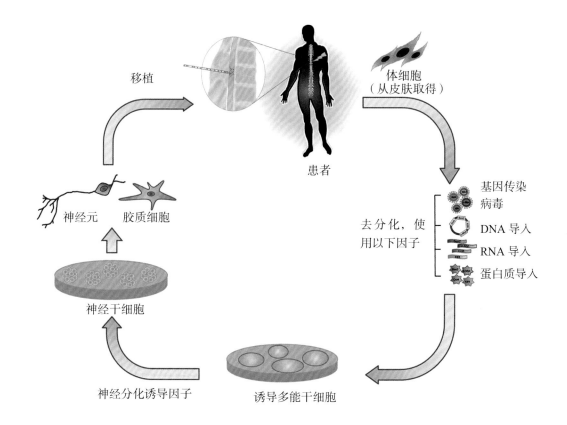

图10.2 诱导多能干细胞移植策略（iPSC）。体细胞是从脊髓损伤（SCI）患者（如通过皮肤活检）分离出来的。使用一个指定的基因转染方法（病毒、质粒），将4个转录因子c-myc、Sox2、Oct3/4、Klf4引入收获的体细胞，诱导去分化，即重编程为iPSC细胞。后一种方法具有产生人体所有细胞类型和组织的潜力。通过与特定因子的培养，诱导分化为神经干细胞（NSC），也能产生神经元和神经胶质细胞。最终，可以将患者来源的NSC或其分化后代移植到脊髓中

线，重组 IPSC 必须经过全方位的测试（多能性标记、染色体核型分析、胚层分化、畸胎瘤形成）以证明其适合移植。由此产生的 NSC 在移植之前进行生物安全测试。目前还不可能完全证实所生成的细胞群与相应的宿主细胞群一样可靠（如胎儿脊髓衍生的初级 NSC，见上文）。由于这些问题早已经出现在重组研究领域，因此设计并建立了几种可供选择的 iPSC 生成技术，以确保只有瞬时表达和重组因子快速耗尽[20, 28~30]。去分化的步骤被忽略，成年体细胞直接转分化为适当的神经元表型[31~34]。这条路是否可以被应用以获得适当分化和表型的稳定 NSC，仍然需要足够数量的研究。

迄今为止，一些临床前研究研究了神经干细胞来源的 iPSC 移植到啮齿类动物脊髓后的表现。小鼠神经球来源的 iPSC，在体外已被确定无致癌性，已移植到小鼠脊髓损伤模型，发现生存良好，没有肿瘤的形成，也未分化成所有 3 个神经谱系。细胞分化为成熟的少突胶质细胞，有可能促进髓鞘再生。此外，有部分功能恢复的报道，这可能是由血清素轴突再生所介导的[26]。

人类神经干细胞来源的 iPSC，伤后 7~9 天移植至免疫缺陷非肥胖型糖尿病（NOD）/ 重症联合免疫缺陷（SCID）小鼠挫伤脊髓，表现出一定的生存，整合到宿主组织并分化成 3 个主要神经细胞（神经元、星形胶质细胞和少突胶质细胞，无肿瘤形成的迹象）。这些细胞的大多数（50%~75%）分化为神经元，少数分化为神经胶质细胞[5, 35]。另一份研究报道指出，只有 23% 的移植细胞分

化为成熟的神经元，并主要表现为 γ - 氨基丁酸（GABA）ERGIC 表型。移植细胞与宿主神经元形成突触连接，提示了潜在的中转功能。功能恢复观察没有发现有明确的潜在机制[5, 35]。

作为一个胎儿脊髓来源细胞前期工作的延续，神经干细胞可以从人体皮肤来源的 iPSC 获得，结合各种生长因子和纤维蛋白原 / 凝血酶基质，移植至脊髓完全横断大鼠[34]。相应的细胞移植填充病变部位，就像胎儿脊髓衍生的 NSC，分化成神经元，并大量增长到头端和尾端脊髓形成突触与宿主神经元。然而，没有观察到功能改善。

总之，胎儿脊髓衍生的 NSC 提高了伦理的关注，并在可得性方面有问题，但有较少的安全相关的问题，可以在适当的分化节段获得。因此，临床转化的发展可能耗时更少，相比人 iPSC 的发展。利用胎儿脊髓细胞系，可以解决获得性的问题。然而，无论胚胎或胎儿来源的 iPSC 来源的神经干细胞移植传代时，安全方面（肿瘤的形成）和定向分化的要求需要考虑。

■ 神经干细胞为基础的临床试验

在过去的 10~15 年，进行了一些干细胞为基础的治疗策略，用于外伤性脊髓损伤患者的临床试验研究（由 Keirstead 等[36]回顾）。各个试验均处于第一阶段，属于单臂和开放标签的研究，在每个研究中治疗的患者数量相对较少。在这里，我们只介绍 2 个最突出的研究。

第一个美国研究，创立于 2010 年，研究胚胎干细胞衍生的少突胶质细胞祖细胞移植，用于在损伤后的 14 天治疗急性损伤性截瘫患者。临床研究是基于一个相对广泛的临床证据，以表明各个 NSC 可以长距离修复轴突通路，从而促进功能恢复[37]。不幸的是，由于赞助公司的财务问题，这项研究在纳入 5 例病例后被提前终止。初步结果表明，治疗并没有产生相关的移植细胞不良事件（http://asteriasbiotherapeutics.com/wp-content/uploads/2014/05/Lebkowski-ASGCT-5-22 -14.pdf）。总体而言，移植方法被确定为安全。目前，后续的临床试验正在研究治疗（伤后 14~30 天）感觉运动完全丧失（AIS 分级 A 级）的四肢瘫痪的患者的安全性和有效性。

胎儿脑组织是 NSC 的来源，在另一个临床研究中其被用于移植治疗。临床证据表明各个细胞促进脊髓损伤大鼠功能的改善，主要是通过幸存的轴突髓鞘再生[38]。在临床试验中，在瑞士和加拿大的 SCI 中心，12 例亚急性 / 慢性感觉运动完全丧失的（AIS 分级 A 级）和运动完全丧失的（AIS 分级 B 级）胸椎 SCI 被纳入研究。总体而言，没有相关细胞移植的不良事件报道。不良事件主要与外科手术或 SCI 相关的并发症有关。在患者的一个小组里，特别是 AIS 分级 B 级患者，根据针对脊髓损伤神经功能分级（ISNCSCI）的国际标准和电生理检查报告（Armin Curt, personal communication），感官评分的改变被作为评估方法。最近，由北美临床中心发起的基于本研究的采用单盲、随机、平行分组的 Ⅱ 期研究已经开展，用以调查颈脊髓损伤患者（AIS 分级 A 到 C）的有效性和安全性。

结论

到目前为止，所有的研究工作尚未产生一个有效的基于细胞的治疗急性和慢性脊髓损伤的方法。临床试验提供的证据表明，NSC 移植到受损脊髓是安全可行的。此外，临床前的证据表明，胎儿脊髓来源的 NSC 移植可以实现强大的轴突生长，并可到一个确定的发展阶段，即使在严重受伤的脊髓。人类 iPSC 代表了一个非常有前途的 NSC 来源，从个体患者获得，不涉及伦理问题。然而，iPSC 的隔离和适当分化过程及相关安全方面的控制将需要几年的时间，直到其成一个可行的和有临床治疗意义的治疗方法。研究基于细胞的治疗方案，使其应用于临床治疗，需要投入大量的资金，但是其投资回报率相当不确定，使基于细胞的治疗方案并不被各个公司所看好。公共和私人资助机构必须强力支持这种研究，使临床应用取得实质性、及时的进展。

小结

以神经干细胞为基础的治疗策略代表着最有希望的概念，促进脊髓修复，尤其是在最严重的感觉运动完全丧失的 SCI 患者。如果一个退化的囊性病变的缺损没有适当的桥接，大脑上、下行区域与脊髓不会发生重新连接。各细胞移植已被证明能促进轴突再生、髓鞘再生，并可能通过神经干细胞移植作为一个中转，重新连接。由于篇幅限制，我们无法对所有关于神经干细胞移植的临床前和临床证据进行全面讨论，所以本次讨论的重点是最有希望修复受伤的脊髓的策略，主要是神经干细胞移植，尤其是诱导多能干细胞的最相关的来源。

要点

◆ 干细胞移植可促进脊髓损伤动物模型中神经结构的修复。

◆ 临床试验已证明在人类脊髓损伤患者中进行干细胞移植的可行性。

◆ 患者自己的细胞可以被重新编程并用于修复神经损伤。

难点

◆ 在干细胞移植可以转化为有效的治疗方式之前需要大量的研究工作。

◆ 胚胎脊髓来源的干细胞移植可以很容易地转换成再生疗法，但伦理问题和免疫抑制的需求是相关的障碍。

◆ 诱导多能干细胞没有伦理问题，但需要大量的研究和临床转化。

■ 参考文献

5篇"必读"文献

1. Tuszynski MH, Kordower J. CNS Regeneration. San Diego: Academic Press; 1999
2. Schwab ME. Repairing the injured spinal cord. Science 2002;295:1029–1031
3. Sandner B, Prang P, Rivera FJ, Aigner L, Blesch A, Weidner N. Neural stem cells for spinal cord repair. Cell Tissue Res 2012;349:349–362
4. Kimbrel EA, Lanza R. Current status of pluripotent stem cells: moving the first therapies to the clinic. Nat Rev Drug Discov 2015;14:681–692
5. Fujimoto Y, Abematsu M, Falk A, et al. Treatment of a mouse model of spinal cord injury by transplantation of human induced pluripotent stem cell-derived long-term self-renewing neuroepithelial-like stem cells. Stem Cells 2012;30:1163–1173
6. Courtine G, Song B, Roy RR, et al. Recovery of supraspinal control of stepping via indirect propriospinal relay connections after spinal cord injury. Nat Med 2008;14:69–74
7. Bareyre FM, Kerschensteiner M, Raineteau O, Mettenleiter TC, Weinmann O, Schwab ME. The injured spinal cord spontaneously forms a new intraspinal circuit in adult rats. Nat Neurosci 2004;7:269–277
8. Alto LT, Havton LA, Conner JM, Hollis ER II, Blesch A, Tuszynski MH. Chemotropic guidance facilitates axonal regeneration and synapse formation after spinal cord injury. Nat Neurosci 2009;12:1106–1113
9. Davies JE, Huang C, Proschel C, Noble M, Mayer-Proschel M, Davies SJ. Astrocytes derived from glial-restricted precursors promote spinal cord repair. J Biol 2006;5:7
10. Kadoya K, Nguyen K, Wang Y, et al. Corticospinal Tract Axons Extensively Regenerate into Grafts of Neural Stem Cells After Spinal Cord Injury. San Diego: Society for Neuroscience; 2013
11. Pfeifer K, Vroemen M, Blesch A, Weidner N. Adult neural progenitor cells provide a permissive guiding substrate for corticospinal axon growth following spinal cord injury. Eur J Neurosci 2004;20:1695–1704
12. Bonner JF, Connors TM, Silverman WF, Kowalski DP, Lemay MA, Fischer I. Grafted

neural progenitors integrate and restore synaptic connectivity across the injured spinal cord. J Neurosci 2011;31:4675–4686

13. Sharp KG, Yee KM, Steward O. A re-assessment of long distance growth and connectivity of neural stem cells after severe spinal cord injury. Exp Neurol 2014;257:186–204

14. Sandner B, Ciatipis M, Motsch M, Soljanik I, Weidner N, Blesch A. Limited functional effects of subacute syngeneic bone marrow stromal cell transplantation after rat spinal cord contusion injury. Cell Transplant 2015;Mar:25

15. Pfeifer K, Vroemen M, Caioni M, Aigner L, Bogdahn U, Weidner N. Autologous adult rodent neural progenitor cell transplantation represents a feasible strategy to promote structural repair in the chronically injured spinal cord. Regen Med 2006;1:255–266

16. Bjorklund A, Kordower JH. Cell therapy for Parkinson's disease: what next? Mov Disord 2013;28:110–115

17. Lu P, Wang Y, Graham L, et al. Long-distance growth and connectivity of neural stem cells after severe spinal cord injury. Cell 2012;150:1264–1273

18. Takahashi K, Yamanaka S. Induction of pluripotent stem cells from mouse embryonic and adult fibroblast cultures by defined factors. Cell 2006;126:663–676

19. Park IH, Zhao R, West JA, et al. Reprogramming of human somatic cells to pluripotency with defined factors. Nature 2008;451:141–146

20. Nakagawa M, Koyanagi M, Tanabe K, et al. Generation of induced pluripotent stem cells without Myc from mouse and human fibroblasts. Nat Biotechnol 2008; 26:101–106

21. Yu J, Vodyanik MA, Smuga-Otto K, et al. Induced pluripotent stem cell lines derived from human somatic cells. Science 2007;318:1917–1920

22. Salewski RP, Eftekharpour E, Fehlings MG. Are induced pluripotent stem cells the future of cell-based regenerative therapies for spinal cord injury? J Cell Physiol 2010;222:515–521

23. Wernig M, Zhao JP, Pruszak J, et al. Neurons derived from reprogrammed fibroblasts functionally integrate into the fetal brain and improve symptoms of rats with Parkinson's disease. Proc Natl Acad Sci U S A 2008; 105:5856–5861

24. Miura K, Okada Y, Aoi T, et al. Variation in the safety of induced pluripotent stem cell lines. Nat Biotechnol 2009;27:743–745

25. Ben-David U, Benvenisty N. The tumorigenicity of human embryonic and induced pluripotent stem cells. Nat Rev Cancer 2011;11:268–277

26. Tsuji O, Miura K, Okada Y, et al. Therapeutic potential of appropriately evaluated safe-induced pluripotent stem cells for spinal cord injury. Proc Natl Acad Sci U S A 2010;107:12704–12709

27. Krencik R, Weick JP, Liu Y, Zhang ZJ, Zhang SC. Specification of transplantable astroglial subtypes from human pluripotent stem cells. Nat Biotechnol 2011; 29:528–534

28. Stadtfeld M, Nagaya M, Utikal J, Weir G, Hochedlinger K. Induced pluripotent stem cells generated without viral integration. Science 2008;322:945–949

29. Woltjen K, Michael IP, Mohseni P, et al. piggyBac transposition reprograms fibroblasts to induced pluripotent stem cells. Nature 2009;458:766–770

30. Yu J, Hu K, Smuga-Otto K, et al. Human induced pluripotent stem cells free of vector and transgene sequences. Science 2009;324:797–801

31. Pang ZP, Yang N, Vierbuchen T, et al. Induction of human neuronal cells by defined transcription factors. Nature 2011;476:220–223

32. Son EY, Ichida JK, Wainger BJ, et al. Conversion of mouse and human fibroblasts into functional spinal motor neurons. Cell Stem Cell 2011;9:205–218

33. Thier M, Wörsdörfer P, Lakes YB, et al. Direct

conversion of fibroblasts into stably expandable neural stem cells. Cell Stem Cell 2012;10:473–479

34. Chanda S, Ang CE, Davila J, et al. Generation of induced neuronal cells by the single reprogramming factor ASCL1. Stem Cell Rev 2014;3:282–296

35. Nori S, Okada Y, Yasuda A, et al. Grafted human-induced pluripotent stem-cell-derived neurospheres promote motor functional recovery after spinal cord injury in mice. Proc Natl Acad Sci U S A 2011;108: 16825–16830

36. Hug A, Weidner N. From bench to beside to cure spinal cord injury: lost in translation? Int Rev Neurobiol 2012;106:173–196

37. Keirstead HS, Nistor G, Bernal G, et al. Human embryonic stem cell-derived oligodendrocyte progenitor cell transplants remyelinate and restore locomotion after spinal cord injury. J Neurosci 2005;25:4694– 4705

38. Cummings BJ, Uchida N, Tamaki SJ, et al. Human neural stem cells differentiate and promote locomotor recovery in spinal cord-injured mice. Proc Natl Acad Sci U S A 2005;102:14069–14074

11

克服脊髓抑制环境的策略

原著　Elizabeth J. Bradbury, Emily R. Burnside
翻译　邱榆程　张煜珅

■ 概述：损伤脊髓的组织环境抑制修复

　　发育中的和不成熟的哺乳动物中枢神经系统在损伤后是有能力得到有效修复和重建的。然而，这一种能力在成年后就消失了。尽管受伤的成人中枢神经系统轴突最初试图进行再生反应，但是轴突萌芽失败，长距离的再生没有出现，新的联系没有建立，功能也就消失了。脊髓损伤是中枢神经系统损伤使人衰弱的一个特别有力的例子，上、下行感觉和运动脊髓传导投射系统的破坏能够导致感觉、运动、自主功能的毁灭性和永久性丧失（图11.1）。损伤后剩余的中枢神经系统较差的修复能力与成年哺乳动物外周神经系统的修复能力形成了鲜明的对照；在成年哺乳动物外周神经系统，有效地再生和功能修复能够出现。这就提出了2个问题：修复前的外周神经系统与不能成功修复的中枢神经系统有何差别？我们能够利用我们所知道的这种差别去开创新的治疗上的理念以促进修复吗？

　　这些问题由来已久。20世纪初，圣地亚哥的一位学者 Ramón y Cajal 制作了兔的大脑皮质损伤模型，并向病灶中移植了一根周围神经。Ramón y Cajal 把这次周围神经移植描述为病灶已被"厚厚的纤维束……与轴突相连续的白色和灰色的物质"填满，进一步详细汇总描述说"新生的纤维从皮质的各个点发出，好像被不可抵抗的力量吸引了"[1]。因为这些中枢神经系统的纤维本来显示出非常有限的生长潜能，这个现象因此激发出了这样一个假设：周围神经系统和中枢神经系统在修复能力上的差异可能取决于它们周围的环境因素。来自 Aguayo 和 Richardson 的实验室的实验进一步探究了这个观点，他们发现中枢神经系统的轴突长入了自体移植的位于脊髓横断面间的周围神经（坐骨神经）移植"桥"[2]，并且在脊髓和髓质间放置的移植物中具有延长生长距离的能力。重要的是这一释放出来的生长潜能在中枢神经轴突长出移植物并再次进入宿主中枢神经组织的时候消失了。有趣的是，在相反的实验中，坐骨神经受到了损伤，然后在损伤处嵌入了视神经，中枢神经组织起不到桥梁的作用，再生的坐骨神经纤维不向中枢神经的环境里面生长延伸。

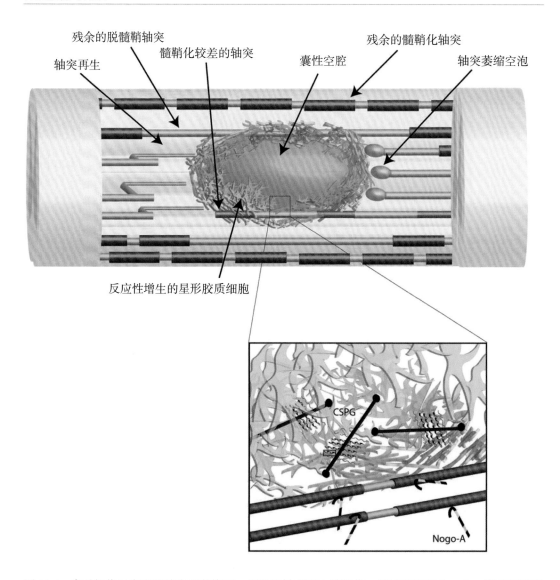

图 11.1 脊髓损伤示意图及其病理学特征。原发性轴突和血管损伤，导致细胞死亡，血—脊髓屏障通透性增加，促炎细胞因子和趋化因子的作用导致胶质细胞活化。反应性星形胶质细胞环绕病灶边缘，可以封闭血—脊髓屏障和空间隔离免受损伤的组织。这意味着在胶质瘢痕形成周围囊腔。幸免的轴突脱髓鞘。受伤的轴突存活并试图再生，只有稀疏的髓鞘。萎缩空泡是轴突再生失败的一个特征。某些轴突可能自发出芽。然而，大量的抑制性因子存在于脊柱损伤的组织环境中，限制再生和修复。局部放大图：生长抑制剂的 2 个重要的例子与髓鞘（如 Nogo-A）、胶质瘢痕的细胞外基质［如硫酸软骨素（CSPG）］相关

最初，随后的研究聚集在测定是什么让外周神经系统的环境如此自由宽松能够让轴突长入？什么是中枢神经系统不具有而外周神经系统具有的？这种现象和引人注目的靶向生长因子在神经系统生长发育的作用相似，对以特异性周围神经系统源性营养因子为中心的假设提出了挑战；也许周围神经系统和中枢神经系统不一样，可庇护所需的生长因子去支持修复。然而，试图去模拟周围神经系统的环境，包括使用外源性的生长因子，都没能成功促使感觉神经纤维向中枢神经组织内生长。事实上，这是一个具有选择性的问题，是什么让中枢神经系统的环境如此不自由宽松？这引发了对中枢神经系统中存在的几种抑制性分子的识别，这些分子活跃地且强有力地抑制神经突长出。这些抑制性分子已经成为神经修复领域的一个主要的焦点，开创了一个靶向促进神经修复的新领域，抑制或者中和存在于受损的中枢神经系统中的限制神经生长和可塑性的分子。所以，什么是中枢神经系统的环境中具有、而周围神经系统中不具有的？这里，我们鉴定了两大类主要的生长抑制因子（见图 11.1）：与中枢神经系统髓磷脂相关的和与细胞外基质相关的。

■ 髓磷脂相关抑制性分子

出现在周围神经系统中的是髓鞘施万细胞，这种细胞有很丰富的基底膜。基底膜的成分具有适当的黏着性，为神经元提供支撑层（如 IV 型胶原、纤连蛋白和大多数明显的层粘连蛋白）。相反，早期的体外实验表明来自中枢神经系统少突胶质细胞的髓磷脂含有抑制性分子。把神经元镀膜到中枢神经系统的截面极大地揭示了有髓鞘区域是神经元黏附、生存、生长最差的区域；此外，提取于脊髓而不是坐骨神经的白质对神经突的延伸具有抑制作用。从脊髓髓磷脂提取物中提纯的 2 种 35~250 kd 的膜蛋白质碎片能够导致在随后的研究中被鉴定为 Nogo-A 的物质被孤立绝缘，Nogo-A 为网状内皮素蛋白质家族（Rtn-4）的一员[3, 4]。Nogo/Rtn4 基因编码有 3 种亚型（Nogo-A、-B、-C），其中 Nogo-A 得到了最广泛的研究，大量的证据表明 Nogo-A 是损伤的中枢神经系统的强有力的抑制剂。而且，它对神经元具有双重抑制作用，产生局部阻止和视锥细胞萎陷，除此之外还下调神经元生长程序[5]。

除了 Nogo-A、髓磷脂相关糖蛋白（MAG）外，一个单跨膜蛋白也被周围神经系统中的施万细胞和中枢神经系统中的少突胶质细胞表达，这个单跨膜蛋白在体外实验中被定义为成年动物神经元的抑制剂。同样地，另一种来自中枢神经系统髓磷脂的蛋白质碎片、少突胶质细胞髓磷脂糖蛋白（OMgp），抑制神经元的体外长出。Nogo-A、MAG 和 OMgp 都是多个亚基受体复合物和下游经典 RhoA/Rho 激酶（ROCK）信号通路激活的信号，这个信号通路可以导致细胞肌动蛋白骨架的不稳定和生长锥萎陷。但是，体内存在导致细胞外环境具有抑制性的 MAG 和 OMgp 的证据是缺乏的。单基因、双基因或者三基因敲除小鼠的研究表明，MAG 和 OMgp 似乎不抑制轴突生长，但是它们的敲除会增大 Nogo-A 基因敲除的影响。其他的髓磷脂相关抑制性分子还有信号素、排斥导向分子、导素，这些分子除了在发育中的轴突引导功能，在一些区域或特殊的连接处可能还具有重要的"协调"塑形性。然而，这些并没有在本章中深入讨论，因为它们在体内试验中对抑制作用的所有贡献与环境中其他抑制性成分的相关性并不十分清楚。图11.2描述了主要的髓磷脂相关抑制性分子、它们的受体和信号通路。对各种蛋白、受体和下游信号水平的调节策略（图中也有描述）会在这一章节之后讨论。

■ 细胞外基质相关抑制性分子

细胞外基质（ECM）既对中枢神经系统提供了结构性骨架，又对其提供了一个活跃的信号环境；后者的出现一方面通过直接的受体或联合受体介导，另一方面通过其他分子在时间和空间上的定位。此外，中枢神经系统的细胞外基质具有特异性。中枢神经系统的细胞外基质很独特的是富有糖蛋白和蛋白聚糖，这些物质广泛地排列在间质之间的空间，或者聚集在特殊的神经元亚型（神经网）的细胞体周围，在脊髓的一些突触头和郎飞结周围也有环绕。成年人ECM的组成包括神经网的形成，它被认为赋予了神经系统稳定性，里面含有限制塑性变形的分子，比如硫酸软骨素蛋白聚糖（CSPG）[6]。至于具有抑制性的中枢神经系统的环境，大部分被研究的CSPG亚型含有透明膜片（聚蛋白多糖、多功能蛋白聚糖、神经蛋白聚糖和短缩素）、跨膜蛋白神经/神经胶质抗原2（NG2）、磷酸酶蛋白聚糖（跨膜或者可溶）、小

的富含亮氨酸的蛋白多糖核心蛋白聚糖和二聚糖。透明膜片的含量是最丰富的，也构成了球形域。G1 N-末端域和G3 C-末端域在它们通过连接蛋白与透明质酸（中枢神经系统基质的主干网糖蛋白）的相互作用中尤其重要，还包括与腱生蛋白的相互作用。因此，它们参与到基质的交联作用和神经网稳定。所有的CSPG都是由一个核蛋白与至少一个连着的硫酸软骨素黏多糖（CS-GAG）糖链组成[6]。CSPG和CS-GAG的结构和组成在图11.2中有描述。

硫酸软骨素蛋白聚糖（CSPG）在脊髓损伤后的外周环境中被上调。损伤诱导的初级轴突和血管毁损引发级联次级病理反应。血—脊髓屏障渗透性的增加、促炎细胞因子和趋化因子的激活导致神经胶质的活化作用。最引人注目的是，这其中还包括星形胶质细胞的反应，这种细胞增殖环绕在病灶周围并改变形态，有封闭血—脊髓屏障、从空间上把健康组织与受损组织隔离的趋势（图11.1）。神经胶质和成纤维细胞都有助于瘢痕的形成。尽管最初对级联损伤具有保护性的作用，大量且持久的瘢痕基质被认为限制了神经可塑性和修复，很大程度是由于硫酸软骨素蛋白聚糖（CSPG）的含量丰富。早期来自瘢痕移植和星形胶质细胞系的体外实验表明星形胶质细胞源性CSPG是神经元的抑制剂，在这个实验中，神经元不能在CSPG富集的机制中生长[7]；一个体内实验表明在边界富含CSPG的环境下，受损脊髓的再生企图是不成功的[8]。尽管一些核心CSPG蛋白已被发现具有抑制功能，然而，介导最大程度抑制的是硫酸化CS-GAG

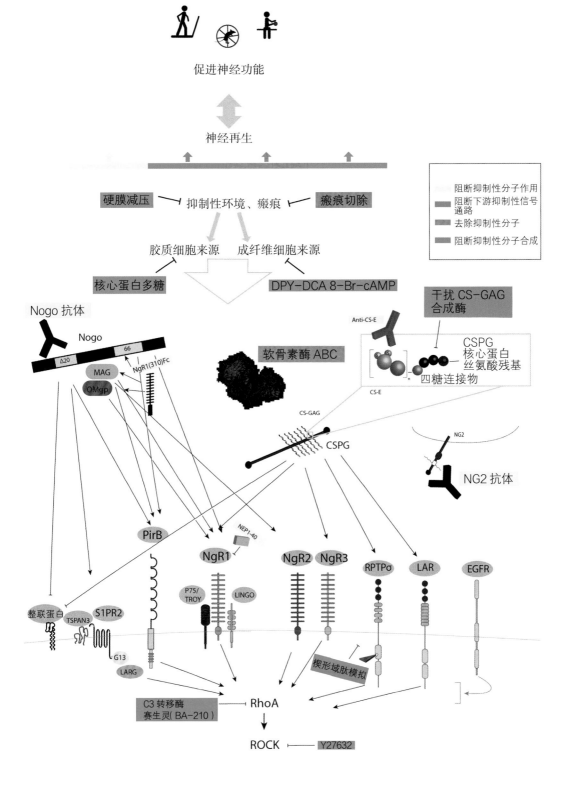

图 11.2 中枢神经系统和受损脊髓胶质瘢痕中的生长抑制性分子。原理图描绘了环境抑制因子同其相应受体的相互作用，以及 4 种来克服这种作用的策略：阻断抑制因子与其功能性受体结合、阻止下游信号分子表达、从环境中去除抑制因子、阻止抑制因子的合成（分别用黄色、蓝色、橘色、绿色描绘）。为简化起见，只有最相关的相互作用按图示描绘。髓鞘相关抑制因子：2 个 Nogo 参与抑制作用，Nogo66 和 Nogo-A-Δ20。Nogo66 是蛋白质的 2 个跨膜部分之间的 66 氨基酸残基胞外环，是内质网膜蛋白同源结构域的一部分，存在于所有 Nogo 同型羧基端。受体包括 Nogo 受体 1（NgR1），与富含亮氨酸重复结构的免疫球样结构域蛋白（lingo）或肿瘤坏死因子受体超家族的一个成员（TROY）复合形成跨膜复合物，并且在一些细胞类型中 Nogo 还可以通过的配对免疫球蛋白样受体 B（PirB）发挥作用。Nogo-A-Δ20 的抑制作用是通过受体鞘氨醇 1- 磷酸受体 2（S1PR2）和 4 次跨膜的交联体 3（TSPAN3），另外其被认为介导了细胞核生长的逆行下调。其活性也部分由抑制整合素来调控。2 个功能受体的信号聚集于经典的 RhoA/Rho 激酶（ROCK）信号通路，导致细胞骨架中的肌动蛋白不稳定。少突胶质细胞髓鞘糖蛋白（OMgp）也可以结合 NgR1，并且存在多种髓鞘相关糖蛋白（MAG）的功能性受体：NgR1、NgR2、PirB、神经节苷脂 GT1a 和 GT1b、β1 整合素、胰腺脂肪分解蛋白 1（LIPR1）（未示出）。细胞外基质相关抑制因子（CSPG）：据报道，受体蛋白酪氨酸磷酸酶 -σ（RPTPσ）、白细胞常见抗原相关磷酸酶（LAR）、NgR1 和 NgR3 会影响 CSPG 介导的抑制作用。涉及的信号通路包括 Rho / ROCK 通路，也部分通过蛋白激酶 C（PKC）和表皮生长因子受体（EGFR）并与 Akt / 糖原合酶激酶 3（GSK3）激活耦联（未示出）。像 Nogo 一样，CSPG 也可以使神经整合素失活。硫酸软骨素糖胺聚糖（CS-GAG）通过一个四糖连接到核心蛋白上，以二糖单元形成长直的多糖链。另外，硫酸化模体被认为具有特定的活性。DPYDCA，2, 2'- 二吡啶 5, 5'- 二羧酸；NG2，神经 / 神经胶质抗原 2

链成分。因为早期的研究证明，在体外用软骨素酶 ABC（ChABC）进行酶移除的 CS-GAG 可以逆转神经元生长阻滞的状态[7]，这已成为在脊髓损伤实验研究中细胞外基质改性的主要策略（下面会讨论）。此外，越来越多的实验证据表明，为了支持特异性 GAG 硫酸化的动机在抑制作用中扮演关键作用，通过利用纯的合成的 GAG 结构提供了一个强大的结论，就是硫酸软骨素 E（CS-E）在中枢神经系统损伤后表现出了抑制作用[9]。一些 CSPG 的膜结合受体目前被报道出给予神经元抑制作用，所有的这些受体都既不与髓磷脂相关抑制剂共享，也不与髓磷脂相关抑制剂共享下游信号通路；它们在图 11.2 中被阐释，与各种各样的实验策略一起阻塞基质相关抑制剂。

本章讨论了实验方法，试图克服在体外培养的中枢神经系统中的抑制因子，以作为促进脊髓损伤后修复和恢复功能的策略。大多数方法都是靶向髓磷脂相关蛋白或相关联的抑制因子。在治疗方面，我们讨论了这些策略。我们讨论如下：①尝试掩盖或阻止抑制性分子的功能受体结合的方法（如使用中和抗体）；②防止其下游信号化的策略（如通过抑制非特异性分子）；③将中枢神经抑制因子从环境中完全去除（如利用酶降解）；④通过在合成阶段阻断这些抑制因子的初始积累的策略（如通过抑制生物合成酶）。这些策略总结在图 11.2 中，以黄色、蓝色、橙色、绿色分别描绘 4 种方法。

最后，我们提及巩固这些方法的重要性，其中再生或神经可塑性促进治疗可以与有针对性的康复相结合，以指导和巩固适当的联系并促进有益的恢复功能。

修饰或阻断抑制分子

修饰抑制因子的抗体

用抗体阻断已知抑制性分子的相互作用或功能结构是克服其在细胞外环境中存在的一个实验策略（图 11.2 中以黄色突出显示）。中和 Nogo-A 是脊髓损伤后阻断髓鞘相关抑制因子的一项领先的临床转化工作[5]。追溯到 20 世纪 90 年代的研究中，应用 IN-1，一种识别 Nogo-A 特殊结构域（Nogo-A-Δ20）的免疫球蛋白 M（IgM），增加了脊髓损伤成年大鼠的神经再生，从而引起功能性的感觉运动改善。有 2 种免疫球蛋白 G（IgG）抗体也被观察到针对 Nogo-A-Δ20 产生类似效应，这些抗体也能内在化结合 Nogo-A，下调内源性抑制蛋白的水平[3]。已经有许多研究证实了啮齿类和非人类灵长类动物在实验性脊髓损伤和鞘内注射抗 Nogo 后，刺激脊髓和椎上系统的功能性再生和重新连接[5]。

随着临床试验的推进，研究人员与诺华公司合作研制出了一种人源化的抗 Nogo（ATI355）。成年短尾猴鞘内应用 ATI355 可以介导皮质脊髓轴突再生，并恢复颈部脊髓损伤后的精确抓握[10]。ATI355 研究涉及 52 例急性美国脊髓损伤协会（ASIA）分级 A 级截瘫患者和四肢瘫痪患者，受伤后 5~21 天开始治疗，Ⅰ/Ⅱ期非盲，无对照。最初，通过鞘内注射泵递送抗 Nogo，但是为了避免侵入性导管放置相关的潜在风险，随后剂量根据试验初期阶段获得的药动学数据，在 30 天内使用 6 次重复鞘内注射。暴露和剂量增加数据显示了 ATI355 的安全性，并且无不良反应[5, 11]。第二阶段实验正在准备中，由 Horizon 2020 欧盟计划赞助。于 2016 年开始招募患者，采用无偏差的递归分配策略，以克服突发性异质损伤人群对统计学强大的试验设计施加的方式对 158 名患者进行分层。除临床监测和药物警戒外，预期该试验将提供额外的有价值的数据收集，如可以进行生物标志物研究。希望这种复杂的设计可以作为未来转化其他有前景的治疗策略的模板。

抗体也被用于靶向抑制性 CSPG。如 NG2 的功能阻断抗体在几项研究中对神经生长具有一定作用，但是在半切断损伤后脊髓内注射后，在改善轴突传导和功能方面具有更强大的益处[12]。此外，在进一步了解特定 CS-GAG 硫酸化模式方面，也已经对特异性 CS-GAG 硫酸化基序产生抗体，其中抗 CS-E 显示在体外逆转 CSPG 抑制，并促进视神经损伤后的体内再生[9]。如果 CS-E 确实代表了 CSPG 的主要抑制决定因素，这种针对 CSPG 的精制策略可能有益于克服可塑性抑制的方法。需要更多的研究来确定这是否超过了通过使用酶 ChABC 去除所有形式的硫酸化 GAG 所观察到的多种有益效果（下文将详细讨论），但是可以在时间和空间上考虑使 2 种策略互补，以克服 CSPG 受伤后的负面效果。

操纵抑制因子的功能受体

除了针对抑制性配体的抗体介导的方法之外，通过拮抗与其功能性受体的结合来防止配体的作用代表阻止环境抑制的另一种方法（图 11.2 中以黄色突出显示）。如 Nogo-66 受体拮抗剂 NEP1-40 被开发为阻断抑制性髓磷脂受体结合该功能受体的策略，并且在具有脊柱半切损伤的实验动物中显示出一些希望，尽管这些影响并不能完全重复。阻止 Nogo 受体 1（NgR1）的最新方法已经在临床前研究中显示出令人印象深刻的效果。由与不能信号转导的 IgG［NgR1（310）-Fc，Axerion Therapeutics，Branford，CT］融合的 NgR1 的胞外结构域组成的可溶性 NgR1 诱饵蛋白已经在临床相关的啮齿类动脉挫伤损伤中显示出有效性，无论急性或慢性给药，大鼠和非人类灵长类动物的药动学研究表明，通过腰椎穿刺推注与通过留置导管的恒定输注一样有效，并且正在计划近期使用 NgR1（310）-Fc 进行临床试验。

这种方法补充了针对 Nogo-A 的抗体策略，因为尽管 Nogo-66 和 Nogo-A-Δ20 都被认为与相同的信号传导和细胞骨架效应相关，但它们具有非重叠的受体结合特征。抗 Nogo 靶向 Nogo-A-Δ20，而 NgR1（310）-Fc 防止 Nogo-66 的作用。此外，NgR1（310）-Fc 还与 OMgp 和 MAG 结合，相关的是，虽然 CSPG 与 NgR1 结合，但是通过敲除 NgR1 并不能单独克服 CSPG 抑制，因为它通过多种受体起作用，但是这种方法也可能对 CSPG 信号通路产生一定影响。

■ 防止抑制因素的下游信号表达

抑制配体的功能受体与其下游效应物之间的通信代表了另一种操纵外在环境抑制因子的策略（在图 11.2 中以蓝色突出显示）。通过操纵受体蛋白酪氨酸磷酸酶 - σ（PTP σ）可以成功调节 CSPG 受体信号传导。PTP σ 的细胞内磷酸酶结构域的活性通过保守的"楔形"结构进行调节，该结构可以堵塞细胞结构域，从而降低磷酸化活性和向下游信号的能力。使用这种楔形物的膜透性肽仿生物可以减少配体（如 CSPG）激活后的 PTP σ 信号，并且已经显示该肽的系统传递可促进具有脊髓损伤的大鼠的运动和泌尿系统的功能恢复[14]并呈现出良好的临床前景。

CSPG 抑制作用也受到表皮生长因子（EGF）信号通路的影响，有证据表明抑制下游有丝分裂原激活蛋白激酶（MAPK）或阻断 EGF 受体（EGFR）的激酶活性，可显著降低 CSPG 介导的抑制作用。显示具有良好表征的小分子抑制因子对 EGFR 信号传导的竞争性或不可逆性抑制作用，可促进视神经压迫模型的修复，并改善体重下降挫伤伤害后的感觉运动和膀胱功能[15]。尽管这一效果还没有被重复，但将已用于临床的药物用于其他适应证的方法，以靶向已知抑制生长和修复的信号通路，为发现脊髓损伤新治疗方法提供了重要途径。

Rho / ROCK 途径中已知的外源性抑制因子信号转导的汇合对于治疗操作是有吸引力。除了在其他细胞类型中的作用，该途径对神经抑制具有重要意义。

Rho 家族的鸟苷三磷酸酶（GTPase）几乎在每个轴突指导信号通路和已知的外源性抑制分子受损后都能下调细胞骨架动力学。通过鸟嘌呤核苷酸交换因子（GEF）和 GTP 酶激活蛋白（GAP）的调控，该途径能够进行肌动蛋白动力学的空间控制和微管交联的协调，神经吸引或抑制的物理过程。Rho / ROCK 途径的抑制已经在 2 个研究良好的实验范例中产生了有前景的体内效应：注射 C3 转移酶以使 Rho 失活，以及 ROCK 的小催化位点抑制因子（图 11.2 中以蓝色表示）。

C3 转移酶是来自肉毒杆菌的一种酶，其催化 Rho 的腺苷二磷酸（ADP）—核糖体，这是维持其处于非活性状态的修饰。随着这种酶对神经突生长和视神经再生模型的强大的体外作用，合成了 Rho 抑制因子 Cethrin（BA-210）的膜可渗透的重组蛋白形式，其渗透整个啮齿类动物脊髓。在实验性胸部挫伤和脊髓部分横断后，这对功能性运动恢复具有良好前景[16]。依据该临床前资料，在 48 例亚洲胸、颈椎损伤患者的开放标记的 I / II a 期多中心试验中使用了 Cethrin，其中在损伤后的急性外科手术中，单一剂量的 Cethrin 局部施用于硬膜外。研究发现 Cethrin 是安全的，评估安慰剂对照疗效的临床试验正在进行。发表的同历史自然预期恢复数据的比较评估［来自 Sygen 多中心急性脊髓损伤研究的回顾性长期信息和欧洲脊髓损伤多中心研究（EM 脊髓损伤）］提出了一些改进趋势[17]，并且最近由 Vertex Pharmaceuticals（Bosto, MA）主持的 Cethrin 在严重颈部脊髓损伤患者中的 II / III 期随机对照试验正在进

行。ROCK 是 RhoA 的丝氨酸、苏氨酸激酶下游效应因子。随后在体外和视神经恢复数据中，通过鞘内输送抑制因子 Y-27632 在脊髓损伤研究中已经实现了 ROCK 的抑制，其促进皮质脊髓束再生和加速早期恢复[18]。Fasudil——另一种有效的 ROCK 抑制因子（血管扩张剂），KD025——是一种 ROCK II 亚型特异性抑制因子，也已经有了积极的实验结果，尽管报道的研究数量仍然很低。对所有临床前 Rho / ROCK 操作策略的 Meta 分析得出结论，在这个实验研究领域发表偏倚是重要的，但在考虑到这种偏倚之后，功能改善的效果大小仍然可以达到 15 %[19]。因此，虽然只有 48 例患者在 Cethrin I / IIA 试验中有小的改善趋势，但仍需谨慎解释，这对于正在进行的试验是否实现统计学效力提出了挑战，15% 改善的结果将具有重要的临床意义。

去除抑制分子

在外科手术中，切除瘢痕组织代表消除抑制性组织的总体方法。瘢痕切除术偶尔用于慢性临床前和临床研究干预，通常在桥接或移植手术之前。然而，在去除组织且不会损失剩余的功能方面存在明显的技术挑战。相反，大多数实验策略是化学上集中于定义的靶标蛋白水解（消除抑制性分子的策略在图 11.2 中以橙色突出显示）。

破坏瘢痕组织策略

早期蛋白水解策略包括实验性脊髓横切后的胰蛋白酶、透明质酸酶和弹性

蛋白酶给药，但是这种严酷的方法也可以降解血管膜并引起出血。内源性细胞外蛋白酶存在于中枢神经系统中。这些重塑酶包括基质金属蛋白酶（MMP）和 ADAM（一种去整合素和金属蛋白酶）/ADAMTS（一种具有血小板反应蛋白基序的去整合素和金属蛋白酶）家族，它们共同具有降解 ECM 内大多数蛋白质组分的潜力，包括抑制性分子和用于抑制信号的受体。它们参与确定性的有害和有益的修复机制。研究尝试利用在这个严格监管的网络中的一些酶。特别是 ADAMTS-4 的鞘内递送显示出减轻 CSPG 抑制并促进脊髓挫伤成年大鼠的功能恢复。鉴于 ADAMTS-4 是一种内源性哺乳动物酶，该策略是进一步研究的有前景的途径。

软骨素酶 ABC

从中枢神经系统环境中去除抑制分子的最常见策略是使用细菌软骨素酶 ABC（ChABC）。ChABC 是脊髓损伤最有前景的临床前治疗之一，已经在多个实验室、不同物种和 CNS 损伤模型中显示出强大和可复制的有益效果[21]。体外证据表明 ChABC 治疗允许抑制底物生长[7]，并且体内实验证实 ChABC 能够降解 CNS 损伤来源的 CSPG 并促进大脑中的轴突再生[22]，2002 年第一次报道了 ChABC 治疗可能引起成年大鼠脊髓损伤后的功能改善[23]。随后的研究已经复制了 ChABC 的有益效果，并阐明了功能改进背后的机制，也考虑了剂量、时间和方法。

除了目前正在进行临床试验或准备临床试验的方法外，ChABC 已经产生了最重要的临床前证据，证明任何旨在克服脊髓损伤后的抑制环境潜在疗法的功效。随着大脑和周围神经损伤后的可塑性和功能修复的增加，ChABC 已经在一系列实验性脊髓损伤模型中体现出优势。ChABC 治疗的许多有益效果已经在部分损伤研究中报道，包括再生、神经可塑性、神经保护和免疫调节[24]。这种免疫调节和神经保护作用最终导致较少的抑制性环境产生，同时增加有活性且适应这种较少抑制环境的细胞数量。在临床相关的挫伤损伤模型中，进行研究也确定了显著的功能益处[25, 26]，这是该方法临床转化的有重要意义的一步。此外，鞘内给药已被证明在包括兔、猪和猫在内的较大的动物脊髓损伤模型中是有益的[21]。此外，ChABC 已被证明是与其他治疗干预措施相结合的有用策略，使环境容许细胞移植物整合或通过允许的移植物生长到 CNS 中的纤维具有显著的改善，包括膀胱功能的恢复[27]。

关于 ChABC 的递送，在未经修饰的酶的给药后，活性被认为在 1 周内降低，CS-GAG 被认为在 2~3 周内重塑。因此，单次注射给药在中枢神经系统创伤后存在有限的有益效果[28]。因此，持续的环境基质模型将需要重复的侵入性给药，这对临床转化构成挑战。尝试克服这一点包括海藻糖——热稳定的修饰酶，其能够缓慢释放活性长达 1 个月，可促进部分横断损伤后的功能恢复并用于犬"临床试验"研究。另一方面，基因治疗方法规避了重复注射或生物载体的需要，由此在实质内注射之后，宿主细胞被转导以合成 ChABC 本身。该策略使用从哺乳动物细胞释放的具有最佳性质的 ChABC 修饰基因，使得能够进行广泛的长期基质修饰，促进成年大鼠临床相关的胸部和颈部挫伤损伤的轴突传导和功能恢复[26，29]。因此，软骨素酶基因治疗对未来临床发展有很大的应用前景。为此，已经建立了用于脊髓损伤治疗（CHASE-IT）联合体的软骨素酶 ABC，以追求开发可调节且安全的载体以供将来使用（http://www.spinal-research.org/chondroitinase）。

最近已经开发用于减少 CSPG 抑制的替代酶策略是哺乳动物酶芳基硫酸酯酶 B（ARSB，N- 乙酰基半胱氨 -4- 磺酸酯酶），其专门从 CS-GAG 中去除，C4S 片段。除了用于人类黏多糖贮积症 VI 的酶替代疗法外，ARSB 给药已经在一项研究中显示可以促进小鼠压迫脊髓损伤后轴突发芽和功能性运动恢复[30]，这种有前景的方法肯定需要进一步研究。

靶向抑制因子的合成

针对脊髓损伤后抑制因子的合成可以从两个层面上看。第一个是广泛地减少瘢痕基质的合成，已知其含有多种抑制分子。第二个目标是在瘢痕环境中靶向特定分子本身的上调（图 11.2 中以绿色突出显示靶向抑制因子合成的策略）。

减少瘢痕组织合成的策略

在手术范围上，建议在切除硬脑膜后放置和缝合时，用另一种软组织材料（硬脑膜重建）进行修补以限制来自脑膜源性成纤维细胞的纤维化和结缔组织

沉积。另外，在实验性脊髓挫伤（通常完全保留硬脑膜）后去除硬脑膜导致瘢痕形成增加，而减压性切除术后的硬脑膜同种异体移植已显示相对于挫伤可减少瘢痕形成（并改善病变体积和炎症反应）[31]。

旨在抑制损伤后瘢痕形成的特定药理学方法通常称为抗瘢痕形成治疗（AST）。最好的研究实例是将局部铁螯合剂 2，2'- 二吡啶 -5，5'- 二羧酸（DPY-DCA）与固体 8- 溴环腺苷一磷酸（8-Br-cAMP）应用于病变核心注射缓慢释放。DPY-DCA 在合成辅助因子离子的所有类型胶原（脯氨酰 4- 羟化酶）的合成中丧失关键酶，8-Br-cAMP 可抑制男性成纤维细胞增殖，具有减少呈现抑制性分子如 CSPG 的基质的纤维化瘢痕形成的集体效应[32]。另外，临床上批准的离子螯合剂去铁胺甲磺酸盐（DFO）对于减少纤维化瘢痕具有良好的解剖和功能益处，另一种关键的胶原生物合成酶赖氨酰氧化酶的抑制也可以在部分脊髓转化后介导功能效应。研究较少的是对于是否在挫伤型损伤之后抑制成纤维细胞衍生的基质合成也是有效的，其中硬膜是完整的，并且脑膜成纤维细胞沉积的组成被认为不如胶质瘢痕沉积的意义。然而，鉴于 I 型胶原蛋白已在血管周围的大鼠挫伤损伤中被证实，并且某些人类挫伤性损伤具有致密的纤维化基质[33]，抑制胶原合成（无论纤维 I 型或基底膜层状Ⅳ）可能代表穿透性和挫伤性脊柱损伤后，广泛减少成纤维细胞型细胞衍生的瘢痕基质形成的保守机制。

抑制瘢痕形成的另一个实验方法是使用富含亮氨酸的小修饰蛋白聚糖。修饰蛋白结合细胞因子转化生长因子（TGF-β），抑制损伤诱导的TGF-β1/2信号传导。在脊髓损伤之后，TGF-β1/2从具有多重效应的多种细胞类型中释放。值得注意的是，初始血小板外溢可诱导反应性胶质瘤并伴有基质沉积。通过减少胶质细胞活化、炎症和已知的抑制性瘢痕分子如CSPG的合成、索状脊索损伤后的装饰蛋白核蛋白质管理减少了这种情况[34, 35]。然而，这种单一治疗具有有限的功能结果或益处。减少胶质瘢痕合成的基本策略是最初的胶质瘢痕是保护性的。受伤后，反应性星形胶质细胞积极参与伤口愈合反应。体内神经胶质瘢痕形成的早期衰减或预防可导致血—脊髓屏障的延迟闭合，加重病变扩散、神经元丢失、功能恢复降低。为此，另一种策略是专门针对抑制成分的合成。

针对具体环境抑制因子的合成

CSPG在神经胶质瘢痕中上调，从而认为GAG链可以调节大部分抑制。具体的生物合成策略是中断GAG链合成，而对基质的其余部分没有主要影响。存在多种CS-GAG生物合成酶。一种方法是通过下调脱氧核酶介导的木糖转移酶-1信使RNA（mRNA）来抑制木糖转移酶-1，其是催化加入CSPG核心蛋白的GAG的酶。这种方法显著改善了周围神经移植物周围的轴突向瘢痕组织生长，使轴突向损伤的尾部萌发，以及脊髓挫伤后的一些功能感觉运动改善[36]。

通过体外功能实验的增益和损失显示，木糖基转移酶Ⅰ和Ⅱ及软骨素-4-磺基转移酶（C4ST）是通过sox9上游调控的一组基因的一部分，小鼠中的条件性sox9消融已被证明可以减少CSPG合成，增加轴突生长，并改善脊髓挫伤后的功能运动评分[37]，表明sox9操纵可以为中断GAG合成提供治疗途径。此外，缺少硫酸软骨素N-乙酰半乳糖胺转移酶-1的小鼠［这种酶是催化将第一GalNAc残基加入核心蛋白聚糖（PG）和GAG之间的四糖连接上的酶（因此是限制GAG形成的速率）］在挫伤损伤后将更少的CS-GAG合成到瘢痕基质中，相对于野生型对照显示更好的功能恢复。有趣的是，酶的敲除不仅减少了CS[38]，而且增加了硫酸乙酰肝素的合成，根据已知的硫酸乙酰肝素损伤后的生长促进作用，这为轴突生长赋予了显著的附加益处。机制问题仍然存在，但抑制这种特殊的GAG生物合成酶似乎既可以阻止抑制因子合成到环境中又促进固有生长。

为了克服CNS生长抑制的策略，靶向合成CSPG的特异性水平越来越高，已经开始研究抑制磺基转移酶以靶向特异性CS-GAG磺化表位的合成。从敲除小鼠中分离的用于合成CS-E（GalNAc4S-6ST）的磺基转移酶的CSPG较少抑制，与使用小的双链干扰RNA（siRNA）敲除GalNAc4S-6ST或C4ST的星形胶质细胞合成的CSPG一样。鉴于在体内其他酶活性抑制这种磺酰转移酶的成功[37]，以及这些硫酸化模式在瘢痕基质中发挥特定作用越来越多的证据，代表着未来工作的一个有趣的途径[9]。现在已经克隆了编码 GAG 生物合成酶的基因的补体 DNA（cDNA）（来自遗传 GAG 生物合成酶缺乏症）。基于这一知识和上述的体外和体内敲除研究，从敲除小鼠到生物合成酶的药理学抑制的进展将是产生用于克服受损脊髓中生长抑制的治疗适用干预措施的重要的外在步骤。

充分利用环境：巩固环境变化促进功能修复

如果不能有效利用可塑性，渲染细胞外环境以容许神经可塑性就缺乏有益效果。因此，克服 CNS 的抑制环境的策略也需要产生功能上有用的连接。克服脊髓抑制环境的策略可能需要结合多种方法来提高内在生长能力，如使轴突能够更好地利用许可环境，但最重要的是巩固正确种类的可塑性。失用是恢复的主要障碍，康复是向神经系统提供输入和感觉反馈以达到促进、训练和完善连接的重要手段。事实上，将精确定时的电生理刺激纳入康复策略，以加强符合适当运动产出的连接性，是为了进一步推动这一途径而设计的。此外，解剖重组并不总是等于功能恢复，在促进神经重连时，不良反应可塑性的概念尤为重要。

康复时间的安排是促进功能恢复的关键因素。尽管成年人 CNS 的可塑性有限，但是有一个自发再生的阶段被认为是旨在克服抑制环境并增加可塑性的治疗策略的最佳靶点。培训和康复应伴随或紧随这个塑形阶段，以形成新的回路，以最大限度地发挥功能。此外，有证据表明，过早开始康复可能是有害的。在

一项研究中，颈部脊髓损伤的大鼠接受抗 Nogo 鞘内治疗，并在伤后 1 周内接受了每周双足行走训练 8 周，同时进行的治疗相对于单独策略使功能结果恶化[39]。然而，推迟强制跑步训练至停止抗体治疗后 2 周，功能恢复显著改善[40]。

此外，任务特异性是康复计划中功能恢复的有据可查的特征。经过严格的训练，切断脊髓的成年猫可以在跑步机上行走或保持静止时承受重量。仅经过跑步机行走训练的猫不能恢复站立时承受重量，而仅经过承受重量训练的猫不能在跑步机上行走。因此，除了在一些脊柱系统中反映高水平的自动化（已知依赖于正确的感觉反馈）之外，脊柱电路的特定激活也加强了特定的连接性。同样，在单侧颈髓病变后，大鼠接受 6 周的精细训练可以改善梯子行走的成功率，但相对于未经训练的大鼠在这一任务中存在运动功能损害[41]。重要的是，该组的进一步工作通过延迟精确康复的开始消除了这种负面转移效应。至关重要的是这种现象也延伸到实验研究，即脊髓的抑制环境得到改善，可塑性在康复的同时得到治疗性促进。尽管接受 ChABC 和手动灵巧训练的一组大鼠显示出在颈神经损伤后的功能改善，但另一个实验组的一般运动训练使它们的灵巧表现更加恶化[42]。然而，如果在损伤后 4 周进行 ChABC 治疗，这种方法是有效的[43]，这表明正确康复策略的重要性。

在神经可塑性和适当集中训练的进一步治疗之后，一旦建立了连接性，巩固可能需要相对稳定的神经系统，使得维护和加强最佳连接，并"修剪"那些不那么有用的连接。这与维持治疗上有

利的蛋白质表达的基因治疗介导的策略特别相关。因此，CHASE IT 联盟的重要内容是开发可调节系统，以便在需要时"关闭"治疗[24]。

■ 小结

脊髓损伤导致运动、感觉和自主神经永久性的衰弱和缺陷。鉴于终身残疾的患者和没有充分的治疗方案，对治疗研究提出明确的临床要求。与正常再生成年人 PNS 相比，成年人 CNS 在脊髓损伤后自身修复能力差。这种比较启发了实验研究，确定除神经元内在决定因素之外的因素是这种现象的关键调节因素，其导致人们主要关注限制轴突生长和神经可塑性的受损组织环境中存在的抑制因子，它们限制了脊髓修复的潜力。一个显著的例子是与 CNS 髓鞘相关的强效生长抑制分子的共同存在。

受损脊髓的细胞外瘢痕基质是环境抑制的另一重要调节因子，增强神经可塑性的基质修饰也成为修复的主要靶目标。因此，在本章中，我们考虑了 4 种不同级别的治疗策略，其针对抑制环境以促进脊髓损伤后的修复：①阻断抑制分子；②中断下行信号；③将其从环境中除去；④在损伤后防止其初始生物合成。其中一些策略比较新颖，有的具有丰富的实验背景。特定抗体介导的策略掩盖髓磷脂相关生长抑制分子 Nogo-A 的功效已经在啮齿类动物和灵长类动物的几项研究中得到证实，对其作用机制有明确的临床前理解，使实验结果成功向正在进行的临床试验转化。通过酶 ChABC 的抑制性瘢痕基质的蛋白水解分

解，具有大量关于其在一系列实验性脊髓损伤模型和物种中的功效的临床前证据，因此代表了转化进展的主要成果。Cethrin 是另一个重要的例子，因为它通过典型的 RhoA / ROCK 途径抑制多种环境抑制因子（包括髓鞘相关和瘢痕相关）的下游信号传导，目前正在进行临床试验。此外，旨在克服脊髓抑制的所有策略的功效，取决于治疗性促进的神经生长对功能有用的连接的巩固。这就需要避免不适应的塑形和一个考虑到时间安排和任务依赖康复概念的康复策略。

要点

- 存在于脊髓损伤组织中的生长抑制因子是旨在促进脊髓损伤后神经可塑性和功能修复的再生治疗的重要目标。
- 中和髓鞘磷脂相关抑制因子的策略是在脊髓损伤后增加神经可塑性和恢复功能的有前景的途径。
- 改变抑制性细胞外基质分子的策略是在脊髓损伤后增加神经可塑性和恢复功能的有前景的途径。
- 针对环境抑制因子的策略应结合康复治疗，促进功能恢复。
- 前期临床研究已经取得可喜的进展，有希望开发出新的治疗方式。

难点

- 如果新生长的轴突没有形成有意义的连接，功能将不会恢复。
- 未受引导或错误引导的神经元生长可能导致适应不良的塑形。

◆ 治疗干预和康复治疗的时间需要仔细考虑，以避免对功能恢复产生不利影响。

◆ 具有统计学效力的试验设计对于避免对脊髓损伤临床试验数据的误解至关重要。

■ 参考文献

5 篇 "必读" 文献

1. Ramón y Cajal S. Degeneration and Regeneration in the Nervous System. London: Oxford University Press; 1928

2. Richardson PM, McGuinness UM, Aguayo AJ. Axons from CNS neurons regenerate into PNS grafts. Nature 1980;284:264–265

3. Caroni P, Schwab ME. Antibody against myelin-associated inhibitor of neurite growth neutralizes nonpermissive substrate properties of CNS white matter. Neuron 1988;1:85–96

4. Goldberg JL, Barres BA. Nogo in nerve regeneration. Nature 2000;403:369–370

5. Schwab ME, Strittmatter SM. Nogo limits neural plasticity and recovery from injury. Curr Opin Neurobiol 2014;27:53–60

6. Burnside ER, Bradbury EJ. Manipulating the extracellular matrix and its role in brain and spinal cord plasticity and repair. Neuropathol Appl Neurobiol 2014;40:26–59

7. Smith-Thomas LC, Fok-Seang J, Stevens J, et al. An inhibitor of neurite outgrowth produced by astrocytes. J Cell Sci 1994;107(Pt 6):1687–1695

8. Davies SJ, Goucher DR, Doller C, Silver J. Robust regeneration of adult sensory axons in degenerating white matter of the adult rat spinal cord. J Neurosci 1999;19:5810–5822

9. Brown JM, Xia J, Zhuang B, et al. A sulfated carbohydrate epitope inhibits axon regeneration after injury. Proc Natl Acad Sci U S A 2012; 109:4768–4773

10. Freund P, Schmidlin E, Wannier T, et al. Nogo-A-specific antibody treatment enhances sprouting and functional recovery after cervical lesion in adult primates. Nat Med 2006;12:790–792

11. Zörner B, Schwab ME. Anti-Nogo on the go: from animal models to a clinical trial. Ann N Y Acad Sci 2010;1198(Suppl 1):E22–E34

12. Petrosyan HA, Hunanyan AS, Alessi V, Schnell L, Levine J, Arvanian VL. Neutralization of inhibitory molecule NG2 improves synaptic transmission, retrograde transport, and locomotor function after spinal cord injury in adult rats. J Neurosci 2013;33: 4032–4043

13. Wang X, Duffy P, McGee AW, et al. Recovery from chronic spinal cord contusion after Nogo receptor intervention. Ann Neurol 2011;70:805–821

14. Lang BT, Cregg JM, DePaul MA, et al. Modulation of the proteoglycan receptor PTPσ promotes recovery after spinal cord injury. Nature 2015;518:404–408

15. Erschbamer M, Pernold K, Olson L. Inhibiting epidermal growth factor receptor improves structural, locomotor, sensory, and bladder recovery from experimental spinal cord injury. J Neurosci 2007;27: 6428–6435

16. Lord-Fontaine S, Yang F, Diep Q, et al. Local inhibition of Rho signaling by cell-permeable recombinant protein BA-210 prevents secondary damage and promotes functional recovery following acute spinal cord injury. J Neurotrauma 2008;25:1309–1322

17. Fehlings MG, Theodore N, Harrop J, et al. A phase I/IIa clinical trial of a recombinant Rho protein antagonist in acute spinal cord injury. J Neurotrauma 2011;28: 787–796

18. Fournier AE, Takizawa BT, Strittmatter SM. Rho kinase inhibition enhances axonal regeneration in the injured CNS. J Neurosci 2003;23:1416–1423

19. Watzlawick R, Sena ES, Dirnagl U, et al. Effect

and reporting bias of RhoA/ROCK-blockade intervention on locomotor recovery after spinal cord injury: a systematic review and meta-analysis. JAMA Neurol 2014;71:91–99

20. Tauchi R, Imagama S, Natori T, et al. The endogenous proteoglycan-degrading enzyme ADAMTS-4 promotes functional recovery after spinal cord injury. J Neuroinflammation 2012;9:53

21. Bradbury EJ, Carter LM. Manipulating the glial scar: chondroitinase ABC as a therapy for spinal cord injury. Brain Res Bull 2011;84:306–316

22. Moon LD, Asher RA, Rhodes KE, Fawcett JW. Regeneration of CNS axons back to their target following treatment of adult rat brain with chondroitinase ABC. Nat Neurosci 2001;4:465–466

23. Bradbury EJ, Moon LD, Popat RJ, et al. Chondroitinase ABC promotes functional recovery after spinal cord injury. Nature 2002;416:636–640

24. Ramer LM, Ramer MS, Bradbury EJ. Restoring function after spinal cord injury: towards clinical translation of experimental strategies. Lancet Neurol 2014; 13:1241–1256

25. Caggiano AO, Zimber MP, Ganguly A, Blight AR, Gruskin EA. Chondroitinase ABCI improves locomotion and bladder function following contusion injury of the rat spinal cord. J Neurotrauma 2005;22:226–239

26. Bartus K, James ND, Didangelos A, et al. Large-scale chondroitin sulfate proteoglycan digestion with chondroitinase gene therapy leads to reduced pathology and modulates macrophage phenotype following spinal cord contusion injury. J Neurosci 2014;34:4822–4836

27. Lee YS, Lin CY, Jiang HH, Depaul M, Lin VW, Silver J. Nerve regeneration restores supraspinal control of bladder function after complete spinal cord injury. J Neurosci 2013;33:10591–10606

28. Lee H, McKeon RJ, Bellamkonda RV. Sustained delivery of thermostabilized chABC enhances axonal sprouting and functional recovery after spinal cord injury. Proc Natl Acad Sci U S A 2010;107:3340–3345

29. James ND, Shea J, Muir EM, Verhaagen J, Schneider BL, Bradbury EJ. Chondroitinase gene therapy improves upper limb function following cervical contusion injury. Exp Neurol 2015;271:131–135

30. Yoo M, Khaled M, Gibbs KM, et al. Arylsulfatase B improves locomotor function after mouse spinal cord injury. PLoS ONE 2013;8:e57415

31. Smith JS, Anderson R, Pham T, Bhatia N, Steward O, Gupta R. Role of early surgical decompression of the intradural space after cervical spinal cord injury in an animal model. J Bone Joint Surg Am 2010;92:1206–1214

32. Klapka N, Hermanns S, Straten G, et al. Suppression of fibrous scarring in spinal cord injury of rat promotes long-distance regeneration of corticospinal tract axons, rescue of primary motoneurons in somatosensory cortex and significant functional recovery. Eur J Neurosci 2005;22:3047–3058

33. Norenberg MD, Smith J, Marcillo A. The pathology of human spinal cord injury: defining the problems. J Neurotrauma 2004;21:429–440

34. Logan A, Baird A, Berry M. Decorin attenuates gliotic scar formation in the rat cerebral hemisphere. Exp Neurol 1999;159:504–510

35. Davies JE, Tang X, Denning JW, Archibald SJ, Davies SJA. Decorin suppresses neurocan, brevican, phosphacan and NG2 expression and promotes axon growth across adult rat spinal cord injuries. Eur J Neurosci 2004;19:1226–1242

36. Oudega M, Chao OY, Avison DL, et al. Systemic administration of a deoxyribozyme to xylosyltransferase-1 mRNA promotes recovery after a spinal cord contusion injury. Exp Neurol 2012;237:170–179

37. McKillop WM, Dragan M, Schedl A, Brown A. Conditional Sox9 ablation reduces chondroitin sulfate proteoglycan levels and improves motor function following spinal cord injury. Glia 2013;61:164–177

38. Takeuchi K, Yoshioka N, Higa Onaga S, et al. Chondroitin sulphate N-acetylgalactosaminyl-transferase-1 inhibits recovery from neural injury. Nat Commun 2013;4:2740

39. Maier IC, Ichiyama RM, Courtine G, et al. Differential effects of anti-Nogo-A antibody treatment and treadmill training in rats with incomplete spinal cord injury. Brain 2009;132(Pt 6):1426–1440

40. Marsh BC, Astill SL, Utley A, Ichiyama RM. Movement rehabilitation after spinal cord injuries: emerging concepts and future directions. Brain Res Bull 2011; 84:327–336

41. Girgis J, Merrett D, Kirkland S, Metz GAS, Verge V, Fouad K. Reaching training in rats with spinal cord injury promotes plasticity and task specific recovery. Brain 2007;130(Pt 11):2993–3003

42. García-Alías G, Barkhuysen S, Buckle M, Fawcett JW. Chondroitinase ABC treatment opens a window of opportunity for task-specific rehabilitation. Nat Neurosci 2009;12:1145–1151

43. Wang D, Ichiyama RM, Zhao R, Andrews MR, Fawcett JW. Chondroitinase combined with rehabilitation promotes recovery of forelimb function in rats with chronic spinal cord injury. J Neurosci 2011; 31:9332–9344

12

功能性电刺激和神经调节的方法对于脊髓损伤后恢复的改善

原著　César Márquez-Chin, Emilie Sagripanti, Milos R. Popovic
翻译　徐　超　董　军

■ 概述

脊髓损伤（Spinal cord injury, SCI）可导致患者完全或部分丧失自主运动和躯体感觉的能力。这种损伤破坏了大脑和周围神经系统之间的自然联系，使得传出和传入的信号很难或几乎不可能作用到原定的目标上。运动和／或感觉功能的丧失通常出现损伤平面以下，高位的脊髓损伤（例如在颈椎水平）可能导致下肢、躯干和上肢受到影响；而在胸段的病变则可能仅导致躯干和下肢功能受损。SCI 可能影响的一些功能包括行走、坐姿、抓握、膀胱排尿和血压调节。除了损伤平面外，损伤的严重程度也会受到脊髓是否完全断裂或不完全断裂的影响，前者导致功能完全丧失，而后者导致功能部分丧失。

随着急性和亚急性脊髓损伤治疗水平的进步，根据损伤的性质和其他健康变量，越来越多的患者能够恢复不同程度的功能。这改变了我们对该人群康复方式的认识，并与新兴的技术一道，被应用于促进康复的过程中。

运动和感觉功能下降所带来的问题会对那些遭受 SCI 损伤的患者和他们的家人造成灾难性的影响。因此，需要大力发展新知识和新技术，以减轻或消除 SCI 的影响。本章讨论了使用功能性电刺激（Functional electrical stimulation, FES）作为一种手段来恢复患者瘫痪后的自主运动功能。

■ 功能性电刺激

使用电刺激来引发运动

由于神经细胞的兴奋性，使得应用电刺激产生肌肉收缩成为可能。在电刺激后，神经细胞的膜电位从 -80 /-90 毫伏变为了 -40 /-50 毫伏，这足以产生动作电位。动作电位是神经系统中信息传递的主要机制。例如，在某些情况下，动作电位产生的速率与刺激的强度成比例。它是一系列变化的结果，包括通过不同的细胞结构在细胞膜上移动不同的分子，其中一些对电的变化有反应。这使得通过神经细胞膜上的电位改变，利用放电来人工产生动作电位成为可能。

在过去的 50 年中，电刺激治疗的应用有了显著的进步。最初，神经肌肉电刺激（neuromuscular electrical stimulation, NMES）是用于改善受损肌肉的力量和耐力，偶尔也能用于减少痉挛。显而易见，这种方式效果最好的时候是当患者积极参与到 MES 所协助的运动中来。NMES 后来演变成 FES，这种技术被作为辅助的装置应用于临床，通常称为神经假体，患者可在日常生活中佩戴或者直接将其植入人体。

神经假体

神经假体是一种装置，通过产生短时间的电脉冲来刺激中枢或外周神经系统从而产生运动和 / 或感觉功能。由此产生的肌肉和神经细胞的动作电位可用于临床，以弥补异常或缺失的神经功能。神经假体有多种用途，因此有不同的形式。例如，它们可以用来刺激基底神经节以消除帕金森病患者的震颤或通过刺激耳蜗听神经来促进声音的感知。在这一章中，我们使用术语"神经假体"来指代能够通过电刺激来回复患者随意运动功能的技术。

什么是功能性电刺激

通过精细控制的电序列来刺激以神经支配的肌肉，可能实现复杂的协同运动，如抓取和行走。这种类型的假体通常称为 FES，因为它产生了功能性的和协调的动作。FES 系统被寄希望于在上肢运动神经元疾病的患者中应用，如中风、脊髓损伤或创伤性脑损伤等患者。在这些人群中，这些设备被用来人为地产生一些患者无法独立进行的运动。

FES 可以借助简单的手动设备来实现，如开关、拨盘和滑块，所有这些都可以安装在辅助设备上，如手杖、学步车或者轮椅上。电刺激可以通过在表面、经皮或植入的方式使用电极来发挥作用，各有优点和缺点，使用于不同的疾病情况，详情见下文。

表面电极

表面电极，适用于皮肤，是非侵入性的，易于应用，一般价格低廉。使用这些电极的电流的典型幅度介于 5~120 毫安，这大于使用经皮或植入电极施加刺激所需的强度。虽然具有很强的通用性且适用于临时使用，但表面电极往往无法刺激深部肌肉（例如髋关节屈肌），且有刺激其他邻近肌肉收缩的可能。这可以通过使用电极阵列增加电接触面积来进行规避，以增加其应用范围。

经皮电极

经皮电极是经过皮肤插入肌肉组织的细线。虽然有文献报道在某些个人有电极植入了几个月甚至几年，但这些细线一般只是暂时放置，只用于短期 FES 干预。使用经皮刺激的电流振幅很少超过 25 毫安。与植入电极一样，有可能引起局部感染。

植入电极

植入电极是永久插入的，具有较高的刺激选择性，并具有最低的刺激强度，这对于 FES 系统来说都是非常需要的。然而，该技术的应用需要侵入性手术，时常具有感染的风险。使用植入刺激的电流振幅也很少超过 25 毫安。

功能性电刺激的应用

FES 的应用主要有两个方面。首先，它可以作为一个矫正装置或神经假体装置，通过患者每天穿戴（或植入人体）来促进运动，增加患者日常生活的独立性。如果不这样的话，这些患者可能因为麻痹导致生活不能独立。其次，它可以作为一种短期的治疗方式来帮助神经肌肉系统重新获得功能，这些受损的功能可能源于被损伤的神经系统。后一种方法的目的是促进自主功能的恢复，在治疗完成后停止使用 FES。这种应用基于之前的报道，那就是患者在使用 NMES 和 FES 系统获得功能改善后，他们不需要再继续使用神经假体了。

下文将介绍在 SCI 之后，为了恢复患者的运动功能，临床医生使用这两种技术的案例。

功能性电刺激作为矫正装置或神经假体装置的应用

神经假体在帮助站立中的应用

功能性电刺激可用于促进站立，这是一种在 SCI 后受损明显的功能，可通过使用 FES 调节踝关节的运动来实现。为了协助躯干控制，可以使用额外的装置辅助，如站立架、全身矫形器或电刺激等。FES 辅助站立已被证明在胸部水平发生 SCI 的患者中有效，但目前，由于该技术中所需的装置（如全身石膏和支架）过于复杂，使得这种技术不适合在临床应用。

一个重要的例子来自西部储备大学退伍军人事务部（Case Western Reserve University/Department of Veterans Affairs, CWRU-VA）的站立神经假体，该假体可以通过激活躯干和臀部的肌肉来创建一个直立的姿势，主要依靠使用 8~16 通道刺激器植入患者双侧大腿来完成。借助额外的矫形器，该机构让用户实现了超过 10 分钟的不间断的直立姿态[1]。然而，该系统不提供平衡的控制，因此用户必须依靠拐杖或类似的装置来保证平衡站立。此外，该装置采用开环控制方案，从而可能导致更快的肌肉疲劳。

神经假体在帮助步行中的应用

Kralj 及其同事[2]创造了一个 FES 系统用来协助步行，在其设计中集成了反射动作。在这种方法中，表面电极放置在患者双侧下肢的股四头肌和腓神经上。使用者可以使用辅助装置（如行走架、手杖或拐杖）的左右把手上的外部按钮来激活刺激。激活后，刺激双侧股四头肌的同时实现站立。使用左键触发左腿摆动，并通过迅速中断对左股四头肌的刺激，同时来刺激腓神经。突然的刺激引起的屈肌反射会导致髋关节和膝关节同时屈曲。为了完成迈步，腓神经的刺激需要停止，股四头肌需要刺激，且需要保持反射活跃。同样，右键控制右腿的相同动作。这种方法的几种变化，除了 Kralj 等提出的 4 通道，还可能包括额外的刺激通道，用来实现截瘫患者的行走。

其他关于 FES 系统协助步态的例子还包括：parastep，混合动力辅助系统（Hybrid Assistive System, HAS），往复式步态矫形器（Reciprocating Gait Orthosis, RGO），由 Andrews 等[3]创建

的混合 FES 系统[3]CWRU-VA 神经假体以及复杂的助行 FES 系统（图 12.1）。这些系统中，prastep 是最常用的。它采用了一种改良的 kralj 等[2] 的技术。除了 FES 外，HAS 使用了活动支持以提供更大的稳定性和节约能源。RGO 系统旨在完成类似的任务，采用被动支持结合步行 FES 系统。植入性的神经假体，如 CWRU-VA，具有较高的刺激选择性，从而可以单独刺激髋屈肌，产生一种更自然的步态。

用于行走的神经假体的主要缺陷是其产生的步态是缓慢的、笨拙的，呈现不自然的外观。具体而言，在股四头肌被刺激时，股直肌也被激活，从而引起髋关节屈曲，导致不良的站立相姿势。此外，屈肌退缩反射，这是经常被用来生成一个步行运动的反射，除了产生一个不自然的步态，同时也是高度可变的。

这些缺点已经通过使用不同的方法来加以克服。比如新的刺激技术，在患者行走过程中，使用一个八通道的神经假体按照类似于这些肌肉激活模式的方式对未受伤的神经系统进行刺激[4, 5]。

脊髓硬膜外刺激用于改善站立和运动

在 20 世纪 90 年代末，Dimitrijevic 及其同事[6]评估了完全性脊髓损伤痉挛控制的最佳刺激参数，他们观察到脊髓硬膜外刺激可诱发肌肉步行样的下肢运动节律。当范围为 25~50 赫兹的刺激脉冲被施加到腰椎时可发生这种情况。他们还观察到，在相同的腰椎区域施加频率在 5~15 赫兹的刺激时会产生额外的作用，那就是站立样的下肢伸展。此后，一些团体一直在研究这一现象。最新的研究结果已经被 Edgerton 和 Harkema 的团队发表[7]，结果表明应用腰椎硬膜外刺激技术，结合综合性的下肢康复程序

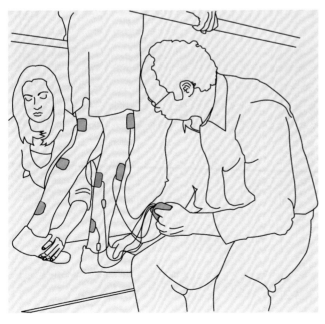

图 12.1　复杂的助行性运动功能性电刺激（FES）系统。复杂的运动系统有 4 个刺激通道，可以通过增加串联来提升刺激强度［Courtesy of Rehabilitation Engineering Laboratory (REL), Toronto Rehabilitation Institute–University Health Network, Canada.］

（170 小时以上），可引起慢性完全性脊髓损伤患者产生支撑体重的站立位姿势。此外，他们已经证明，当激活硬膜外刺激器时，在这一人群中的一些人能够产生有限的自发性下肢运动[8]。这些结果的获得有赖于硬膜外刺激结合强化的下肢康复计划。除了改善下肢功能，患者还可获得改善的膀胱和血压控制。这些结果是非常令人鼓舞的。同时也表明：①完全性脊髓损伤者在脊髓损伤后可能有残留的皮质突起保留；②硬膜外刺激能够促进脊髓神经的可塑性，保持硬膜外刺激的强度，可以使脊髓上的指令通过严重受损的脊髓得以传递从而引发随意运动；③使用这种方法可以有效可靠地激活机体的简单动作，比如说站立。目前，使用该技术能够使患者产生控制和承受体重的运动，使 SCI 患者能够进行短距离的步行并进行换步，但使用这种技术仍然面临挑战。然而，我们认为这种调节方式还处于起步阶段，希望在未来的几年它可以转化成一种临床可行的干预方式。

神经义肢的伸展和抓取

功能电刺激系统也被设计来恢复或改善上肢功能，如四肢瘫痪患者的伸展和抓取。拿取物体最常用的体式有手掌抓握法、侧捏法和精确捏法。手掌抓握是用来抓咖啡杯大小的物体。这种抓握是通过将手指的部分屈曲与拇指的完全屈曲及轻微的反屈结合起来实现的。侧向捏握是用于小而薄的物体，如纸张或信用卡，是通过先弯曲整个手指，然后弯曲拇指来实现的。最后，精确捏用于爆米花核大小的小物体，它是通过拇指

相对于手掌的位置，然后食指和拇指弯曲来产生的。

抓取神经义肢的一些例子包括神经肌肉电刺激系统（尼斯）H200（Bioness,Valencia,CA）；仿生手套（University of Alberta, Edmonton），该系统由 Rebersek 和 Vodovnik 在 20 世纪 70 年代早期发展（University of Ljubljana, Ljubljana, Slovenia）；徒手系统（NeuroControl Co., Cleveland）；贝尔格莱德抓取—伸展系统（University of Belgrade, Serbia）；复杂运动（Compex SA, Ecublens & ETH Zurich, Zurich）伸展和抓取神经假体，以及最近的 MyndMove®（MyndTec Inc.,Mississauga, Ontario, Canada）（图 12.2）。所有的设备都使用表面 FES 刺激，除了徒手系统，它使用植入电极。徒手系统、贝尔格莱德抓取—伸展系统、Compex Motion 和 Mynd Move 神经假体是唯一能够同时实现伸展和抓取的系统；其余的均是设计为专门抓取。

徒手系统是第一个通过 FDA 认证的神经假体。系统使用 8 个外周电极，产生手指和拇指的屈曲和伸展，实现横向和手掌的抓取[9]。刺激器被放置在人的胸部皮下，皮下电缆通过隧道连接到每个模拟电极。刺激序列通过射频传输到植入单元。刺激可通过植入在对侧肩部的运动触发，第二开关可在两种抓取方式之间进行选择。可在植入刺激器的同时进行其他外科手术，以增强手的自发性和受刺激性。由于徒手系统是一种植入设备，它的主要优点是与大多数其他表面 FES 系统相比，安装和拆卸需要更

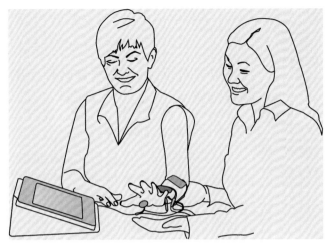

图 12.2 Myndmove® 神经假体。该假体由 Myndtec 公司在最近研发，由加拿大卫生部批准，该设备可以实现接近和抓握，可以提供超过 30 种刺激方案，包括手指的精细运动控制。该设备专门用于 FES 治疗，其中患者被要求利用患侧肢体执行特定的动作，一名治疗师在这之后几秒钟触发电刺激以促进预期的运动（Myndtec 提供）

短的时间。

非侵入性 NESS H200 是一种矫形器，可以让使用者自由地移动前臂和手，同时支持手腕在功能位伸展[10]。一个共同的刺激通道分布在矫形器内的一系列电极上，这些电极被策略性地放置在矫形器内，以刺激拇短伸肌、指屈肌、拇长屈肌和大鱼际肌（即 3 种有效的刺激渠道）。用户通过按钮能够触发预先编程的动作。用户还可以控制拇指的刺激强度和位置，根据目标对象调整抓取方式。NESS H200 与包括徒手系统在内的其他神经假肢相比，是安装和拆卸时间最短的假肢之一，也是目前市场上为数不多的几款假肢之一。

仿生手套是一种神经假肢，用于在自主控制腕部伸展和屈曲的受试者中增强肌腱固定抓握[11]。肌腱固定抓握是通过自主的手腕伸展产生的，由于手部屈肌腱的运动导致手指被动屈曲。使用 4 个自黏电极对手指屈肌和伸肌进行电刺激，可增强肌腱固定抓握的握力。

贝尔格莱德抓取系统产生触控和抓取[12]。这个表面神经假体使用 3 个刺激通道来产生手掌和侧握。第四通道帮助肘关节功能。伸展是通过刺激肩关节的三头肌产生的，并且是由肩关节角速度激发的。

Compex Motion 系统是专为提高脊髓损伤患者的触碰和抓握而设计的[13]。这种表面神经假体的显著特征之一是可编程性。它的 4 个刺激通道中的每一个都可以被精确配置，这使得它几乎可以方便地进行所有形式的抓取和触碰，切换功能几乎不需要任何时间。此外，该设备可以通过多种策略进行控制，包括按钮、电位器、肌电图（EMG）信号和脑机接口[14]。多台设备可串联组合，可同时达到抓取等复杂动作。高度的灵活性是该神经假体最大的优点，但也增加了安装和拆卸的时间；根据刺激设置的复杂性，可能需要 8 分钟才能将其安装到系统上。

近年来，MyndMove 神经假体随着意识治疗性的应用被开发出来，即 FES 治疗，以改善触碰和抓取。该系统已获加拿大卫生部批准，并可在加拿大使用。它为中风和脊髓损伤的康复提供了基于软件的预先编程 FES 序列。MyndMove 与其他现有 FES 系统的不同之处在于，它提供了超过 30 种触碰和抓取协议，其中许多协议支持对手指进行精细的电机控制。少数方案也使脊髓损伤患者能够进行双手抓取和举起托盘等双手操作物体的任务。

功能性电刺激疗法

功能性电刺激疗法（FEST）是一种短期干预手段，旨在帮助患者的神经肌肉系统重新学习如何控制受损的肌肉，并产生所需的身体功能。FEST 的观察结果可追溯到 40 年前，在这些观察中，定期使用 FES 的患者的肌肉功能经历了一次显著的遗留效应，这种效应甚至在神经假体未被使用之后仍然存在。FEST 恢复自主功能，刺激只是暂时的，随着病情的改善，刺激的使用逐渐减少，直到治疗结束后完全停止。

发表在文献中的临床试验通常将 FEST 描述为一种干预，通常每周进行 3~5 次，持续 8~16 周。在每个疗程中，患者反复尝试用他们受影响的肢体进行特定的功能运动，经过几分钟的尝试后，治疗师触发神经假体以促进预期的运动（图 12.2）。大部分关于 FEST 的文献建议，40~80 小时的 FEST 应该足够生成有意义的临床进展，尽管有些研究表明需要 120 小时甚至更长。虽然在一些研究中，参与者每天接受 120 分钟的治疗，但 FEST 的典型持续时间是 45~60 分钟。FEST 适用于运动损伤不完全或完全的脊髓损伤

患者，他们不能进行伸展、抓取或行走运动。

利用功能性电刺激治疗脊髓损伤的康复成果

功能性电刺激治疗改善步行

证明 FEST 对脊髓损伤后下肢功能影响的第一个记录由 Bajd 等[15]提供，报道在 FES 系统辅助下行走可以改善肌力，并减少足下垂和足跖屈。此外，其他系统显示，当落地式足部刺激器作为矫形器使用时，以及使用该刺激器行走了许多天之后，行走速度有所加快（即 FEST 效应）。

Thrasher 等[4]在一项持续 12~18 周的干预中评估了步态模式多通道 FEST 改善慢性、不完全脊髓损伤患者行走能力的效果。步行是通过直接刺激肌肉而不是激活屈肌退缩反射产生的（如上文所述）。参与者显示出行走速度、步幅和步频等方面的改善。

Thrasher 等[4]报道的研究结果令人鼓舞，我们的团队首次完成了关于慢性的（大于 18 个月）、创伤性的、不完全性的（ASIA 评分 C 和 D 级）、C2~T12 的脊髓损伤患者的 II 期随机对照试验[5]，FEST 研究中使用的方法和刺激器与 Thrasher 等是相同的。这项研究清楚地表明，FEST 辅助步行可以改善特定患者人群的行走功能，并有临床有意义的改善，并且 FEST 相比无 FES 运动干预下，患者的脊髓独立活动能力测量分值结果更好。

功能性电刺激治疗可改善上肢功能

T1 水平或以上水平节段脊髓损伤后，

患者部分或完全丧失抓取和触碰功能，多年来，许多研究团队在脊髓损伤人群中使用 FEST 抓取技术的研究表明，这种疗法有改善上肢功能的能力。Popovic 等[12]证明仿生手套可改善 C5~C7 脊髓损伤患者的上肢功能，这是 FEST 可以提高抓取功能的第一个确凿证据。此外，ETHZ-Para Care（ETH Zurich, Zurich）抓取性神经假体，原本用来作为假体使用，但 Mangold 等[16]证明在接受该神经假体抓握强化训练后少数脊髓损伤患者存在较弱的延迟效应（即脊髓损伤）。

我们的团队还观察到 FEST 对脊髓损伤后运动功能受损 C3~C7 患者的抓握功能（AIS 评分 A、B、C、D）有积极影响。我们最近完成了一项有 21 例在第一次伤后 6 个月（亚急性）、C3~C7 水平不完全性脊髓损伤患者的随机对照试验[17]。受试者接受 40 次治疗，疗程 1 小时，每周 5 天，共 8 周，以改善上肢功能。他们被随机分为干预组（FEST）或对照组。干预组接受 1 小时常规专业治疗，1 小时 FEST 治疗。对照组接受 2 小时常规专业治疗。通过脊髓独立活动能力测量评分，发现干预组的上肢功能明显改善。此外，在治疗结束 6 个月后，接受 FEST 疗法的参与者增加或维持了这些功能。

我们的团队也进行了试点随机对照试验，明确 FEST 是否可以用来改善慢性的（大于 24 个月）、不完全的（AIS 评分 B~D 级）、C4~C7 水平不完全性的脊髓损伤患者的自主抓取功能。虽然只有 8 人参与了这项研究，但研究结果清楚地表明，在这一人群中，39 小时的 FEST 抓取比同等数量的传统专业疗法更有效。

自从其在加拿大市场推出以来，治疗师们已经在脊髓损伤人群中使用 MyndMove 来普及 FEST，不仅是为了抓取（上述研究调查 FEST 仅仅是为了抓取），也是为了触碰。初步和非官方的报道表明，FEST 可以用于慢性、亚急性脊髓损伤患者触碰和抓握功能的改善，未来的研究需要调查 FEST 在脊髓损伤人群中改善触碰和抓取功能的有效率。

功能性电刺激治疗中功能恢复的潜在机制

FEST 产生自主功能恢复的机制尚不清楚。然而，有机体和神经方面的因素可以解释这种治疗干预的效果。3 种可能的外周机制被提出。首先，通过简单的肌肉训练和强化，FEST 可以改善残留的肌肉功能。其次，FEST 可以增加患肢的灵活性和活动范围，改善自主功能。第三，FEST 可以减少肌肉痉挛，从而改善运动功能，尽管在这方面存在相互矛盾的证据。

从神经学的角度来看，FEST 带来的改善可以通过皮层重组来解释，这是在中枢神经系统（CNS）损伤后发现的。一个潜在的机制是，FES 可能同时激活运动和感觉神经纤维，再加上 FEST 中使用的被动重复运动，可能会促进中枢神经系统的神经可塑性变化。此外，与传统疗法相比，特定任务训练康复疗法能产生更大的皮质重组和可塑性。考虑到这些因素，使用重复的 FES 运动提供感觉刺激，可以促进中枢神经系统神经可塑性[18]。

Rushton[19]提出当神经纤维被 FEST 刺激后会产生顺向和逆向的冲动，可导致大脑皮层的重组，产生 FES 延迟效应。在 FES 过程中，从大脑到脊髓运动神经元的自主指令可以满足运动神经元的逆向冲动。这 2 种冲动的脊髓可以通过赫布定律加强突触连接，导致增加自主命令下行传导效率来激活脊髓损伤患者受损的肌肉。Popovic 等[17] 提出一种 FEST 潜在作用机制的假说，将感觉反馈纳入其中。如果使用 FEST 辅助完成自主运动指令的运动任务（即运动企图），FEST 可以提供传入反馈以确认所需的命令已成功执行。在很长一段时间内，相应的传出和传入信号的重复组合在中枢神经系统产生，可能促进中枢神经系统中未受影响和功能相关区域再培训，使中枢神经系统中功能区域控制受损的部分，以达到改善的效果。重复、多样而有意义的任务组合，以及个体对所完成任务的充分参与和关注（这 3 种都是 FEST 的标志），这三者结合在自主运动功能再训练中起着至关重要的作用。

FEST 的遗留效应需要得到充分的检验和解释，因为它很可能是多因素的。然而，可以肯定的是，FEST 在恢复脊髓损伤患者的自主功能方面非常有效。至于 FEST 辅助移动，我们有证据表明它能够恢复脊髓损伤后的自主行走。然而，我们认为 FEST 的步行功能可能需要进一步完善和临床试验，才能达到与触碰和抓取相同的良好结果。

功能电刺激疗法的未来发展方向

FES 技术无论作为辅助工具还是加强自主功能的工具，一直在继续改进。利用新的电极形状和配置、刺激序列和技术可发展出下一代神经假体技术。

FEST 领域最激动人心的发展之一是它与脑机接口（BCI）技术的交叉。BCI 将大脑信号转换为外部设备的控制命令，如计算机、扩展和替代通信设备以及机器人系统。BCI 的操作不需要任何自主动作（如激活一个开关），这使得 BCI 系统成为一个潜在的巨大机会，可以帮助那些自主移动能力受限或丧失的人群。

BCI 分析大脑的活动，提取反映一个人意图的属性。这些属性可能包括诱发电位、特定频带的功率和单个神经元的放电频率。这些特性随后被转换成特定的所需要控制的设备的命令。

实际上，任何监测大脑活动的方法都可以用来实现这些大脑接口。脑磁图（MEG）、功能磁共振成像（fMRI）和近红外光谱（NIRS）都被用来创建 BCI 技术。然而，大多数 BCI 是通过大脑的电记录来实现的。这些包括皮质内记录、皮质电图（ECoG）和脑电图（EEG）。到目前为止，大多数 BCI 系统都是使用脑电图技术创建的，这可能是因为它们的非侵入性、相对较低的成本、广泛的可用性、速度和提供的丰富信息内容。

一个重要的方法，广泛用于实现基于脑电图的 BCI 系统，包括将感觉运动节律的功率变化转化为控制信号。这是基于通过虚构动作学会在 α（8~12 Hz）和 β（13~30 Hz）频率范围间产生振幅变化实现的[20]。这些变化也存在于 ECoG 信号中，这些信号通常也以与脑电图无关的较高频率显示变化。这项技术的用途包括计算机光标控制以及在虚拟现实环境中轮椅驾驶和行走等。此外，也许由于 BCI 的激活是通过运动的想象来实现的，因此应用也集中在矫形器和假肢设备的控制上，这些设备旨在促进瘫痪或缺肢的自主功能。更具体地说，脊髓损伤患者已经控制了一种手部矫形器[21]，它无创伤[14, 22]并植入了用于抓取的神经假肢[23]，最近，还用在了行走方面[24]。

脑机接口技术用于神经康复

类似 FES 技术，BCI 技术在构想上的应用发生了转变。BCI 技术最初的用途之一是为闭锁综合征患者提供一种交流方式，这些患者由于完全丧失自主行动能力而完全无法交流。晚期肌萎缩性脊髓侧索硬化症（ALS）和脑干卒中患者为早期 BCI 系统的目标人群。然而，在过去的 10 年中，人们对使用 BCI 技术作为促进卒中和脊髓损伤后自发性功能恢复的工具产生了极大的兴趣。

很可能这种兴趣的核心是 BCI 技术的使用，特别是当其操作需要用户想象他们正在使用他们的身体的一部分（如一只手或脚），重叠因素被视为重要的促进神经系统的变化，会导致运动恢复[25]。例如，BCI 的操作需要全神贯注于它的操作（如专注于想象的动作）。在治疗过程中，专注于正在练习的动作也很重要。

在 FEST 中，是通过让患者尝试练习动作，并在几秒钟后触发刺激来实现的。此外，BCI 的使用直接与中枢神经系统相结合，而不需要使用大脑的电磁场，并且不需要关注周围的活动（如肢体运动）。目前，这些报道描述了使用 BCI 来恢复自主运动的情况，仅限于脑卒中患者，脊髓损伤人群除外。然而，脑卒中后使用 BCI 进行康复治疗的原则也可能适用于脊髓损伤患者。

脑机接口技术作为一种短期康复工具

治疗的补充

目前，有 2 种主要方法可以将 BCI 技术纳入活动受限患者的康复治疗。第一种将 BCI 作为一种工具，使患者能够学习产生与自主运动相关的正常的摆动活动（如由动作想象产生的功率在 α 和 β 的频率范围内变化）。这种干预的动机是假设负责产生正常大脑活动的神经系统的变化将导致神经系统的正常功能增加，从而改善运动控制。使用这种方法的干预措施包括 BCI 作为常规物理治疗的补充。

在最近的一项研究中，Ramos-Murguialday 等[26]报道了 32 例慢性中风患者在常规物理治疗之前立即使用基于运动图像的 BCI，他们的手臂和手的自主功能恢复增加。实验组的参与者进行了一系列的训练，以使他们在控制手和手臂矫形器时感觉运动节律自发性力量下降，而对照组则是随机激活这些装置。大脑的活动通过放置在同侧运动皮层上的脑电图电极来记录。两组均在使用 BCI 后立即接受物理治疗。实验组在干预结束时上肢功能明显增强，而对照组在干预结束时上肢功能没有明显增强。

脑神经接口技术下控制运动辅助技术

将 BCI 纳入康复治疗的第二种方法是 BCI 通过检测患者的运动意图并触发外部设备以帮助复原。这种干预背后的机制是，人工产生的运动将产生感觉反馈，再加上运动的意图，将产生中枢神经系统的变化，从而改善运动功能。迄今为止使用这种方法进行的最广泛探索的干预措施之一是机器人康复系统。例如，Ang 等[27]对中风患者进行的随机对照试验中，使用机器人系统进行上肢治疗，以促进二维触控运动。实验组和对照组都被要求触碰到 8 个呈放射状放置的不同目标，在这 2 种情况下机器人都可提供协助完成运动。机器人的触发是自动完成的，或者使用机械提示（对照组），或者使用由运动图像操作的 BCI（实验组）。结果显示，2 组患者在治疗 4 周后，手臂功能都有了显著的相对提高，实验组的治疗强度要低得多（实验组为 136 次，对照组为 1 040 次）。

由 BCI 触发的 FEST 推广仍处于初期阶段（图 12.3）。因此，几乎没有相关报道，其中大部分仍处于可行性测试阶段。将 FEST 与 BCI 相结合会产生一些重要的技术问题，因为产生运动的刺激会发生相互作用，从而影响 EEG 信号

测量的可靠性。然而，电刺激产生的丰富本体感受和体感反馈，再加上执行运动任务的验证意图的可能性，使得 FEST 和 BCI 技术的结合在恢复中风和 SIC 后的自主动作方面非常有前景（图 12.3 和 12.4）。

在一项重要的研究中，Daly 等[25]对 BCI 控制的 FEST 疗效进行了探讨，研究中对一位中风 10 个月后女性患者手指自主功能的恢复进行研究。该患者失去了单独移动手指的能力。她被要求尝试活动食指。BCI 发现了她的动作意图，体现为 β 频率范围电流的下降，从而激发 FES 系统帮助移动手指。9 个疗程后，参与者手指屈伸活动的能力提高。我们的团队也试验了 BCI 系统与 FEST 组合使用，协助身体健全的个体进行抓取动作。在此项工作中，我们感兴趣的是紧接着这种治疗之后的运动皮质引起的神

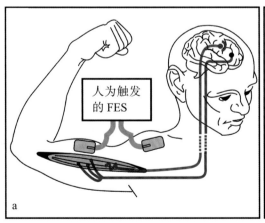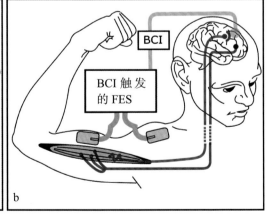

图 12.3 功能性电刺激（FES）治疗与脑机接口（BCI）集成。这些示意图描绘的是应用在 FES 治疗方面的 BCI 神经假体。a. 传统 FES 疗法依靠治疗师确定患者在几秒钟后移动和触发刺激的意图。运动指令和感觉信息相符合，可能对 FES 治疗后的功能恢复起到一定的作用。b. BCI 触发的 FES 系统依靠识别患者运动相关的脑电图（EEG）活动的意图。这将确保患者参与并专注于任务中，并且在尝试运动时立即提供刺激

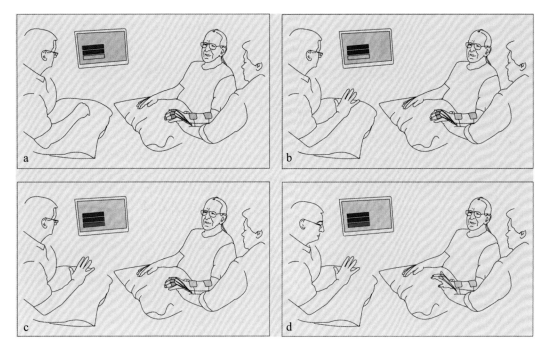

图 12.4　脑机接口（BCI）触发神经假体抓握的 FES 治疗。图片说明一个 BCI 控制神经假体的原型在 FES 治疗恢复上肢功能的操作使用步骤。该系统使用 1 个 EEG 电极，对 1 例 6 年前卒中导致严重偏瘫的 64 岁老年人进行了测试。a. 患者被要求放松并准备张开手。b. 实验者演示动作的执行，这也是患者尝试动作的提示。c. BCI 检测移动的意图（屏幕底部方框的颜色变化，从白色到绿色表示 BCI 用户界面的变化）。d. BCI 触发刺激打开患者的手。全部过程在 4 秒内完成

经可塑性变化并与单独使用 FEST 疗法进行比较[28]。本研究初步表明，在抓取中，与传统系统相比，由 BCI 驱动的 FEST 系统能更有效地诱导正常人的神经可塑性。

结论

功能性电刺激作为一种改善术后功能的方法已获得成功。无论是每天作为矫形系统使用以产生脊髓损伤后不可能产生的自主运动或作为一种短期的治疗干预促进自主功能的恢复，FES 技术对脊髓损伤个体的生活质量有直接的正向影响。然而，它是一项在工程和应用方面不断发展的技术。我们预计 BCI 领域会有重要进展，很可能是这 2 种技术（FES 和 BCI）的集成，将成为恢复运动功能的重要补充工具。

小结

功能性电刺激，可传递高度控制的低能放电从而刺激瘫痪肌肉产生收缩，可以用来恢复运动，包括站立、行走、触碰和抓取。另外，其作为一种临时治疗干预也产生了一些显著的自主运动功能恢复。本章描述该技术及其应用恢复脊髓损伤后的自主运动。我们还描述了功能性电刺激技术和脑机接口的整合，将是这个领域潜在的下一方向。

要点

- 应用高度控制的低压电脉冲，功能性电刺激（FES）可以使瘫痪的肌肉产生复杂的运动。
- FES 技术可以作为一个永久的矫形器或作为一个短期康复计划的一部分。
- FES 治疗使用 FES 技术可以促进脊髓损伤后的神经可塑性，产生有临床意义的、持久的随意运动恢复。
- FES 治疗适用于完全和不完全性脊髓损伤，亚急性和慢性患者都能受益于这种疗法。

难点

- FES 治疗产生的收缩只发生在受神经支配的肌肉，即外周神经是完整的。
- 一些 FES 系统的复杂性限制了它们的研究和临床应用。
- 肌肉失调、肌肉疲劳、挛缩、不能选择性地激活靶肌肉、电刺激导致的不适是 FES 治疗期间常见的问题。然而，先进的 FES 系统已经能够克服这些和其他类似的挑战。
- FES 治疗不同肌肉时需要重新定位刺激电极，导致有效治疗时间减少。

■ 参考文献

5 篇 "必读" 文献

1. Kobetic R, Triolo RJ, Uhlir JP, et al. Implanted functional electrical stimulation system for mobility in paraplegia: a follow-up case report. IEEE Trans Rehabil Eng 1999;7:390–398

2. Kralj A, Bajd T, Turk R. Enhancement of gait restoration in spinal injured patients by functional electrical stimulation. Clin Orthop Relat Res 1988;233: 34–43

3. Andrews BJ, Baxendale RH, Barnett R, Phillips GF, Yamazaki T, Paul JP, Freeman PA. Hybrid FES orthosis incorporating closed loop control and sensory feedback. J Biomed Eng, 1988;10(2)189–195.

4. Thrasher TA, Flett HM, Popovic MR. Gait training regimen for incomplete spinal cord injury using functional electrical stimulation. Spinal Cord 2006;44: 357–361

5. Kapadia N, Masani K, Catharine Craven B, et al. A randomized trial of functional electrical stimulation for walking in incomplete spinal cord injury: effects on walking competency. J Spinal Cord Med 2014; 37:511–524

6. Dimitrijevic MR, Gerasimenko Y, Pinter MM. Evidence for a spinal central pattern generator in humans. Ann N Y Acad Sci 1998;860:360–376

7. Harkema S, Gerasimenko Y, Hodes J, et al. Effect of epidural stimulation of the lumbosacral spinal cord on voluntary movement, standing, and assisted stepping after motor complete paraplegia: a case study. Lancet 2011;377:1938–1947

8. Angeli CA, Edgerton VR, Gerasimenko YP, Harkema SJ. Altering spinal cord excitability enables voluntary movements after chronic complete paralysis in humans. Brain 2014;137(Pt 5):1394–1409

9. Smith B, Tang Z, Johnson MW, et al. An externally powered, multichannel, implantable stimulator-telemeter for control of paralyzed muscle. IEEE Trans Biomed Eng 1998;45:463–475

10. Hendricks HT, IJzerman MJ, de Kroon JR, in't Groen FA, Zilvold G. Functional electrical stimulation by means of the "Ness Handmaster Orthosis" in chronic stroke patients: an exploratory study. Clin Rehabil 2001;15:217–220

11. Prochazka A, Gauthier M, Wieler M, Kenwell Z. The bionic glove: an electrical stimulator garment that provides controlled grasp and hand opening in quadriplegia. Arch Phys Med Rehabil 1997;78:608–614

12. Popović D, Stojanović A, Pjanović A, et al. Clinical evaluation of the bionic glove. Arch Phys Med Rehabil 1999;80:299–304

13. Popovic MR, Keller T. Modular transcutaneous functional electrical stimulation system. Med Eng Phys 2005;27:81–92

14. Márquez-Chin C, Popovic MR, Cameron T, Lozano AM, Chen R. Control of a neuroprosthesis for grasping using off-line classification of electrocorticographic signals: case study. Spinal Cord 2009;47:802–808

15. Bajd T, Kralj A, Stefancic M, Lavrac N. Use of functional electrical stimulation in the lower extremities of incomplete spinal cord injured patients. Artif Organs 1999;23:403–409

16. Mangold S, Keller T, Curt A, Dietz V. Transcutaneous functional electrical stimulation for grasping in subjects with cervical spinal cord injury. Spinal Cord 2005;43:1–13

17. Popovic MR, Kapadia N, Zivanovic V, Furlan JC, Craven BC, McGillivray C. Functional electrical stimulation therapy of voluntary grasping versus only conventional rehabilitation for patients with subacute incomplete tetraplegia: a randomized clinical trial. Neurorehabil Neural Repair 2011;25:433–442

18. Bigland-Ritchie B, Kukulka CG, Lippold OC, Woods JJ. The absence of neuromuscular transmission failure in sustained maximal voluntary contractions. J Physiol 1982; 330:265–278

19. Rushton DN. Functional electrical stimulation and rehabilitation—an hypothesis. Med Eng Phys 2003; 25:75–78

20. Pfurtscheller G, Flotzinger D, Kalcher J. Brain-computer interface—a new communication device for handicapped persons. Journal of Microcomputer Applications. 1993;16:293–299

21. Pfurtscheller G, Guger C, Müller G, Krausz G, Neuper C. Brain oscillations control hand orthosis in a tetraplegic. Neurosci Lett 2000;292:211–214

22. Pfurtscheller G, Müller GR, Pfurtscheller J, Gerner HJ, Rupp R. "Thought" -control of functional electrical stimulation to restore hand grasp in a patient with tetraplegia. Neurosci Lett 2003;351:33–36

23. Müller-Putz GR, Scherer R, Pfurtscheller G, Rupp R. EEG-based neuroprosthesis control: a step towards clinical practice. Neurosci Lett 2005;382:169–174

24. King CE, Wang PT, McCrimmon CM, Chou CC, Do AH, Nenadic Z. The feasibility of a brain-computer interface functional electrical stimulation system for the restoration of overground walking after paraplegia. J Neuroeng Rehabil 2015;12:80

25. Daly JJ, Cheng R, Rogers J, Litinas K, Hrovat K, Dohring M. Feasibility of a new application of noninvasive Brain Computer Interface (BCI): a case study of training for recovery of volitional motor control after stroke. J Neurol Phys Ther 2009;33:203–211

26. Ramos-Murguialday A, Broetz D, Rea M, et al. Brain-machine interface in chronic stroke rehabilitation: a controlled study. Ann Neurol 2013;74:100–108

27. Ang KK, Chua KSG, Phua KS, et al. A randomized controlled trial of EEG-based motor imagery brain-computer interface robotic rehabilitation for stroke. Clin EEG Neurosci 2014

28. McGie SC, Zariffa J, Popovic MR, Nagai MK. Shortterm neuroplastic effects of brain-controlled and muscle-controlled electrical stimulation. Neuromodulation 2014

13

创伤性脊髓损伤患者的高级康复策略

原著　William Z. Rymer, Sheila Burt, Arun Jayaraman
翻译　王　健　王法琪　董　军

■ 概述

　　创伤性脊髓损伤（脊髓损伤）严重影响一个人的上肢和下肢运动功能。因此，许多脊髓损伤患者将重获行走能力和手臂/手部力量列为首要任务[1]。虽然急救和早期脊髓损伤患者的治疗方案近几十年来有显著改善，但患者和临床医生在建立安全站立和行走疗法，以及恢复上肢力量和功能方面仍面临巨大的物理障碍。大量关于动物模型实验的文献已经证明，在不完全脊髓损伤的动物中强加运动动作有利于恢复，在恢复过程中再训练休眠脊髓神经回路可使这些电路产生相对正常的振荡神经激活模式[2]。这些动物试验数据支持通过外部对 SCI 患者施加近乎正常的下肢运动模式，再训练恢复脊髓损伤后患者的行走功能[3]。这类治疗需要外部施加周期性腿部动作，使者恢复运动的同时得到安全支持。这些技术也可能减少与 SCI 相关的二次医源性损伤发病率[3]。然而，许多这些培训策略，例如体重支撑的踏步机培训，都是劳动密集型的方式，需要数个物理治疗师花费时间和精力协助患者正确加载四肢和转移重量。

　　这一现实激发了人们对开发先进的工程技术和机器人技术来帮助和增强脊髓损伤患者的 SCI 康复行为的兴趣[3]。然而，开发安全、低成本和临床有效的设备是一个巨大的物理和工程挑战。虽然通过运动训练来改善上肢功能的科学依据还比较有限，但机器人设备已经被开发出来，并为上肢受损提供帮助或治疗。本章着重于几个当前可用的机器人设备的特点和影响，综述了目前的研究成果和最普遍的版本，并讨论了新兴的可穿戴传感器系统监控训练等先进技术的疗效。

■ 基于读写器的机器人设备

　　脊髓损伤患者的康复策略以不完全脊髓损伤患者为重点，通过特定任务的重复训练，增强对下肢的神经驱动，强化腿部肌肉，并有可能在一定程度上恢复有用的肢体功能。人们普遍认为，密集的特定任务练习促进了神经可塑性的出现，这种可塑性是由神经回路的结构和功能变化介导的。在过去的 30 年里，一些机器人训练器已经被开发出来，它们可以增强或有时取代治疗师的肢体动作，帮助恢复上肢或下肢的功能，改善患者的步态、平衡和姿势。通过安全带提供体重支持，尽管患者身体虚弱或协调性差，也可以在康复过程中更早开始治疗，并消除摔倒的风险和恐惧。在下面的小节中，我们将回顾一些用于上肢和下肢的机器人训练器。

Lokomat

Lokomat（Hocoma Inc., Norwell, MA, and Volketswil, swiss）是研究最多、应用最广泛的机器人步法训练系统之一，它是 Hocoma 和苏黎世 Balgrist 大学医院的研究人员合作的成果[4]。现在有 2 个版本的机器：Lokomat®Pro（图 13.1）和 Lokomat®Nano。Nano 始于 2010 年，

提供了一个小版本的 Lokomat®Pro，用在天花板高度至少 240 cm 的房间内。Lokomat 是一种外骨骼，安装在跑步机上，包括广泛的体重支持技术。该设备使用线性驱动器控制膝关节和髋关节的角度。在较老的模型中，运动以预先确定的正常步态模式的形式被外部施加，而与用户产生的运动无关，并且仅限于矢状面[5]。这些约束限制了平衡训练的机会，也不要求使用者自行产生自主动作。一个新的可选模块，"FreeD"，支持体重转移，并通过骨盆的横向和旋转运动促进平衡恢复。软件提供类似游戏的练习，用来激励患者。为了促使患者做出更大的努力，这些动作被打分，以鼓励患者做出正确的身体动作。软件提供类似游戏的

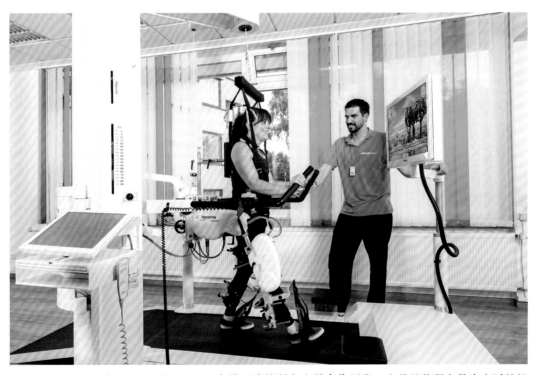

图 13.1　Lokomat 由 Hocoma 和 Balgrist 大学医院的研究人员合作开发。它是目前研究最为广泛的机器人步态训练系统之一

练习，用来激励患者并促使他们付出更大的努力，动作得分则用来鼓励患者做出正确的动作。

患有不完全脊髓损伤（ASIA 评分 C 级和 D 级）的患者，在接受了 12 周早期版本的步态速度和耐力训练后，其地上步态速度和耐力均有显著改善，尽管这并未转化为功能性行走能力的改善。一般来说，运动能力和功能能力受损最严重的个体在训练后表现出最大的改善。因此，设备开发人员推荐它优先用于不完全脊髓损伤的非活动人群。在一项小型研究中，3 名不完全脊髓损伤的患者在经过 16~20 周的训练后，步态速度、耐力和 ASIA 评分均有所改善[6]。一项涉及 60 名不完全脊髓损伤患者的研究发现，机器人辅助训练可能比传统的地面训练更有效[7]。

Aretech ZeroG

Aretech ZeroG®（Aretech LLC, VA）是一种机器人步态和平衡训练系统，由悬挂在天花板上的轨道上的吊带，为各种神经功能缺损患者在练习走路、平衡和执行其他功能活动时提供支撑[8]。该设备有 3 个版本：ZeroG，可提供地上体重或平衡 / 静态支持；ZeroG Lite，提供基于跑步机的支持；ZeroG 被动式，是一种坠落保护系统。本节讨论的重点是零体重支持训练（简称零体重；图 13.2）。ZeroG 由美国华盛顿特区国家康复医院的 Joe Hidler 博士和一组工程师、治疗师在美国军方的资助下开发，2008 年首次作为一种治疗设备使用。现在，它的第二代产品已经在美国食品和药品管理局（FDA）注册为 I 类医疗器械，

可以在市场上买到，各种版本的设备已经在全美国大约 70 家康复诊所和一些国际场所使用。该系统被安装在头顶的轨道上，患者被安全带固定在机器上，安全带系在他们的肩膀、胸部、躯干等部位。吊带连接到头顶的吊具杆上，吊具杆由电动机器人小车沿头顶轨道移动，小车的移动速度可达每小时 9.6 千米。ZeroG 有 2 种提供体重支持的模式：静态体重支持模式，患者可以进行有限的活动，但位置是固定的，不能向下移动；另一种动态体重支持模式，患者可以上下移动，如从跪到站。该设备在静态模式下可支持 181 千克，在动态模式下可支持 4.5~91 千克。治疗师可以在触摸屏或无线遥控器上选择不同的培训课程。ZeroG 的软件系统包括交互式目标匹配和平衡游戏。游戏可以设置为不同难度程度一起实时反馈控制平衡、姿势。每个培训会话的数据被存储并能以数种格式导出，以跟踪患者的康复进展。

ZeroG 已经在脑卒中、脊髓损伤和脑瘫患者中进行了研究。在一项针对 13 例健全受试者的研究中，Fenuta 和 Hicks[9] 发现，肌电图（EMG）振幅随着体重支持的增加而降低，而肌肉激活模式没有显著改变。因此，提供体重支持降低了步态中所需的肌肉力量强度，同时允许生成正常的肌肉激活模式。

使用 ZeroG 进行脊髓损伤研究的数据目前是有限的。在一项针对不完全脊髓损伤患者的研究中，Fenuta 和 Hicks[10] 确定 ZeroG 在研究腿部肌肉（胫前肌、股直肌、股二头肌和内侧腓肠肌）中，与传统的跑步机训练相比，并没有显著提高下肢肌肉活动。然而，作者认为，

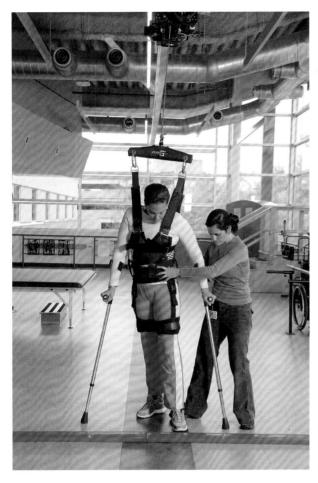

图 13.2　ZeroG 是为了让各种神经障碍的患者练习走路、平衡及执行其他的功能活动，通过在悬挂在天花板上安装轨道，用悬吊线来支撑

ZeroG 可能在更集中的治疗过程中有用，除了走路，这些治疗集中在平衡和躯干稳定性上。

步态训练器 GT I

步态训练器 GT I（rehait-stim，Berlin，Germany）是一种机电设备，使患者能够在较少治疗师干预的情况下进行特定任务的重复性锻炼。它是由来自德国柏林自由大学柏林 Klinik 的 Stefan Hesse 和 Dietmar Uhlenbrock 开发的[11]，被设计用来模拟一个 60 ∶ 40 的姿态 / 摆动相比的行走步态。为了准确模拟步态

阶段，需要对用户的体重进行支撑，设备控制用户在水平和垂直方向的重心。

用户通过安全带安全进入设备：他们的腿被放置在 2 个踏板上，向后移动模拟站立阶段，向前移动模拟摆动阶段。该设备还包括 2 个摇杆和曲柄，以推动用户所站的踏板。Hesse 和 Uhlenbrock[11] 讨论了设计规范。使用该机器，人的步长和步频可连续调整；通常在步态周期中发生的水平和垂直运动由机器独立控制，显示器显示经过的时间、步数、速度和体重支持量。一个可选的功能电刺激（FES）系统提供 4~8 个通道，使刺激

多达 8 个神经或肌肉。

迄今为止，大多数采用步态训练器 GT I 的研究要么是在卒中（亚急性或慢性）中[12]，要么是在脑瘫患儿中[13]。与传统物理疗法相比，在慢性卧床性卒中受试者中，步态功能得到改善，下肢肌肉活动增加[12]。在 4 个不完全脊髓损伤（ASIA C 与 D 级）患者的独立案例研究中，使用 FES 进行 GT I 训练改善了步态对称性和动态步态模式。此外，还报道了步态速度的增加、所覆盖的距离、受影响的肢体负荷和治疗师努力减少的情况。进一步的临床对照研究是必要的[14]。一个令人关切的问题是，该系统利用足部与支撑脚板的连续接触，而不像正常步态的站立和摆动阶段那样，向足底皮肤提供间歇性的感觉输入。

下肢动力外显骨骼

下肢动力外显骨骼（LOPES）是一种阻抗控制的步态训练和运动评估工具，由荷兰特文特大学生物力学工程系的研究人员开发。第一个原型是在 2006 年开发的，结合了二维驱动骨盆段和腿部外骨骼，外骨骼有 3 个驱动旋转关节。因此，该设备结合了外骨骼（与用户的腿一起移动）和机器人骨盆支撑，机器人骨盆支撑可以补偿外骨骼的重量，并能对骨盆施加矫正力矩。通过机器人和患者之间的机械交互，该设备仅在需要时提供帮助；也就是说，不妨碍移动，并在 2 个极端之间提供连续的支持——"自控"和"机控"模式，在这种模式下，设备可以自由移动，也可以分别帮助患者。治疗师可以根据每个使用者的需要设置对腿部关节和骨盆的帮助程度。LOPES 提供了 8 个自由度（骨盆 2 个水平度，每条腿 3 个旋转度），可以向前行走，但也需要一些平衡控制。

初步研究表明，在没有机器人辅助的设备中行走与正常行走相似[15]。基于错误的学习算法会根据患者在各种子任务（如足部清理）中的表现自动调整所提供的支持量，从而减少治疗师调整支持量的需要[16]。互补的肢体运动估值（CLME），被训练腿所需的运动轨迹生成基于已经纳入机器的健康腿的正常行走模式，这个选项增加步态稳定并确保支持是自动适应患者的需求。

自 2008 年以来，该设备已经在卒中幸存者中进行了研究，并有一些关于其在脊髓损伤患者中的应用的数据。在一项探索性临床试验中，Fleerkotte 等[17]对 10 例慢性不完全性脊髓损伤患者进行了为期 8 周、每周 3 次的 LOPES 训练。所有参与者在行走速度和距离、脊髓损伤步行指数、6 分钟步行测试、计时走行测试和下肢运动评分方面均有显著改善。此外，髋关节的时空步态测量和运动范围也有显著改善。这些改善在 8 周的随访中得以保持。作者得出结论，LOPES 除了可以增强肌肉力量外，还可以提高使用者的行走能力和质量。慢走的人在走路的距离和速度方面表现出最大的相对优势[17]。

PAM/POGO

PAM/POGO（加州大学欧文分校生物机器人实验室）是一种气动机器人设备，设计用于帮助脊髓损伤患者在跑步机上练习行走，同时他们的体重在必要时由头顶悬挂系统支撑。该装置包括一个连接到骨盆辅助机械手（PAM）的气动步态矫形器（POGO），它以6个驱动自由度（DOF）来辅助骨盆的运动，允许在步态过程中不受限制地移动骨盆（骨盆倾斜是不受驱动的，因为这在很大程度上是由体重支持系统调节的，治疗师通常不提供这种自由度的帮助）。POGO由使用者佩戴，在步态的摆动阶段提供帮助，并通过结合驱动和被动自由度，防止在站立阶段的膝关节屈曲。PAM/POGO在跑步机上行走时，在提供顺应性辅助的同时，使腿部和骨盆能够进行全方位的自然运动。PAM和POGO都是气动驱动的；它们固有的遵从性允许使用轻量级组件生成大型力量。因为PAM可以正常移动骨盆，所以用户可以在走路时练习移动体重和保持平衡。使用顺应性辅助意味着用户的努力直接影响最终的步态，就像未受损的步行一样，提供真实的步行练习[18]。虽然临床效果尚未确定，这个设备已经在初步研究显示出不错的效果，既可以降低以体重支撑的步态训练中对治疗师体力的需求，也可为脊髓损伤个人提供现实的加强练习[18]。

局限性

机器人步态训练设备有望提供一致的、可量化的治疗，同时减少对多名治疗师的需求，减轻这些治疗师的身体负担。然而，利用这些设备优化不完全脊髓损伤个体运动恢复的合理训练策略尚未建立。临床接受这些工具的进一步障碍包括潜在的高成本和大尺寸、技术复杂性和安全问题，所有这些都限制了机器人在临床环境中的应用，并妨碍了它们在家里的使用。并且，它们的大小和成本意味着严谨的随机对照试验很难实施，所以全面验证它们的治疗价值至今尚未完全完成。

可穿戴机器人设备

近年来，可穿戴机器人或外骨骼设备被用于恢复完全或不完全脊髓损伤患者下肢功能受损。与基于跑步机的治疗不同，这些设备除了提供治疗应用之外，还提供了地面移动的可能性。这些设备中有许多是为治疗目的而设计的，尽管有些现在为家庭和社区使用提供移动辅助。目前，市面上有4种设备可用于治疗，1种用于个人移动。然而，15~20种不同类型的外骨骼将在未来2~5年进入市场。这些设备在某些结构框架上有所不同，但它们都通过下肢支撑、检测用户所需动作的传感器和操作设备的电机或驱动器为行走提供稳定性。同时针对治疗和移动性应用的研究是有限的，需要长期调查。

ReWalk

"ReWalk" ™（"重新行走"机器人，Inc., Marlboro, MA, and Yokneam Illit, Israel）是一个下肢外骨骼与双边髋关节和膝关节致动器马达，由可充电电池供电，协助脊髓损伤患者直立、走路和攀爬下坡道及楼梯（图13.3）。楼梯的功能没有得到FDA的批准，所以目前只能在研究环境中使用楼梯。对于所有

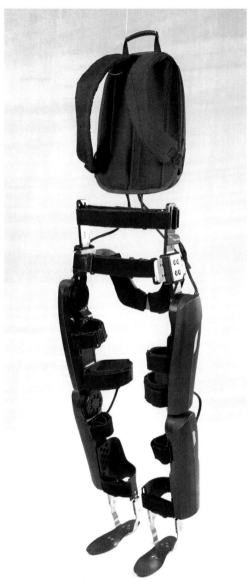

图 13.3 ReWalk 是下肢外骨骼，设计来协助由于脊髓损伤导致下肢无力的患者进行站立、行走和上下楼梯

其他功能，该设备具有 FDA 授权许可，应用于 T7~L5 水平脊髓损伤的患者（由于摔倒的风险，训练有素的护理人员必须一直陪伴用户）。该装置也被批准用于 T4~L5 水平损伤患者的临床治疗。这款设备是目前美国食品和药品管理局

（FDA）批准的唯一一款供个人使用的外骨骼（不过，由于摔倒的风险，必须有一名训练有素的护理人员全程陪伴）。传感器测量上半身倾斜角度、关节角度和地面接触[19]。ReWalk 根据用户的需要进行调整，在躯干、腰部、大腿、膝盖和小腿上绑上尼龙搭扣，将用户固定在设备内；使用者的脚放在踏板上。前臂拐杖确保稳定，并提供额外的舒适和安全，并帮助用户感觉地面。用户背着一个装有控制系统和电池的背包，额外的填充物可以用来提高舒适度，减少皮肤受伤的风险。

佩戴在手腕上的无线遥控器可以选择不同的坐姿、站立或行走模式，用户可以通过躯干的最小移动来操作 ReWalk，从而改变重心。要启动行走模式的第一步，用户必须将躯干向前倾斜，直到位于外侧躯干支架上的倾斜传感器检测到矢状面上 8° 的变化。此事件启动预设的髋关节和膝关节移位，导致腿部摆动。然后，用户返回躯干到一个直立的位置，以完成摆动阶段，并确保脚趾间隙。膝关节和髋关节的关节角位移可以通过外部计算机进行调整，以优化行走特性或实现一种训练模式。倾斜传感器可以在手动模式下绕过，手动模式可用于坐立转换[19]。

ReWalk 有 2 个版本："ReWalk 康复"设计用于治疗目的，而"ReWalk 个人"设计用于家庭和社区的活动。在经过培训的护理人员的陪同下，因 T7~L5 水平脊髓损伤导致下肢瘫痪的患者可以在家庭和社区环境中使用该设备；T4~T6 水平病变的患者仅限于康复治疗[20]。用户必须有足够的双上肢力量、躯干控制和

下肢长度，必须有足够的下肢运动范围，以便移动。他们必须能忍受直立行走而不受自主神经的不良影响，并且有足够的骨密度。

在一项研究中，在重新行走训练后，12 名胸段脊髓运动完全损伤的非行走患者能够在不需要额外帮助的情况下连续行走至少 50~100 米，并以 0.03~0.45 米 / 秒的速度行走至少 5~10 分钟[19]。本装置使用安全，无严重不良反应。在其他方面的有益影响包括改善肠道和膀胱功能、减少痉挛、改善疼痛水平。

Ekso

Ekso ™（Ekso Bionics, Berkeley, CA）是一个以下肢外骨骼适用作为脊髓损伤后下肢极端虚弱（其他导致类似结果的神经损伤）的患者的步态训练工具（C7 或以下运动完全瘫痪；不完全脊髓损伤伴功能性双上肢力量或单上肢和单下肢力量下降）。FDA 已经批准在脊髓损伤和卒中患者的临床环境中使用 Ekso。Ekso 的一个独特功能是可变辅助程序，它允许治疗师根据用户的能力调整设备在髋关节和膝关节提供的辅助量。Ekso 重 25 千克，由上下两段腿组成，可根据用户的需要进行调整，即将用户的关节与 Ekso 关节对齐。这些肢体部分连接到一个刚性的躯干结构，这也包括电脑和电池。4 个马达在矢状面驱动髋关节和膝关节[21]。治疗师可以控制设备，调整设置以满足用户不断变化的需求。

Ekso 有 3 种功能：坐—站、走、站—坐，还有 3 种走路模式：① FirstStep，由训练有素的治疗师控制设备；② ProStep，

用户向前移动臀部，向外侧移动，完成下一步动作，Ekso 识别用户处于正确的位置并采取步骤；③ ProStep Plus，该装置不仅由重心移动触发，还由前腿运动触发。虽然 Ekso 提供外部稳定，但患者在使用适当的辅助装置行走之前，必须练习静态和动态平衡的活动，以确保他们能保持平衡。通过使用 Ekso，一些脊髓损伤患者显示出行走速度和平衡能力的改善，尽管还需要进行更大规模的临床试验。在一项前瞻性的试点研究中，Kolakowsky– Hayner 等[22]评估了使用 Ekso 帮助脊髓损伤（完全性 T1 水平或以下）患者行走的可行性和安全性，并发现该设备在一个训练有素的专业人员的控制环境中使用是安全的。

Indego

Indego®（Parker Hannifin Corp., Macedonia, OH）是一个下肢外骨骼设备，使脊髓损伤后下肢无力的患者站立、行走和执行站—坐、坐—站过渡（图 13.4）。FDA 已批准 Indego 用于 T7~L5 水平脊髓损伤患者的个人使用，以及 T4~L5 水平损伤患者的康复使用。该设备重 12 千克，设计用于前臂拐杖或其他有助于稳定的设备。Indego 包含 5 个模块组件，右、左上肢和下肢部分、3 个不同尺寸的臀部段。由于这种模块化设计，该设备可以在患者坐着的时候进行组装。可充电锂离子电池和电子器件封装在髋关节段，而上肢段包含驱动单元和电子器件。小腿段包含踝关节矫形器，连接到膝盖的小腿上部。无线控制器使治疗师能够控制设备，并捕获和导出数据。

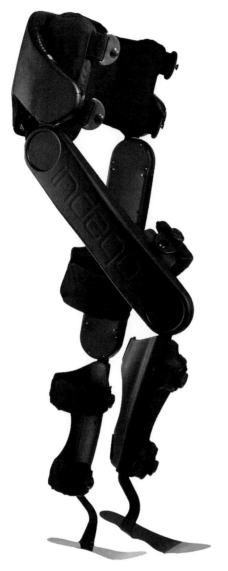

图 13.4 Indego 下肢外骨骼设计使因 SCI 导致下肢无力或瘫痪的患者实现站立、坐和行走及其中的过渡状态

除了待机（暂停）模式和"Go!"模式，使用户能够在模式之间进行转换。所有的动作都是由使用者体重的变化和身体位置的变化来控制的。本设备适用于脊髓损伤等级为 C5 或以下的完整或不完整用户。用户的肩、髋、膝、踝关节必须有足够的被动活动范围，以及足够的上肢力量保证安全使用拐杖支持系统。在试点研究的 16 例脊髓损伤患者中（损伤水平从不完全 L1 水平到完全 C5 水平），所有参与者都能够在 Indego 进行 5 次 1.5 小时训练之后在室内和户外行走[23]。行走速度和距离表明 Indego 可以使脊髓损伤个体有限恢复行走。

REX

REX（Rex Bionics Ltd., Auckland, New Zealand）是为行动障碍患者设计的，包括 C4~C5 水平的完全脊髓损伤。REX Personal（REX P）是为家庭使用而设计的[24]。与其他外骨骼不同，REX 具有自我平衡能力，不需要行走架或拐杖，这可能会减少对肩关节的不利影响。该设备由用户用操纵杆控制。虽然 REX 有 5 个驱动的自由度，可以让使用者坐、站、转，但它是一个相对较大、较重的外骨骼，可能无法以目前的形式进行足够的自主肢体运动。

HAL

HAL®（混合辅助肢体；Cyberdyne Inc., Tsukuba, Japan）是一种全身外骨骼，最初是为帮助老年人和残疾人行走、爬楼梯和举起物体而开发的。HAL 包括用于背部上下单元的动力单元和角度传感器，以及嵌入该设备的生物电信号传感器，该传感器检测用户皮肤表面的肌电信号，以预测用户的预期动作[25]。HAL 结合了一个基于 EMG 的控制系统和一个机器人自主控制器，该控制器可以产生步态模式来控制该设备，该设备可以帮助行走和坐立转换[26]。

Exo-H2

Exo-H2（Technaid S.L. Madrid, Spain）是一种有着开放控制架构的下肢机器人外骨骼，使用户可以修改和调整控制参数，以优化用户的系统。迄今为止，它主要用于研究环境。

局限性

这些新的外骨骼是一项重要的创新，为许多行动障碍的人创造了希望，比如SCI患者和其他情况的一些患者，使他们在家庭和社区回到站立和行走状态，从而实现更大程度的独立。然而，到目前为止，只有有限的证据表明它们是一种安全的康复疗法（训练有素的治疗师或护理人员必须不断监控用户）。这可能是因为所达到的步态是相当停顿和间歇性的，严重依赖于辅助装置的安全放置，限制了运动的连续性以及运动的总步长。因此，机器人步态训练器，甚至是用于治疗目的的人工步态训练，不太可能为跑步机训练提供一种具有竞争力的替代方案，至少在短期内是这样的。然而，外骨骼中更直观的控制器可以实现连续的踏步和其他活动，比如爬楼梯或坡道，或者进行动态稳定和平衡的训练，这可能会增加这些设备作为治疗工具的潜力。此外，其他的训练策略结合外骨骼训练，如功能性电刺激或脊髓刺激也在评估中。

■ 上肢机器训练器

这些设备用于卒中后手臂的康复运动，而卒中是上肢运动障碍的主要病因。此外，大多数针对卒中幸存者及健康受试者的研究已经完成，还有一部分基于其他人群上肢功能受损的研究，如多发性硬化、格林—巴利综合征和SCI。

InMotion ARM Robot

InMotion ARM ™ Robot（Interactive Motion Technologies, Watertown, MA）是MIT-Manus的临床版本，这是一种具有2个自由度的阻抗控制机器人，它使用智能交互技术提供强化治疗，不断适应和挑战每一位患者。患者坐在一张桌子旁，将他/她的下肢和手腕放入机器人手臂上的支架中。一个视频屏幕提示患者进行手臂锻炼，如果患者不能移动手臂，设备就会移动它。如果患者能够移动手臂，机器人会提供可调节的指导和帮助，以促进这种移动，提供很少的阻力或没有阻力，使力量弱的用户能够移动设备。这是最起码的功能。在一项针对卒中幸存者的临床试验中，除了常规治疗外，他们还接受了1小时的MIT-Manus训练，运动增加的测量值是接受"假"机器人治疗的患者的2倍（机器人被固定在患者身上，但不协助移动）。这些改善持续了3年[27]。虽然SCI的研究有限，但在这项研究前，对9名C4~C6水平的不完全脊髓损伤患者进行了一项初步研究，这些患者持续了2年或更长时间。患者在InMotion ARM机器人上接受为期6周的18个疗程的治疗，其中一只手臂接受训练，另一只手臂也接受同样的训练。2名患者的样本显示Fugl-Meyer评分的变化超过10%，运动能力量表的变化超过20%，尽管两侧手臂分别接受了训练，但都获得了类似的效果。

Armeo 弹簧

Armeo® 弹 簧（Hocoma Inc., Norwell, MA, and Volketswil, Switzerland）源自特拉华州杜邦公司，是一个开发用于儿童肌肉萎缩症的被动手臂支持系统（图13.5）。它是由加州大学欧文分校（UCI）和芝加哥康复研究所（RIC）的 David Reinkensmeyer 博士重新设计的，以供成人使用。正如现在所称谓的，Armeo 弹簧是一种被动弹簧。手臂矫正器提供可调节的手臂支持，当用户与电脑游戏互动时，可感知测量手臂的运动和手的抓握（图 13.5）。

像 Armeo 这样的被动设备可能比机器人驱动的设备成本更低，带来的安全问题也更少，因此可以半独立使用。此外，该装置不提供任何辅助性运动；因此，能潜在地有助于使用者增强手臂运动。

该臂架使具有中重度运动障碍的用户能够实现一个较大范围的手臂运动限度，使他们能够开始以有意义的方式使用自己的手。即使是手臂的微小运动，也可以通过电子运动和握力传感器检测到，并可用于控制电脑游戏，为用户和临床医生提供定量反馈。Armeo 可以让用户在三维空间中使用。一个广泛的类游戏软件库，可以使用户在虚拟现实环境中进行练习，显示功能任务，并提供即时的执行反馈。练习的目标是手臂的远端和近端运动，包括抓握和放松、前旋和后旋与收回功能。练习的目的是评估运动能力和协调性，传感器记录手臂和关节的运动，从而记录进展和设定临床目标。

虽然该装置尚未在 SCI 中得到正式评估，但一项使用 T-WREX 的试点研究改善了中度至重度偏瘫严重卒中个体的手臂运动能力[28]。其他针对脑卒中患者的研究进一步证明，与传统的这些进展相比，T-WREX 与使用驱动机器人设备获得的进展类似。然而，使用者更喜欢 T-WREX 传统治疗，可能会增加依从性。

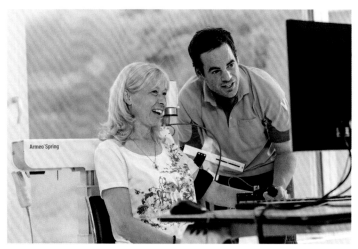

图 13.5 Armeo® 是一种被动手臂矫形器，调节臂提供支撑。它通过感知手臂的移动和抓握来帮助用户与电脑互动，如进行游戏

此外，在一项为期 8 周的训练计划中，在常规治疗结束时，用 Armeo 弹簧补充治疗了 10 例严重的多功能损伤患者，并且在 2 个月的随访中他们的功能进一步得到了改善，这表明在治疗后参与者更多地练习使用了他们的手臂[29]。

局限性

作为一种治疗手段，上肢外骨骼能使患者进行更深入的练习，并引起他们的兴趣。它们可以被编程以突出康复训练的某些方面，并且似乎是物理或职业治疗小组治疗工具箱中有用的补充。在神经可塑性方面，由于缺乏连贯的治疗框架，它们的使用受到限制。

■ 可穿戴式传感器

针对 SCI 患者，评价先进康复技术的有效性要求可靠的结果测量，以准确评估能力的变化。传统测量结果可能评估了物理能力，如步数或步态速度，而一个先进的机器人技术要求连续性高分辨率地监控行走练习或步态速度，评估康复和恢复能力及非常重要的其他方面，包括生理和心理上的变化[30]，这对健康和生活质量的提高至关重要。现在有各种新的传感器可用来监测社区内的步行或活动。常见的设备包括 Fitbit、Jawbone、Nike+ FuelBand 等腕表传感器，以及三星（Samsung）、豪雅表（TAG HEUER）和苹果（Apple）等公司的智能手表。这些商业传感器的监测能力目前受到限制，因为它们只能敏感地监测健康人，而 SCI 患者的监测能力被低估或高估了。然而，基于传感器的研究在 SCI 群体中得到了

广泛的测试。2 个这样的传感器已经在 SCI 人群中进行了测试。

StepWatch 活动监视器

StepWatch 活 动 监 视 器（SAM）（Modus Health LLC, Washington DC），是一种可穿戴式步伐计数器，它使用加速度—基础算法评估步数和提供一个准确的或近似准确的缓慢行走速度，当有了 2 天的监测数据就可以明确是日常活动还是运动活动[31]。

ActiGraph wGT3X–BT 设备

ActiGraph wGT3X-BT 设 备（ActiGraph LLC, Pensacola, FL）使用加速度测量技术监控活动（从睡眠到移动）使用经过验证的算法解释该活动的软件（图 13.6）。它还使用陀螺仪来测量非

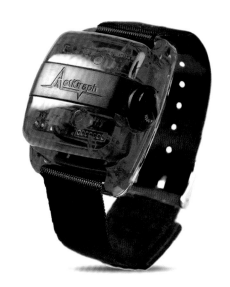

图 13.6 ActiGraph wGT3X BT 设备使用加速度计技术来监测活动，并使用验证算法来分析活动。它已被用来监测脊髓损伤者的体力活动和能量消耗

移动的活动或监测跌倒；一种测量社交互动的接近度计，还有一个倾斜仪，用来测定使用者是坐着、站着还是躺着。ActiGraph wGT3X-BT 还可以通过一个额外的心率监视器提供心率监测。它可以提供平均代谢率、能量消耗、体力活动强度和久坐行为的估测。它还可以评估睡眠质量和数量。ActiGraph 可以通过蓝牙®技术和云数据存储提供实时访问数据。利用 Acti-Graph 可以对 SCI 轮椅使用者的体力活动[32]和能量消耗[33]进行监测。

局限性

在对脊髓损伤等神经功能障碍患者的临床结果参数的监测中，如定量、连续和敏感指标，我们引入了轻型传感器。先进技术的使用使得研究人员能够进行干预，然后继续监控，以达到治疗和移动的目的。当患者没有达到他们的目标结果时，临床医生就可以几乎实时地处理这些问题，从而能够更好地修改这些先进技术的硬件或控制器，以适应个别患者的需要。目前所遇到的主要障碍是这些设备产生了大量的数据供临床医生检查、合成和理解，这是一个负担。目前对大多数临床医生来说，利用宝贵的治疗时间来回顾这些传感器提供的大量结果数据是不切实际的。因此，我们需要的是一种方法，将传感器数据合成为一种方便而紧凑的数字形式，这种形式可以被视为与当前的临床测量方法等效。

■ 结论

以治疗和行动为目标的先进技术正在迅速发展。一些为脊髓损伤患者设计的新兴康复技术包括基于跑步机的机器人训练器、可穿戴机器人设备（包括外骨骼）、上肢机器人训练器，以及帮助建立定量临床结果参数的轻型传感器。这些装置可以减少治疗师在训练期间的体能需求，并可与其他先进的训练策略一起使用，以增强神经的改善，但验证这些装置的康复治疗方案尚未开发。对于目前的一些设备，高成本、大尺寸和安全问题可能需要进行前期研究，以评估这些设备在更大规模研究中的长期潜力，为这些设备的尺寸和成本制订标准化的治疗方案。

■ 小结

创伤性 SCI 会严重影响患者的生活质量和独立生活的能力。然而，随着近几十年来针对 SCI 患者的急救和康复方案的改进，也出现了一些先进的工程师和机器人技术来帮助和改善治疗师的治疗。这些技术旨在提高上肢的力量和功能。以跑步机为基础的机器人设备和外骨骼为个人练习平衡和行走提供可能，以及执行其他的一些功能活动。虽然这些设备可以减少治疗过程中对多名治疗师的需求，但机器人训练器和外骨骼中优化康复的训练方案尚未明确，而且它们的高成本可能会影响临床之外的使用。穿戴者在使用不系带的上肢外骨骼设备时，它的安全性为患者在训练中进行更广泛的练习提供了可能性，但由于缺乏连贯的治疗框架，其使用受到限制。最后，耐磨性传感器也正在开发中，以帮助研究人员建立定量的临床治疗效果参数，应用于一些神经系统疾病患者，如脊髓损伤。所有这些装置都能延长 SCI 患者的寿命，并提高其恢复能力。然而，由于一些限制，可能需要几年的研究才能实现这些技术的全部功能。

要点

- 一些新兴技术，如机器人训练器和外骨骼，有可能提高创伤性脊髓损伤患者的康复和生活质量。
- 机器人步态训练设备可以为不完全性 SCI 患者减少同期治疗对多名治疗师的需求。
- 下肢外骨骼有潜力帮助脊髓损伤或其他疾病患者通过地面运动训练来保持神经肌肉健康，并使他们能够在家中或社区中站立和行走。
- 上肢外骨骼可为患者提供广泛的训练练习。
- 可穿戴传感器可帮助研究人员建立定量的临床结果参数，以更准确地评估 SCI 或其他神经肌肉损伤患者能力的变化。

难点

- 机器人运动设备和外骨骼的优化运动康复训练的具体方案尚未建立。
- 迄今为止，很有限的研究能够证实外骨骼可以足够安全地应用于社区。
- 上肢训练器有效性的研究也没有很好地开展。
- 许多下肢器械又大又重，而且价格昂贵，这可能使它们无法在临床之外使用。

- 当前可穿戴传感器产生大量的数据，需要临床医师在如此大规模的矿井似的信息上花费大量时间，这可能是不切实际的。

■ 参考文献

5 篇"必读"文献

1. Anderson KD. Targeting recovery: priorities of the spinal cord-injured population. J Neurotrauma 2004;21:1371–1383

2. Courtine G, Gerasimenko Y, van den Brand R, et al. Transformation of nonfunctional spinal circuits into functional states after the loss of brain input. Nat Neurosci 2009;12:1333–1342

3. Behrman AL, Lawless-Dixon AR, Davis SB, et al. Locomotor training progression and outcomes after incomplete spinal cord injury. Phys Ther 2005;85: 1356–1371

4. History of Hocoma. 2015. http://www.hocoma.com/ en/about-us/company/history/. Accessed July 29, 2015

5. Wirz M, Zemon DH, Rupp R, et al. Effectiveness of automated locomotor training in patients with chronic incomplete spinal cord injury: a multicenter trial. Arch Phys Med Rehabil 2005;86:672–680

6. Hornby TG, Zemon DH, Campbell D. Robotic-assisted, body-weight-supported treadmill training in individuals following motor incomplete spinal cord injury. Phys Ther 2005;85:52–66

7. Shin JC, Kim JY, Park HK, Kim NY. Effect of robotic-assisted gait training in patients with incomplete spinal cord injury. Ann Rehabil Med 2014;38:719– 725

8. Hidler J, Brennan D, Black I, Nichols D, Brady K, Nef T. ZeroG: overground gait and balance training system. J Rehabil Res Dev 2011;48:287–298

9. Fenuta AM, Hicks AL. Muscle activation during body weight-supported locomotion while using the ZeroG. J Rehabil Res Dev 2014;51:51–58

10. Fenuta AM, Hicks AL. Metabolic demand and muscle activation during different forms of bodyweight supported locomotion in men with incomplete SCI. Biomed Res Int 2014;2014:632765

11. Hesse S, Uhlenbrock D. A mechanized gait trainer for restoration of gait. J Rehabil Res Dev 2000;37:701–708

12. Pohl M, Werner C, Holzgraefe M, et al. Repetitive locomotor training and physio-therapy improve walking and basic activities of daily living after stroke: a single-blind, randomized multicentre trial (DEutsche GAngtrainerStudie, DEGAS). Clin Rehabil 2007;21: 17–27

13. Smania N, Bonetti P, Gandolfi M, et al. Improved gait after repetitive locomotor training in children with cerebral palsy. Am J Phys Med Rehabil 2011;90:137–149

14. Hesse S, Werner C, Bardeleben A. Electromechanical gait training with functional electrical stimulation: case studies in spinal cord injury. Spinal Cord 2004; 42:346–352

15. Veneman JF, Kruidhof R, Hekman EE, Ekkelenkamp R, Van Asseldonk EH, van der Kooij H. Design and evaluation of the LOPES exoskeleton robot for interactive gait rehabilitation. IEEE Trans Neural Syst Rehabil Eng 2007;15:379–386

16. van Asseldonk E, Koopman B, Buurke JH, Simons C, van der Kooij H. Selective and adaptive robotic support of foot clearance for training stroke survivors with stiff knee gait. 2009 IEEE 11th International Conference on Rehabilitation Robotics. Kyoto International Conference Center, Japan, June 23–26, 2009: 602–607

17. Fleerkotte BM, Koopman B, Buurke JH, van Asseldonk EH, van der Kooij H, Rietman JS. The effect of impedance- controlled robotic

gait training on walking ability and quality in individuals with chronic incomplete spinal cord injury: an explorative study. J Neuroeng Rehabil 2014;11:26

18. Aoyagi D, Ichinose WE, Harkema SJ, Reinkensmeyer DJ, Bobrow JE. A robot and control algorithm that can synchronously assist in naturalistic motion during body-weight-supported gait training following neurologic injury. IEEE Trans Neural Syst Rehabil Eng 2007;15:387–400

19. Esquenazi A, Talaty M, Packel A, Saulino M. The ReWalk powered exoskeleton to restore ambulatory function to individuals with thoracic-level motorcomplete spinal cord injury. Am J Phys Med Rehabil 2012;91:911–921

20. FDA Allows Marketing of First Wearable Motorized Device that Helps People with Certain Spinal Cord Injuries to Walk [press release]. fda.gov, 2014. http:// www.fda.gov/NewsEvents/Newsroom/PressAn nouncements/ucm402970.htm

21. Kressler J, Thomas CK, Field-Fote EC, et al. Understanding therapeutic benefits of overground bionic ambulation: exploratory case series in persons with chronic, complete spinal cord injury. Arch Phys Med Rehabil 2014;95:1878–1887.e4

22. Kolakowsky-Hayner S, Crew J, Moran S, Shah A. Safety and feasibility of using the Ekso Bionic Exoskeleton to aid ambulation after spinal cord injury. J Spine. 2013 doi. org/10.4172/2165-7939.S4-003

23. Hartigan C, Kandilakis C, Dalley S, et al. Mobility outcomes following five training sessions with a powered exoskeleton. Top Spinal Cord Inj Rehabil 2015; 21:93–99

24. REX Bionics—Our Products. 2015. http://www. rex bionics.com/products/. Accessed May 28, 2015

25. Bogue R. Exoskeletons and robotic prosthetics: a review of recent developments. Industrial

robot. Ind Robot 2009;36:421–427

26. Kawamoto H, Taal S, Niniss H, et al. Voluntary motion support control of Robot Suit HAL triggered by bioelectrical signal for hemiplegia. Conference proceedings: Annual International Conference of the IEEE Engineering in Medicine and Biology Society. 2010: 462–466

27. Volpe BT, Krebs HI, Hogan N, Edelsteinn L, Diels CM, Aisen ML. Robot training enhanced motor outcome in patients with stroke maintained over 3 years. Neurology 1999;53:1874–1876

28. Sanchez RJ, Liu J, Rao S, et al. Automating arm movement training following severe stroke: functional exercises with quantitative feedback in a gravity-reduced environment. IEEE Trans Neural Syst Rehabil Eng 2006;14:378–389

29. Gijbels D, Lamers I, Kerkhofs L, Alders G, Knippenberg E, Feys P. The Armeo Spring as training tool to improve upper limb functionality in multiple sclerosis: a pilot study. J Neuroeng Rehabil 2011; 8:5

30. Bowden MG, Hannold EM, Nair PM, Fuller LB, Behrman AL. Beyond gait speed: a case report of a multidimensional approach to locomotor rehabilitation outcomes in incomplete spinal cord injury. J Neurol Phys Ther 2008;32:129–138

31. Ishikawa S, Stevens SL, Kang M, Morgan DW. Reliability of daily step activity monitoring in adults with incomplete spinal cord injury. J Rehabil Res Dev 2011;48:1187–1194

32. Warms CA, Belza BL. Actigraphy as a measure of physical activity for wheelchair users with spinal cord injury. Nurs Res 2004;53:136–143

33. García-Massó X, Serra-Añó P, García-Raffi LM, Sánchez- Pérez EA, López-Pascual J, Gonzalez LM. Validation of the use of Actigraph GT3X accelerometers to estimate energy expenditure in full time manual wheelchair users with spinal cord injury. Spinal Cord 2013;51:898– 903

14

改善脊髓损伤后功能的脑机接口

原著　Rüdiger Rupp
翻译　陈孚玉　董　军

■ 概述

据统计，欧美地区大约有 30 万脊髓损伤患者，并且每年有约 1.1 万新发患者。其中，约 55% 的脊髓损伤患者由于颈脊髓损伤而伴有四肢瘫；28% 的脊髓损伤患者在从急症护理到康复的过程中会伴有 C4 或 C5 神经损伤平面[1]，在这组患者中，至少还保留部分直接操作的功能。大约 8% 的患者有 C4 腹侧神经功能，导致整个上肢运动功能的严重损害，包括肩、肘及手的运动。在各种有关四肢瘫痪人群中的问卷调查中，尽管已获得较高的用户满意度，但仍必要有用来帮助解决操作、运动、交流、电子娱乐以及环境控制的更好的辅助技术[2, 3]。不能想象没有计算机辅助的现代生活会是什么样。对于伴有严重运动障碍的人群来说，网络及社交媒体平台的应用，更显得意义重大。因为虚拟世界能够使他们像健全人一样生活。依靠受损用户的残存功能，手或者颏部的操作杆、鼓吸控制、声音控制抑或眼球追踪系统都可作为用户操控其辅助设备的接口。对于脊髓损伤平面很高的患者，仅有极少的电子应用接口可利用，而那些极少数的可被利用的接口在通过延长时间后并不能足够增强表达水平。因此，在近 10 年来，对于那些应用传统输出设备仅能获取中等水平控制或者身体容易疲惫的残障用户，脑机接口（BCI）已成为一种很好的选择。

■ 非侵袭性脑机接口

脑机接口（BCI）是在人脑及辅助设备间提供直接联系的技术系统[4]。这些系统能探测到在脑电生理学活动中的思维调整的变化并把这些变化转变成调控信号。一个脑机接口系统由 5 个连续部分组成：①信号采集；②特征抽取；③特征翻译；④等级输出，连接到一个输出设备；⑤用户反馈，由输出设备提供。尽管所有 BCI 的实施都基于相同的基本组成结构，但在有关其侵袭性程度、硬软件的复杂性、操作的基本模式（基于线索模式，同步模式对非同步模式）及基本的生理学机制上有着本质上的区别[5]。基于用户应用程序申请的简易化，非侵袭性脑机接口是用户应用程序的不二选择。建立一项脑机接口，尽管可通过各种各样的方法来获取数据，比如功能性磁共振成像（fMRI）、近红外光谱学（NIRS）和脑磁图（MEG），但大多数的非侵袭性系统都是依靠在头皮上贴电极片来记录脑信号（脑电图，EEG）。大多数情况下，基于脑电图的BCI系统都可通过相对小且便宜的设备就可以工作，因此用户每天在家中就可能应用。

各种各样的EEG信号已经用于测量大脑活动，包括事件相关电位（ERP）、稳态视觉诱发电位（SSVEP）、感觉运动节律（SMR）。基于脑电图的BCI系统可分为内在的（亦称异步的）及外在的（亦称同步的）；异步脑机接口依赖于用户自愿调控其电生理学活动，就像是在特定频段中的脑电图振幅。在异步脑机接口中，控制信号的节点并不是预先系统设置的，但用户可以在任何时机自由控制。这些系统通常需要反复大量的训练。脑机接口的这一类的样本是基于SMR探测系统。同步脑机接口依赖于外部刺激诱发的电生理学活动，并不需要高强度的训练。最常见的同步脑机接口是基于P300的事件相关电位。尽管像稳态视觉诱发电位（SSVEP）这一类基于稳态诱发电位的系统，兼顾了异步及同步处理组件，但线索的引入仍提高了其精度。依据用于操作的脑信号，在有

关电极、训练时间、精度、典型信息传输速率的最低限度及典型的应用数据方面，不同的BCI差别很大（表14.1）。现阶段像操纵杆、鼠标或者键盘等人工输入设备的效果要显著高于所有的非侵袭性脑机接口。因此，对于无法操作输入设备抑或不能长时间应用输入设备的终端用户，BCI仅是一种选择方式。

基于事件相关电位的脑机接口

基于事件相关电位（ERP）的脑机接口是利用在诱发及处理特定事件过程中的特定神经活动事件。这些系统通过一个在经常性的非靶刺激事件中一种罕见的靶刺激事件（不寻常事件）表达的刺激序列来实施。这类脑机接口通常采用一种ERP组件作为输出信号，如P300。P300是在罕见的脑电信号出现200~500毫秒后出现的正偏差，它是在罕见的视觉、听觉抑或体感刺激后的一种表现，也是一种可靠地、易于察觉的事件相关电位。

通过聚焦罕见的靶刺激，例如通过对其发生情况进行心理计数，P300振幅会有所增加，从而提高了其检测及分类能力[6]。因此，对于一个保留有凝视功能的脊髓损伤患者，最好是选择视觉而

表14.1　最常用的基于脑电图的脑机接口技术

BCI	所需电极数量	所需训练时间	90%~100%（低于80%）准确度	每分钟操作量
SMR	4（10）+1参照+1接地	数周到数月	6%（81%）	4 bits
P300	3（9）+1参照+1接地	数分钟，小于1小时	73%（11%）	10 bits
SSVEP	6+1参照+1接地	数分钟，小于1小时	87%（4%）	12 bits

不是听觉刺激序列。基于 P300 的可视化脑机接口与其他基于 ERP 的脑机接口相比,在信息转换率及精确度方面,前者要显著高于后者,并且前者显著降低了感知工作量。

与基于 SRM 的脑机接口相比,基于 P300 的脑机接口的最大优势在于,99% 的人群在操作中几乎不需要培训。

■ 基于稳态诱发电位的脑机接口

稳态诱发电位(SSEP)是一种被快速重复的(通常每秒重复刺激 >6 次)视觉、听觉或者感觉刺激引发的稳定震荡。基于 SSVEP 的脑机接口是基于 SSEP 的脑机接口最常见的类型,在它的屏幕上,受试者可以看见不同频率目标的闪烁。聚焦于预期刺激得出在相应频段加强的 SSVEP 应答,该过程可以被探测、分类并被翻译为可控命令。基于 SSVEP 的脑机接口有以下优势:高信息转换率,仅需有限的训练以及几乎适用所有类型患者。SSVEP-BCI 更适合于脊髓损伤但伴有视觉功能的人群,因为它的信息转换率要比基于听觉静态响应系统的信息转换率高 10 倍。

■ 基于感觉运动节律的脑机接口

这是一种基于脑电图并由 SMR 调控的 BCI 类型。这些节律是脑电图中发生在 α(8~12 Hz)和 / 或 β(18~26 Hz)频率的震荡,并且在头皮上通过初级感觉运动区域能够被记录到。在"空载"状态下(事件相关同步 ERD)尽管脑电信号的微节律更加明显,但在实际运动及

类似于运动想象(MI)过程中其振幅有显著降低(事件相关去同步)。已有研究证明,健全人可通过不断演练简单运动的运动想象来学习调控 SMR 振幅(如手 / 足运动)[7]。该过程的发生是一种闭合环路,意味着该系统能够识别通过运动想象诱发的 SMR 振幅变化,并且这些改变能够随时反馈给用户。通常来说,这种神经反馈程序联合人机相互调整方式增强了 BCI 用户的能力,他们可以通过数周的训练就能控制他们的 SMR 运动,并且能通过这些调整以一种同步的自我调节进度的方式来控制输出设备。通过 SMR-BCI,用户可获取更加精密的控制水平(例如三维光标控制)[8]。

尽管大量的用户可操作基于 P300 标记及 SSVEP 的 BCI,但却不能操作 SMR-BCI。在基于 SMR 的 BCI 方式中,高达 1/3 的非侵袭性运动受损的参与者不能够探测到不同任务相关的 EEG 模式。因此,这些受试者很难申请到受控的 BCI,或者至少需要大量的训练后达到足够的操作水平才能申请到该脑机接口。这种不容易控制 BCI(或称作低效率的 BCI)的原因尚未明确。过去大多数通过训练 SMR-BCI 以增强性能的实验是以能力健全的人为受试对象,但尚不明确这些实验结果中有多少适用于脊髓损伤人群。

仅有一项研究,1 例上颈髓损伤的患者通过受控的 BCI 行上肢神经康复训练,时间超过 6 个月后仍没有明显的训练效果。甚至经过 415 次运动想象 BCI,该受试者的平均效率并没有提高的趋势,但是日常差异大小保持在约 70%[9]。这

种混合因素阻碍了 SMR-BCI 的成功应用[10]。

对于典型的两级 SMR-BCI，使用不同的 MI 范式，例如一只手∶双脚或者左手∶右手，采用基于开关（"脑开关"）的样式，引入阈值，或是利用通过直接连接分类器输出到输出设备，以模拟的方式使用。在 BCI 的实际应用中尤其是基于 SMR 的 BCI 应用中经常忽略非意图条件下的检测，即在用户不想发送任何指令的状态时的检测。这种所谓的零级问题通常通过脑开关来解决，脑开关通过定义一种运动想象级别作为休眠级别或者利用长 MI 来暂停或重启系统来实现操作[10]。但是，这种方法并不适用于所有的应用程序，所以说零级问题被认为是 SMR-BCI 在实际应用中最主要的限制因素。

混合 BCI

混合 BCI（hBCI）理念的提出是非侵袭性 BCI 一项创新性研究成果[11]。一个 hBCI 由多种 BCI 组合或 BCI 连接其他输入设备组成。这些输入设备可能基于生物信号的登记而不是脑信号，如肌电活动。混合 BCI 有助于克服单一 BCI 系统固有的局限性，如假阳性、无意识的检测或者零级问题。其实，第二个输出信号能够有效表示"空载"状态或者用来引入一种依据实际情况的改正机制。使用这种方法，用户可以通过融合不同的输入信号或简单地选择其中之一生成单个命令信号。在后一种情况下，输入信号不能是静态的，但可以是基于实际

情况的动态路径。在信号融合的情况下，每一个输入信号都以专用的权重因子影响整个指令信号，该权重因子也可以进行适时调整。

可通过演示 hBCI 控制下的远程操控机器人来体现该方法的优越性。用户通过对其左右手的运动想象来导航运动机器人的左右运动，并且通过一个简短的肌肉颤动来激活肌电开关以关闭/启动机器人。在基于 2 种 BCI（P300 和 SSVEP）的 hBCI 控制的通信应用程序中，SSVEP 激活用来评估主体是否关注拼写任务。一旦没有 SSVEP 的激活，那么该系统就假定用户没有注意拼写系统，从而不输出任何字符。另一个例子是利用 hBCI 受控系统帮助神经康复，该 hBCI 由一个 SMR-BCI 结合模拟肩部操纵杆组成[9]。利用 SMR-BCI 系统检测一个长的运动想象以便激活/终止神经康复。短的运动想象在肩部和肘部之间切换控制，而肩运动控制着手闭合和肘部弯曲的程度。上述一系列复杂的例子表明，hBCI 理念建立了一个很有价值的扩展的用户界面，并允许更多的用户有效地控制新的辅助技术或简化使用现有的设备。

BCI 在脊髓损伤患者中的应用

大部分有关 BCI 研究获取的成果都是以健全人为研究对象；只有少数（<5%）BCI 研究涉及真正需要 BCI 的受损用户。迄今为止，有关脊髓损伤患者的 BCI 研究仅处于个体化的慢性阶段，最早在发病后 1 年，此时患者在神经功能学、心理学和社会学方面正处于一个平稳状态[12]。

■ 用于计算机访问的 BCI

当前以计算机访问、交流和娱乐为目的的脑机接口大多是基于 ERP，并与 P300 信号共同工作。大量临床研究中是采用 4 种选择应答来作为光标移动以确认瘫痪患者中的基于 P300 的 BCI 的效果。例如"对 / 错 / 通过 / 结束"或者"上 / 下 / 左 / 右"。应用 P300 拼写器，单词可由逐个字母组成，字母以行和列的矩阵方式进行排列（图 14.1）。通过实施一个刺激序列来选择一个字母，此过程中行和列被随机突显，当用户集中在特定的字母（靶字母）时，该靶字母是一个他 / 她希望选择的，并且试图忽略掉在其他行或列中被突显出来的所有其他字母（非靶字母）。每次靶字母被突显，在大脑额顶区就会发现 P300 信号。每当预期的字母在行和列凸显出来时，分类器就可以检测到 P300 信号，这样每个靶字母就被分类器识别并选择出来。在最近的

一项研究中，引进了一个新的范式来增强 P300 的控制，在矩阵显示的上方叠加出一张名人的面孔（爱因斯坦的脸）[13]。通过这种范式，以前无法控制传统 P300 拼写器的患者，现在都能成功地应用这种通信接口。

基于 SMR 的拼写系统是对 P300 拼写器的一种替代，如十六进制拼写模式。在这种模式中，由成组的字母或单一字母填充的六边形被排列在一个中心有个箭头的圆形中。圆可以被一种运动想象来旋转（如右手的动作），并被另一种运动想象来扩展选择（如脚的动作）。

虽然传统的基于 P300 的矩阵拼写是用于通信的最广泛的脑机接口，但现阶段也正通过使用不同的设计和信号形式如 SSVEP 研发建立一种更快、更精确、更令人满意的脑机接口。这样的系统可以使需要依赖呼吸机辅助呼吸的高节段脊髓损伤患者达到基本的沟通活动。

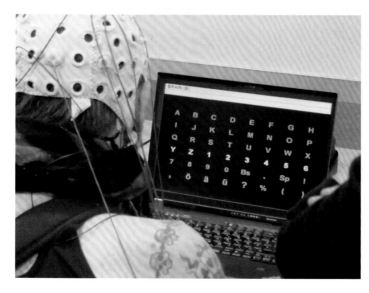

图 14.1　一个四肢瘫痪患者使用基于 P300 的脑机接口（BCI）进行拼写

用于轮椅及环境调控的脑机接口

除了交流和操作，对于运动损伤的患者来说能够移动是另一基本需要。患有严重运动障碍的人依靠通过手或者颈部来操控手动操纵杆来实现对电动轮椅的控制。如果没有足够的剩余运动存在，眼凝视或吮吸—牵引控制元件也可以作为轮椅用户界面。对于吮吸—牵引控制，在一段持续的时间里，终端用户必须能够可靠地产生 2 种不同水平的空气压力 / 真空，以便达到良好的控制水平。由于并不是所有高节段脊髓损伤患者中都适用于这些先决条件，所以 BCI 仅作为一种替代选项。

现如今，所有类型的非侵袭性 BCI 仅能提供有限的指令速率，尚不足以对复杂应用程序实现灵敏控制。因此，在成功应用这些低指令速率控制接口前，包含 BCI、移动设备在内的智能控制方案必须得到实施。理想情况下，用户只需要传达如左、右、前等基本导航命令，轮椅控制器则通过周围传感器获取相关信息来执行这些指令。基于这些解释，轮椅将执行包括避障和转向智能演习。在这种控制方案下，在下达高级别指令的用户和通过更高或更少的自主度来执行低级别交流的系统间实现责任共享。用这种所谓的共享控制原则，研究人员已证实通过非侵袭性 BCI 来实现精神控制复杂运动设备的可行性，尽管其信息传递速度比较缓慢[12]。

令严重瘫痪的患者能够独立控制他们的周围的环境是其另一重要的目标，而 BCI 为实现这一目标起着显著作用。

第一批针对残障用户研究的结果表明，通过异步 P300 BCI 实现环境控制是可行的，但是系统测试同时也表明，相对于以往在年轻、健康用户中观察到的结果，同一患者对于正确分类所需的刺激序列的最小数量有着更高变异率[14]。当然，重点应投入在设计出低精力消耗同时又能实现高精度视觉控制的接口上。

用于控制机器人下肢外骨骼的 BCI

电动下肢外骨骼是一种新兴的技术。它们最近在商业上可供临床和个人使用。虽然不同制造商的设备在技术规格和预期应用领域有很大差异，但它们的共同目标是弥补失去的站立和行走功能。为了在日常生活中成功地使用这些系统，潜在的用户需要满足许多先决条件，如充分的躯干稳定性和最小痉挛 / 关节收缩。但是随着技术的进步，外骨骼和基于 SMR 的 BCI 技术结合起来，能够检测到用户的行走意图，并有望在技术上实现。实施方式表明了这种方法的可行性[15]。

用于控制上肢神经康复的脑机接口

基于功能性电刺激（FES）的神经康复是在错失外科手术的患者永久性限制或丧失功能后，希望得到至少部分恢复的唯一可能途经。在过去的 30 年中，研究人员研发了不同复杂等级的 FES 系统，其中有一些被成功应用于临床。FES 系统发射短电流脉冲诱发生理传出神经动作电位，从而导致手臂瘫痪内在肌的收缩。

基于此，FES 可代偿随意肌控制的丢失。神经康复的最简单形式是基于多个表面电极的应用。在前臂上仅放置 7 个表面电极（分为"key grasp"和"power grasp"2 种 GRASP 模式）即可完成修复[16]。

在过去的 10 年中，已经表明所有当前 FES 设备的用户界面并不是用于自然控制的最优选择。对于高位完全性脊髓损伤和伴有严重残障的患者，并没有保留足够的功能，哪怕是留有以动作的功能形式抑或通过非瘫痪机体部分的肌肉收缩功能形式来完成控制。这已成为为手、手指及肘和肩功能均丧失患者研发神经假体的最大限制因素。

2003 年，一项具有开拓性的研究第一次证实基于表面电极的 MI-BCI 控制的神经康复的可操作性[17]。该个案研究中，在一个患有慢性脊髓损伤并完全丧失手和手指功能的四肢瘫痪患者身上恢复了外侧 GRASP。患者能够通过 GRASP 阶段的预设序列产生运动，该预设序列是 SMR-BCI 检测下的足运动想象，其准确率达到了 100%。

在实验前，通过 MI-BCI 辅助下数周的训练，他达到此水平，通过定期参加继续培训，他维持了近 10 年[18]。

另一个四肢瘫痪的患者经过短期的 BCI 培训后也证实了神经康复的可能性。该患者已经使用徒手系统数年了。经过 3 天的训练后，他能够合适地而又恰到好处地控制植入神经假体的 GRASP 序列来完成操作[19]。

当初，BCI 是被用作传统神经康复控制接口的替代品而不是作为一个扩展。随着混合 FES 矫形器的引入，增加独立控制信号的数量变得更有必要。随着最近 hBCI 框架的实现，使应用一个组合输入信号的 BCI 成为可能。在一项个案研究中，首次提出了结合 MI-BCI 和模拟肩部位置传感器。通过肩的前后运动，用户可以控制肘部屈伸程度或者手张／握的程度。从肩部位置传感器到控制肘部或手模拟信号以及暂停状态通路的路径选择，是由 MI-BCI 提供的数字信号来决定的。通过简单的手的运动想象，用户可进行手与肘部的切换控制，反之亦然。时间更长的激活可刺激关闭暂停状态或者从暂停状态到重启系统。使用此设置，能使一个没有保留肘、手、手指运动功能的高位瘫痪患者能够执行一些日常生活，例如吃椒盐卷饼或在一份文件上签字（图 14.2），相比以前他是不可能做到的[16]。

■ 侵袭性 BCI

尽管非侵袭性 BCI 简单实用，并且成功应用于急性及慢性 SCI 患者，但也呈现出一些问题：尽管时间分辨率通常很好，但是无创性 BCI 的空间分辨率相当差，因为需要从大细胞群总结记录信号。选择性差的原因是，利用非侵袭性 BCI 来直观地同时进行多自由度的控制是不太可能的。由于头骨骨结构的低通过特性，基于脑电图系统的信噪比和瞬时分辨率是有限的。非侵袭性 BCI 由于电极运动和帽运动以及来自肌肉的干扰使其更容易失真，比如在眼球运动期间。大多数 BCI 系统的电极需要接触凝胶，导致相对耗时，并且使用后需要洗头。

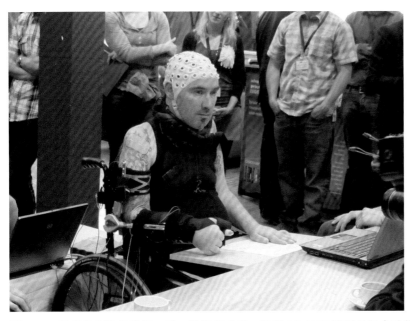

图 14.2　患者完全没有手指、手、肘关节功能，采用 MI–BCI 控制的混合功能电刺激（FES）神经假体来签署文件

侵袭性 BCI 可以克服非侵袭性 BCI 的大多数缺点，它通过植入颅内电极来记录大脑活动。众所周知，许多皮质区对动作的计划及执行有作用，初级运动皮层（M1）参与大部分运动。从硬膜外到颅内的区域均可植入电极，主要取决于电极的工艺。一般来说，侵袭性电极直接放置在大脑皮层上面或者里面，增加了记录电势的多样性，比如高频振荡、局部场电位（LEP）和来自单个或多个神经元尖峰电位。LEP 用于实时控制多维辅助设备，例如机器人臂，是很有前景的，与单一神经元的记录相比，高 γ LFP 记录可能包含更多有关执行或运动想象的信息。

■ 基于皮层脑电图记录的 BCI

最小的侵袭性 BCI 基于皮层脑电图的记录（ECoG）。典型的铂磁盘电极通常由直径 2~3 mm 的嵌入硅元素或聚合物薄片组成。这些薄片放置于硬膜外或硬膜下，但从未进入脑组织，因此仅对神经组织造成很低的损害。基于 ECoG 和微 ECoG 的 BCI，有关局部场电位变化的记录在空间分辨率上远高于非侵袭性 BCI。因为基于脑电图的 BCI，其一旦通过培训被建立后，其对皮质活动模式的调制会变得更加精准和稳定。最近的研究表明，一例 C4 水平的受损脊髓损伤患者在经过约 20 天训练周期后可以完成三维（3 d）光标控制[20]。在这种情况下，按照实验设计 28 天后移除电极网格，很不幸的导致在较长一段时间内无法评估 BCI 性能和大脑信号的稳定。极少数的有关对长期植入 ECoG 电极网格后的研究显示有限的流体交换和刚性电极网格对脑组织产生的机械性刺激导致慢性炎症的发生。未来可能会发展出更薄、多孔的网格来预防感染发生。为了使包括伤口感染、脑膜炎、由于经皮电线导致的骨髓炎等感染风险降至最低，急需一种完全植入式 ECoG 网格的出现，但现在还尚未实现。与手术相关的以及非感染性并发症，像脑脊液漏、神经损伤和硬膜下出血等，是侵袭性 BCI 中普遍存在的一些问题，在植入前需向用户讲明这些风险[3]。

■ 基于皮层内记录的 BCIs

ECoG 记录的空间分辨率仍不能满足对精细动作技能解码图像的需求，如单手指关节的运动。高空间分辨率只能依靠皮层内记录来获取。为此，研发了高密度、多通道电极以便于软脊膜平面或颅内平面植入进大脑皮层，并且通过锥电极或微电极阵列（MEA）来记录单细胞活动。大部分有关皮层内记录的 BCI 研究基于犹他州阵列 MEA，这是由黑石微系统公司开发的。这个阵列包含被放置在一个 4 mm×4 mm 大小的矩形载体里的 100 根针状电极（图 14.3）。电极阵列与经皮连接器插头连接，传输信号到安装在头顶上的放大器。需要特别注

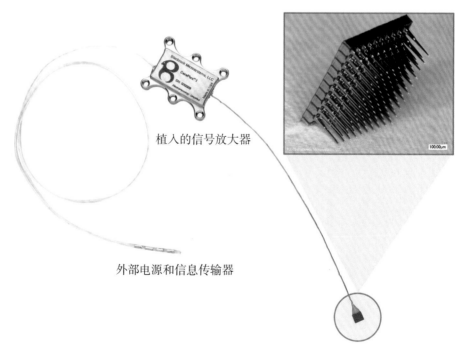

植入的信号放大器

外部电源和信息传输器

图 14.3 植入式 cereplex 系统由犹他阵列微电极阵列、集成信号放大器和数字单元，以及经皮的外部电源和信号传输器组成

意连接器周围的区域，以免局部感染和脑膜炎等更严重的不良事件发生。关于MEA的植入，需要有气动驱动的特殊插入设备以及训练有素的外科医生，以减少对脑组织的损伤。

在最新的涉及脊髓损伤患者的研究中，一项研究将 MEA 在距离运动皮层约14 mm 处植入[21]，在另一项研究中将其植入在后顶叶皮层内[22]。利用这些植入物，一位四肢瘫痪女患者，在经过几天训练后，是有可能通过七自由度和后来的十自由度（3d 翻译、3d 定位、4d 抓取和手塑造）实现对机器人手臂的复杂的实时控制[21, 23]。目前像这样几乎植入后即刻就能同时控制多个自由度的操作，在非侵袭性基于 MI–SMR 的 BCI 是无法完成的。从神经科学观点来看，很有趣的是这种对运动意图解码的算法，最初是观察机器人手臂在完成预定动作过程中用来训练大脑皮层的活动[24]。

虽然第一批可行性实验也显示出侵袭性系统的广泛应用前景，但若能从实验室节段实现到终端用户可以在家里操作仍需巨大的努力。因为每一次侵袭性操作，在植入电极时都需承受一定的手术风险。远期并发症包括脑脊液漏或者经皮电线导致的感染等。研发一种实用性更强而感染风险更低的完全植入记录装置是目前迫切需要解决的问题。超细结构电极尖是有使用年限的，使用 5 年后仍可用来记录神经活动的电极几乎没有[25]。电极材料的降解、神经胶质过多症或慢性炎症是导致信号丢失的主要原因。这可用细胞外基质或降低炎症反应

并支持细胞增殖和分化的短附着蛋白质作为电极涂层来克服[26]。能够保持长期稳定性和生物相容性是 MEA 能常规应用于临床的必要条件，因为一旦需要去除它们，将会对附着在其上的脑组织造成额外伤害，而且新植入设备的性能是否可达到已植入的设备性能也不清楚。

尽管用户几乎不需要培训就能操作基于皮层记录的 BCI，但每日对运动解码算法的优化是必要的。仅有 1/3 在第一天用于控制机器人的电极能用于第二天的操作。当前情形下，这个优化过程需要专门技术人员的支持，因此需要引入自动校正算法来加强用户的护理人员在家中自主操作应用基于皮层内记录 BCI 的能力。

■ 展望

为了高节段脊髓损伤患者能更好地利用辅助设备来实现更好的自主生活，BCI 技术也在不断地进步。目前可用的BCI 系统在其侵袭性程度、硬件和软件组件的复杂性、基本的操作模式和潜在的生理机制等方面大有不同。近年来，基于 EEG 的非侵袭性 BCI 已经足够成熟可供家庭使用。BCI 已经成功地用于对各种辅助设备的控制，包括计算机访问和环境控制系统、轮椅和远程监控机器人、神经康复（尤其是上肢）、上下肢外骨骼。基于通过皮层运动区 SMR 的动作想象启动调制系统是被选用于自调节式控制的最好系统，特别是那些能提高操作技能的设备。

最近引入的混合 BCI，结合了一个 BCI 与另一个 BCI 或与传统控制接口结合，如视觉—追踪器，可以令潜在的 BCI 用户量增加。然而，即使是经过培训后，并不是每个用户都能够可靠地控制一个基于 SMR 的 BCI，并且高性能的用户每分钟只能够产生一定量的指令。非侵袭性 BCI 的用户抱怨最多的是系统设置的耗时，尤其是凝胶电极。这一问题可在未来由干电极或半干电极的无线 BCI 系统所克服[27]。此外，新系统的外观是可定制的，优于传统使用的标准脑电图帽。

虽然在过去的 10 年中，BCI 在非侵袭性方面取得了相当大的进展，但主要是产生以大脑开关形式的数字控制信号。这对于复杂装备每天的操作还是不够的，如神经假肢。最近，采用 ECoG 记录或高密度皮质内电极阵列的侵袭式 BCI 技术，在个案研究中显示出一种直观、实时控制手臂和多关节假体或多关节机器人手臂多自由度的方法。虽然侵袭性系统提供了更好的空间和部分时间分辨率与更高的信噪比，但它们与手术风险相关，只有有限的长期稳定性。此外，运动解码器算法的日常调整必须由技术专家完成。这些不利因素需要清楚地传达给未来的使用者，因为在目前的技术水平下，他们似乎更喜欢无创的方案[3]。除非皮质内电极阵列不仅可以用来检测运动意图，还可以通过刺激皮质感觉神经元提供感觉反馈。然后，真正的双向神经假肢的设想就会成为现实，它代表了一种绕过脊髓损伤的技术[28]。

侵袭性和非侵袭性 BCI 是伙伴而不是竞争对手，因为一些使用者不同意在他们未受影响的大脑中手术，还有一些则不愿意接受大量训练。虽然 BCI 对于颈部病变的患者来说是一种很有前景的用户界面技术，但是要获得更多关于使用者满意度和生活质量是否提高的客观信息，还需要更多的临床试验。侵袭性 BCI 的长期风险/利益比仍在评估中。

到目前为止，BCI 的应用重点主要是作为一种辅助设备控制界面来替代慢性 SCI 中丧失的功能。然而，BCI 能进一步检测急性或亚急性 SCI 患者康复运动的图像，这一点已超出了辅助设备的使用范围。脊髓损伤后，大脑和脊髓中的神经网络发生实质性重组，对功能恢复起关键作用，这也可能是继发性损伤相关并发症（如神经性疼痛）的根源。BCI 治疗的基础来源于中枢神经系统具有终生的神经可塑性能力，在创伤或损伤后，可以通过特异性的任务训练来增强神经可塑性。以运动学习为基础的有效的神经康复训练的关键因素是自主产生的运动意图、动作的同步感觉和运动肢体的本体感受反馈[29]。BCI 有望检测出预期的运动，即使是在高脊髓损伤的患者中，例如手的运动，当 BCI 与可碰触的神经修复术联合使用时，将成为一种理想的神经环修复治疗手段[30]。此外，通过对瘫痪肢体进行反馈控制的 MI 的练习，可以保持皮质神经元连接的完整性，甚至可以增强运动神经的功能恢复。后一个目标已经在卒中幸存者的上肢运动功能的康复中得到证实[31]。在 SCI 后，BCI 在补偿或替代丢失功能和恢复受限功能方面的潜力还没有得到充分开发，未来 BCI 技术的应用领域还会进一步发展。

小结

高颈 SCI 患者非常需要辅助技术，以提供电子媒体接入、环境控制和弥补失去的操作能力。但是对于有严重运动障碍的患者来说，用户界面的选择非常有限。

脑机互联是一种测量大脑活动并将其转化为控制信号的设备。当前 BCI 的应用程度主要因入侵程度、硬软件复杂程度、基本操作模式和基本的物理机制而异。近年来，基于脑电图记录的非侵袭性 BCI 已达到一定的成熟度并可用于家庭。

BCI 的可控应用范围从计算机接入和环境控制系统，到轮椅和远程机器人，再到神经假肢和外骨骼。基于运动图像的 SMR 调制系统是自定步速控制的首选方案。随着混合 BCI 的引入，将一个 BCI 与另一个 BCI 或与传统控制接口相结合，将有望使 BCI 用户的数目增加。然而，即使经过大量的培训，并不是每个用户都能够可靠地控制基于 SMR 的 BCI，而高性能的用户每分钟只能生成几个指令。

目前，只有侵袭式 BCI 才能利用 ECoG 或高密度皮质内电极阵列的记录实现对手臂、抓取神经假肢或多关节机器人手臂的直观控制。虽然侵袭性系统提供了更好的时空分辨率和更高的信噪比，但其与手术风险相关，长期稳定性有限。此外，还需要技术专家对移动解码算法进行日常优化。

虽然 BCI 对 SCI 患者来说是一项很有前途的技术，但是还需要更多的临床试验来评估用户的满意度和生活质量的提高。

> **要点**
>
> - BCI 是一项不断发展的技术，用于加强对高颈脊髓损伤患者交流 / 娱乐、活动和操作辅助设备的控制。
> - 近年来，基于脑电图的非侵袭性 BCI 的硬件和软件已经达到成熟水平，可用于家庭。
> - 在侵袭式 BCI 研究中，对想象中的运动进行解码就可对多关节机器人手臂进行实时控制。
> - 混合 BCI 作为一种 BCI 与另一种 BCI 或与已建立的用户界面组合，可以增加潜在用户的数量。

> **难点**
>
> - 我们必须意识到 BCI 是一个相当通用的术语，用于描述具有不同侵袭程度的系统、潜在的生理机制和信号分析算法。
> - 在非侵袭性 BCI 中，并不是每个用户都能达到令人满意的操作水平。
> - 在侵袭性 BCI 中，需要考虑手术风险，要明确告知使用者。
> - BCI 每天都需要重新校准才可以操作日常生活，所以现阶段需要高质量的技术支持。
> - 还需要更多的临床研究来证实 BCI 对急性期患者康复的益处和对慢性脊髓损伤患者生活质量的影响。

■ 参考文献

5篇"必读"文献

1. National Spinal Cord Injury Statistical Center. The 2014 annual statistical report for the model spinal cord injury care system. https://www.nscisc.uab. edu/PublicDocuments/reports/pdf/2014%20 NSCISC%20Annual%20 Statistical%20Report%20 Complete%20 Public%20Version.pdf. Accessed August 3, 2015

2. Zickler C, Donna VD, Kaiser V, et al. BCI-Applications for People with Disabilities: Defining User Needs and User Requirements. Assistive Technology from Adapted Equipment to Inclusive Environments: AAATE. Amsterdam: IOS Press; 2009:185–189

3. Blabe CH, Gilja V, Chestek CA, Shenoy KV, Anderson KD, Henderson JM. Assessment of brain-machine interfaces from the perspective of people with paralysis. J Neural Eng 2015;12:043002

4. Wolpaw JR, Birbaumer N, McFarland DJ, Pfurtscheller G, Vaughan TM. Brain-computer interfaces for communication and control. Clin Neurophysiol 2002; 113:767–791

5. Nicolas-Alonso LF, Gomez-Gil J. Brain computer interfaces, a review. Sensors (Basel) 2012;12:1211–1279

6. Kleih SC, Kaufmann T, Zickler C, et al. Out of the frying pan into the fire—the P300-based BCI faces real-world challenges. Prog Brain Res 2011;194: 27–46

7. Kaiser V, Bauernfeind G, Kreilinger A, et al. Cortical effects of user training in a motor imagery based brain-computer interface measured by fNIRS and EEG. Neuroimage 2014;85(Pt 1):432–444

8. McFarland DJ, Sarnacki WA, Wolpaw JR. Electroencephalographic (EEG) control of three-dimensional movement. J Neural Eng 2010;7:036007

9. Rohm M, Schneiders M, Müller C, et al. Hybrid brain-computer interfaces and hybrid neuroprostheses for restoration of upper limb functions in individuals with high-level spinal cord injury. Artif Intell Med 2013;59:133–142

10. Rupp R. Challenges in clinical applications of brain computer interfaces in individuals with spinal cord injury. Front Neuroeng 2014;7:38

11. Müller-Putz G, Leeb R, Tangermann M, et al. Towards noninvasive hybrid brain-computer interfaces: framework, practice, clinical application, and beyond. P IEEE 2015;103:926–943

12. Millán JD, Rupp R, Müller-Putz GR, et al. Combining brain-computer interfaces and assistive technologies: state-of-the-art and challenges. Front Neurosci 2010;4:161

13. Kaufmann T, Schulz SM, Koblitz A, Renner G, Wessig C, Kübler A. Face stimuli effectively prevent brain-computer interface inefficiency in patients with neurodegenerative disease. Clin Neurophysiol 2012

14. Aloise F, Schettini F, Aricò P, et al. Asynchronous P300-based brain-computer interface to control a virtual environment: initial tests on end users. Clin EEG Neurosci 2011;42:219–224

15. Contreras-Vidal J, Presacco A, Agashe H, Paek A. Restoration of whole body movement: toward a noninvasive brain-machine interface system. IEEE Pulse 2012;3:34–37

16. Rupp R, Rohm M, Schneiders M, Kreilinger A, Müller- Putz GR. Functional rehabilitation of the paralyzed upper extremity after spinal cord injury by noninvasive hybrid neuroprostheses. Proc IEEE. 2015;103: 954–968

17. Pfurtscheller G, Müller GR, Pfurtscheller J, Gerner HJ, Rupp R. "Thought"-control of functional electrical stimulation to restore hand grasp in a patient with tetraplegia. Neurosci Lett 2003;351:33–36

18. Enzinger C, Ropele S, Fazekas F, et al. Brain motor system function in a patient with complete spinal cord injury following extensive brain-computer interface training. Exp Brain

Res 2008;190:215–223

19. Müller-Putz GR, Scherer R, Pfurtscheller G, Rupp R. EEG-based neuroprosthesis control: a step towards clinical practice. Neurosci Lett 2005;382:169–174

20. Wang W, Collinger JL, Degenhart AD, et al. An electrocorticographic brain interface in an individual with tetraplegia. PLoS ONE 2013;8:e55344

21. Collinger JL, Wodlinger B, Downey JE, et al. High-performance neuroprosthetic control by an individual with tetraplegia. Lancet 2013;381:557–564

22. Aflalo T, Kellis S, Klaes C, et al. Neurophysiology. Decoding motor imagery from the posterior parietal cortex of a tetraplegic human. Science 2015;348:906–910

23. Wodlinger B, Downey JE, Tyler-Kabara EC, Schwartz AB, Boninger ML, Collinger JL. Ten-dimensional anthropomorphic arm control in a human brain-machine interface: difficulties, solutions, and limitations. J Neural Eng 2015;12:016011

24. Hiremath SV, Chen W, Wang W, et al. Brain computer interface learning for systems based on electrocorticography and intracortical microelectrode arrays. Front Integr Nuerosci 2015;9:40

25. Hochberg LR, Bacher D, Jarosiewicz B, et al. Reach and grasp by people with tetraplegia using a neurally controlled robotic arm. Nature 2012;485:372–375

26. Gunasekera B, Saxena T, Bellamkonda R, Karumbaiah L. Intracortical recording interfaces: current challenges to chronic recording function. ACS Chem Neurosci 2015;6:68–83

27. Lee S, Shin S, Woo S, Kim K, Lee H-N. Review of wireless brain-computer interface systems. In: Fazel- Rezai R, ed. Brain-Computer Interface Systems— Recent Progress and Future Prospects, Intech, Rijeka, Croatia. 2013

28. Collinger JL, Foldes S, Bruns TM, Wodlinger B, Gaunt R, Weber DJ. Neuroprosthetic technology for individuals with spinal cord injury. J Spinal Cord Med 2013;36:258–272

29. Jackson A, Zimmermann JB. Neural interfaces for the brain and spinal cord—restoring motor function. Nat Rev Neurol 2012;8:690–699

30. Tidoni E, Tieri G, Aglioti SM. Re-establishing the disrupted sensorimotor loop in deafferented and deefferented people: The case of spinal cord injuries. Neuropsychologia 2015;79(Pt B):301–309

31. Pichiorri F, Morone G, Petti M, et al. Brain-computer interface boosts motor imagery practice during stroke recovery. Ann Neurol 2015;77:851–865

索 引

页码后面的字母 f 和 t 分别代表该页上的图和表格。

194